LIZ FRASER

Ich bin dann mal zwei

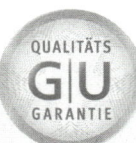

QUALITÄTS
G|U
GARANTIE

DIE GU-QUALITÄTSGARANTIE

Wir möchten Ihnen mit den Informationen und Anregungen in diesem Buch das Leben erleichtern und Sie inspirieren, Neues auszuprobieren. Bei jedem unserer Produkte achten wir auf Aktualität und stellen höchste Ansprüche an Inhalt, Optik und Ausstattung.
Alle Informationen werden von unseren Autoren und unserer Fachredaktion sorgfältig ausgewählt und mehrfach geprüft. Deshalb bieten wir Ihnen eine 100 %ige Qualitätsgarantie.

Darauf können Sie sich verlassen:
Wir bieten Ihnen alle wichtigen Informationen sowie praktischen Rat – damit können Sie dafür sorgen, dass Ihre Kinder glücklich und gesund aufwachsen. Wir garantieren, dass:
• alle Übungen und Anleitungen in der Praxis geprüft und
• unsere Autoren echte Experten mit langjähriger Erfahrung sind.

Wir möchten für Sie immer besser werden:
Sollten wir mit diesem Buch Ihre Erwartungen nicht erfüllen, lassen Sie es uns bitte wissen! Nehmen Sie einfach Kontakt zu unserem Leserservice auf. Sie erhalten von uns kostenlos einen Ratgeber zum gleichen oder ähnlichen Thema. Die Kontaktdaten unseres Leserservice finden Sie am Ende dieses Buches.

GRÄFE UND UNZER VERLAG. *Der erste Ratgeberverlag – seit 1722.*

PF

INHALT

SCHWANGERSCHAFT – DER MITTELTEIL 38

INHALT

Hier kommt die einzige Atemübung in diesem Buch: Ich bin keine perfekte Mutter (entsetztes Einatmen). Mir ist noch nie eine perfekte Mutter begegnet (und noch mal atmen), und die Chancen stehen ziemlich gut, dass auch Sie keine perfekte Mutter abgeben. Es ist wirklich so: Wenn Sie ungefähr so sind wie der Rest von uns, dann werden Sie einiges in den Sand setzen (und ausatmen – ahhh). Gut. Damit hätten wir das Thema abgehakt.

Tatsache ist, dass wir alle trotz unserer unterschiedlichen Bemühungen um Selbstverwirklichung, eine perfekte Haushaltsführung und einen straffen Po ganz normale Frauen mit ihren Fehlern und einer gewissen Neigung zu schwachsinnigen Handlungen sind. Zum Glück, denn sonst wäre das Leben ja langweilig, und wir könnten uns über nichts mehr beschweren.

Das Hauptproblem am Elternsein ist ja: Während wir in der Schule zwar so lebenswichtige Dinge lernen wie die Zubereitung von Brot im alten Ägypten oder den Unterschied von Nominativ und Akkusativ, bringt uns niemand bei, wie man Eltern wird. Niemand!

Man macht also ein Baby, schließt ergeben die Augen, springt ohne Rettungsschirm von der Elternklippe und hofft das Beste.

Das finde ich äußerst seltsam. Denn schließlich gibt es während unserer kurzen Zeit auf Erden etwas, das wir garantiert nicht vermasseln wollen: das Aufziehen der Menschen, die die Dinge hier am Laufen halten, wenn es uns nicht mehr gibt, und die uns das gewünschte Fernsehprogramm einschalten, wenn wir zu alt sind, um die richtigen Knöpfe zu erkennen.

Aber so ist es eben: Wir bekommen Kinder. Wir drehen erst mal durch. Wir lernen mit der Zeit dazu. Wir tun unser Bestes. Wir setzen dabei einiges in den Sand.

Wir sind nur Menschen. (Gewöhnen Sie sich bloß schnell an diesen Gedanken, sonst verbringen Sie die nächsten 20 Jahre vor allem mit Selbstvorwürfen.)

Als mein erstes Kind unterwegs war, fand ich es an der Zeit, mich in Sachen Schwangerschaft und Mutterdasein schlauzumachen. Also besorgte ich mir ein paar Ratgeber dazu. Das war rein technisch gesehen eine Sehr. Schlechte. Maßnahme. Die Bücher waren alle so langweilig, so oberlehrerhaft und entsetzlich, dass als vernünftigste Reaktion darauf nur blieb, sich vor den nächsten Bus zu schmeißen. Angefangen von den Hochglanz-Schwangerschaftsbäuchen auf den Titeln bis zu den Brechreiz erregenden Schilderungen, wie wunderbar ich mich nun als Schwangere fühlen würde, hinterließ bei mir alles ausnahmslos das Gefühl a) eine Versagerin und b) so attraktiv wie ein Lippenherpes und c) verdammt zu einem Leben aus Popocreme, vollen Windeln und Selbstmitleid zu sein.

Laut diesen Büchern sollte ich jede Sekunde meiner Schwangerschaft lieben (tat ich nicht – ich fühlte mich wie ein gestrandeter Wal), für den Rest meiner Tage formlose, vollgekleckerte Kleider tragen und mich mit anderen Müttern über den Stuhlgang meines Babys austauschen. Mein Gehirn wäre weggesperrt in einem kugelsicheren Tresor, zu dem ich – mit etwas Glück – nach gut 20 Jahren den Schlüssel bekommen würde. Ich würde mich für zweckmäßige Schuhe und Babyschaffelle begeistern. Ich würde nie mehr arbeiten gehen.

Und nicht nur das: Ich hatte nichts darin erfahren, wie es wirklich ist, Mutter zu werden! Was an Sorgen normal ist, wie es sich wirklich anfühlt, wenn man sich um ein winziges Menschlein kümmert, und das sieben Tage pro Woche 24 Stunden lang; wie es ist, sich von seiner Figur zu verabschieden, seinem Job ... dem ganzen bisherigen Leben. Kurzum: Es gab kein freundschaftliches, lustiges, ehrliches Buch zum Thema Mutterschaft für mich.

Und so beschloss ich, die Sache selbst in die Hand zu nehmen – für Sie, liebe Leserin. Erlauben Sie mir also, Ihre Hand zu halten, Ihre Tränen zu trocknen, Sie zum Lachen bringen und Ihnen die Gewöhnung ans Elternsein nicht ganz so zu gestalten, als würden Sie von einer Dampf-walze überrollt. Ich kann Ihnen nicht versprechen, dass das einfach sein wird (weil es das nicht sein wird); aber es hilft Ihnen sicher zu wissen, was Sie erwartet, zu wissen, dass Sie nicht allein sind, und gelegentlich auch mal herzhaft über den ganzen Wahnsinn zu lachen.

Ihre *Liz Fraser*

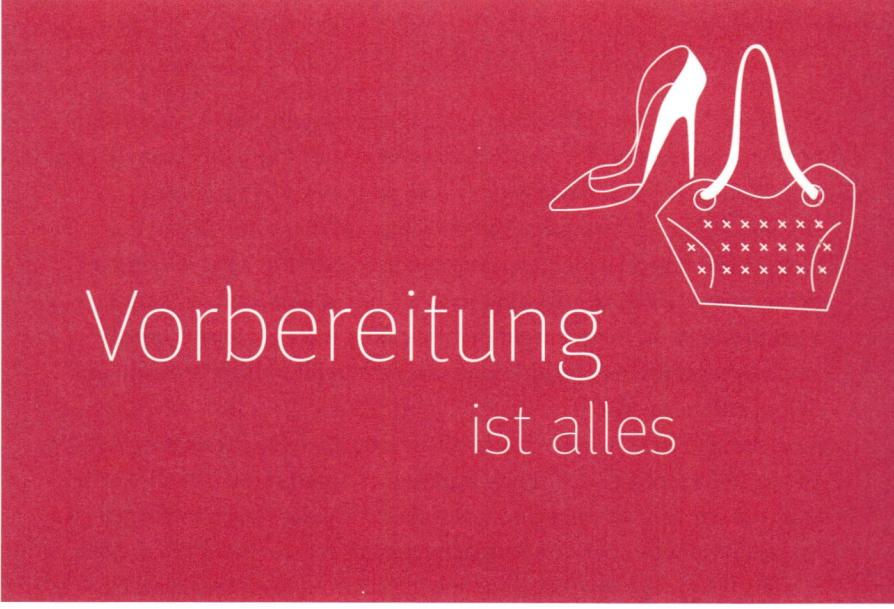

Vorbereitung
ist alles

Ein Baby in sich heranwachsen zu lassen ist wie alles andere, das man selber macht: Der Schlüssel zum Erfolg liegt in der richtigen Vorbereitung. Wenn Sie sich jedoch wie die meisten normalen Frauen nicht auf ein Baby vorbereitet haben, Ihr kleiner Braten aber schon in der Röhre kugelt, dann mag Sie das Folgende ein wenig beunruhigen, und Sie werden sich nach fast jedem Absatz ohrfeigen. (Im Mutterglück inbegriffen scheint zu sein, dass Schwangere immerhin noch so manövrierfähig sind, sich zu ohrfeigen. Nur was soll daran gerecht sein?)

Fürchten Sie sich nicht, meine schwangere Freundin: Viele der folgenden Maßnahmen werden Jahr für Jahr niemals ergriffen von Tausenden von Frauen, die sich nichtsdestotrotz zu tollen, gesunden Müttern von tollen, ebenso gesunden Babys mausern. Es ist die reinste Magie. Trotzdem ist es generell nicht der beste Plan, alles dem Schicksal zu überlassen. Deshalb sind hier ein paar Dinge, die Sie – wenn Sie jetzt gleich damit anfangen – mit einer leichteren und gesünderen Schwangerschaftszeit belohnen, das Leben nach der Geburt a) einfacher machen und b) weniger schwabbelig an verschiedenen Körperstellen … das sind doch gute Neuigkeiten.

LEBEN SIE
GESUND!

Ein heranwachsender Fötus ist ganz und gar selbstsüchtig und schert sich überhaupt nicht um das Wohlergehen seiner Mutter. (Das geht übrigens weiter bis ins Teenageralter, also lernen Sie am besten gleich damit umzugehen.) Der kleine Schlingel zieht alles Nahrhafte aus Ihrem Körper und lässt Ihnen gerade mal den mickrigen Bodensatz. Weil eine Schwangerschaft Ihrem Körper eine solche Riesenstrapaze zumutet, **geht es Ihnen umso besser, je gesünder Sie vorher waren.** Umso besser stehen auch die Chancen auf ein gesundes, kräftiges Baby, und umso rascher erholen Sie sich nach der Geburt. Und vor allem – worauf überraschend selten hingewiesen wird – brauchen Sie nach der Geburt Ihres Babys mehr Reserven und Ausdauer denn je … Also nehmen Sie ordentlich frisches Obst und Gemüse zu sich, behalten Sie Ihre Eisenwerte im Blick, und nehmen Sie bei Bedarf mehr Eisen zu sich (Eisenmangel macht sehr schlapp). Trinken Sie ganz viel Wasser, atmen Sie viel frische Luft ein, und nehmen Sie all das andere gesunde Zeugs, das Sie schon kennen. Tun Sie es. Sie werden es nicht bereuen.

Entgiften Sie sich

Ihr Baby wächst in Ihnen heran, und wenn in Ihren Adern Koffein, Alkohol, Zucker und anderes wertloses Zeug kursiert, dann bekommt auch Ihr Baby jede Menge davon ab. Denn alles, was in Ihrem Blut ist, landet auch in Ihrem Baby. Und wer auf der ganzen Welt wünscht sich schon ein süchtiges, hyperaktives Baby?
Hören Sie auf zu rauchen. Jetzt. Und für immer. Es tut Ihnen – und Ihrem Baby – einfach nicht gut.
Trinken Sie weniger Kaffee. Kaffee mag großartig schmecken, ist aber immer noch ein starkes Stimulans, und das tut ungeborenen Babys gar nicht gut. Vielleicht wird es deshalb vielen Frauen in den ersten Schwangerschaftswochen schon beim Geruch von Kaffee übel: ein schlaues altes

biologisches Programm. Das Gleiche gilt für Tee, wenn Sie es irgendwie schaffen, darauf zu verzichten. Aber benutzen Sie wie bei allen Dingen im Leben Ihren Verstand: Ab und zu ein Tässchen schadet nicht, vor allem, wenn es die Laune hebt.

Trinken Sie keinen Alkohol. Er schadet Ihrem Baby.

Werden Sie nicht panisch, wenn Sie auf das alles noch nicht geachtet haben, obwohl Sie schon einige Monate schwanger sind. Ihnen geht es wie den meisten werdenden Müttern. Aber jetzt loslegen ist besser, als sich nicht darum zu kümmern.

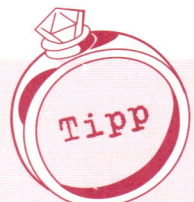

Tipp

Nehmen Sie Folsäure ein!

»Führende Wissenschaftler« fanden heraus, dass das Risiko für die Entwicklung eines »offenen Rückens« (Spina bifida) bei einem Baby sinkt, wenn die Mutter in den ersten drei Schwangerschaftsmonaten täglich 400 mg Folsäure einnimmt. Inzwischen wird sogar empfohlen, den Folsäurespiegel schon vor einer Schwangerschaft anzuheben und das Vitamin während der nächsten neun Monate weiter zu nehmen. Das ist doch machbar, oder?

Tun Sie etwas für Ihre Fitness

Selbst eine fett und kursiv gedruckte Überschrift in Riesen-Großbuchstaben würde kaum ausreichen, um die Wichtigkeit dieses Top-Tipps zu unterstreichen. Sollten Sie allerdings Laufschuhe noch nie eines Blickes gewürdigt haben, ist jetzt natürlich nicht gerade der optimale Zeitpunkt für eine Marathonvorbereitung. Aber als tolle Frau tun Sie wahrscheinlich schon regelmäßig etwas für sich und sind daher schon einigermaßen fit. Das ist eine sehr gute Ausgangsposition.

● Eine Schwangerschaft wirkt sich ziemlich verheerend auf den **Bauch** aus. Wenn Sie es also schaffen, Ihre Muskeln hier schon vor der Schwangerschaft zu trainieren und zu kräftigen, tun Sie sich leichter mit dem Babybauch und kommen hinterher auch schneller wieder in Form. Mein Körper stemmte die Schwangerschaften immer besser und erholte sich auch eher wieder davon, je kräftiger meine Bauchmuskeln waren, bevor ich mich in ein Nilpferd verwandelte. Und ich passte hinterher auch schneller wieder in einigermaßen anständige Klamotten. Ohne Fleiß kein Preis etc. pp.

● Gegen Ende der Schwangerschaft ist so ein Baby ganz schön schwer. **Starke Beine** helfen Ihnen, auch mit dem Mehr an Gewicht noch halbwegs würdevoll die Treppen hinaufzukommen.

● Das Gleiche gilt für Ihren Rücken: **Eine gut trainierte Rückenmuskulatur** ist hilfreich dabei, das Baby im Bauch und nach der Geburt auf dem Arm mühe- und schmerzloser zu tragen. Wenn Sie bereits ein Kind haben, brauchen Sie diese Kraft doppelt: Kleinkinder besitzen die erstaunliche Fähigkeit, in der Sekunde das Laufen zu verlernen, in der der Rivale das Licht der Welt erblickt ...

● Auch für Ihren **Beckenboden** sollten Sie jetzt unbedingt etwas tun. Becken ... was? Ha! Jetzt sind wir wo gelandet. Ihr Beckenboden gehört zu den völlig unbekannten Körperregionen, von denen Sie bisher noch nie etwas gehört haben, an die Sie aber von nun ab bis ans Ende Ihrer Tage immer wieder denken werden. Besonders wenn Sie mal auf und ab hüpfen sollten ... Ihr Beckenboden besteht aus den Muskeln, durch die Sie auf der Toilette beim Pipimachen mittendrin aufhören können – Sie verstehen, was ich meine. Kurz: Die werden bei der Geburt völlig zerlegt. Wenn Sie sich nicht angewöhnen, Ihren Beckenboden regelmäßig anzuspannen und die Spannung so lange zu halten, bis Sie bis drei gezählt haben, während Ihr Computer hochfährt, werden Sie nie wieder ohne Inkontinenzeinlagen auf einem Trampolin herumhopsen. Also stärken Sie Ihren Beckenboden jetzt gleich. Dann können Sie auch nach der Geburt joggen, hüpfen und niesen – und Ihre schönsten Slips bleiben dann auch hübsch trocken.

... und ein Multivitaminpräparat!

Und zwar eines speziell für Schwangere: Manche Vitamine können zu hoch dosiert dem Fötus schaden. Multivitaminpräparate für Schwangere enthalten alle wichtigen Nährstoffe genau in der richtigen Kombination. Erkundigen Sie sich bei Ihrem Arzt nach dem passenden Präparat, ja?

Gute Nachrichten!

Eine der erfreulichsten Nebenwirkungen einer ersten Schwangerschaft ist, dass man geschockt durch die gute Nachricht praktisch ab sofort gesünder lebt. Und wenn man sich erst mal an gesündere Lebensgewohnheiten gewöhnt und es geschafft hat, auf das abendliche Entspannungsgläschen sowie den Döner auf dem Heimweg zu verzichten, kann man im Grunde auch für den Rest des Lebens dabei bleiben. Anfangs kommt einem diese Umstellung vielleicht ziemlich heftig vor; aber sie hat auch riesige Vorteile.

Es heißt nicht umsonst, dass schwangere Frauen »aufblühen«. Ich bin überzeugt davon, dass *jede Frau*, die sich gut ernährt, auf Genussgifte verzichtet und viel schläft, nach ein paar Monaten aufblüht! Also machen Sie sich klar, dass dieses innere »Großreinemachen« einfach das Allerbeste für Ihre Gesundheit und Schönheit ist. Dann fallen Ihnen diese Veränderungen auch nicht mehr so schwer. Viele haben sowieso keine Probleme damit, weil es ihnen jetzt einfach *nicht mehr guttut*, sich jeden Tag mit Giftstoffen vollzustopfen; insofern bedeutet das auch nicht den geringsten Verzicht.

Außerdem dauert es ja nicht ewig: Der Tag wird kommen, an dem Sie sich zwei doppelte Latte macchiato gönnen, noch ehe Ihr Baby sagen kann: »Mama, hast du einen Koffein-Schock?«

GANZ NORMALE SORGEN
WERDENDER MAMAS

Dieses Kapitel ist genau richtig für Sie, sollten Sie sich Sorgen darüber machen, wie es ist, MUTTER zu sein. Mit anderen Worten: Wenn Sie genauso sind wie alle meine weiblichen Bekannten.

Die Liste der Nöte und Fragen zu Mutterschaft, Geburt und vollen Windeln, die die meisten Frauen in ihren mit Panik erfüllten Köpfen herumschleppen, ist so atemberaubend lang, dass man Angst um die Zukunft der Menschheit bekommen könnte.

Zum Glück für Sie bin ich mit alledem durch. Und ich werde mein Bestes tun, um Ihnen wenigstens etwas von der Last abzunehmen. Sollte ich das mal nicht schaffen, hilft es auch, sich irgendeinen Film mit George Clooney anzuschauen. Damit sollte es Ihnen um einiges besser gehen. Hier sind also einige der häufigsten Sorgen, mit denen sich meine Freundinnen herumgeschlagen haben, und einige (hoffentlich) beruhigende Ratschläge dazu.

Ich fühle mich nicht sehr mütterlich.

Was für eine Katastrophe! Sie werden nie eine gute Mutter und sollten sich überlegen, ob Sie überhaupt Ihre Gebärmutter behalten wollen. Sie sollten sich außerdem lieber auch keine Haustiere anschaffen. Oder Zimmerpflanzen.

Ich scherze – natürlich. Sehr wenige Frauen haben starke mütterliche Gefühle, bevor ihr Baby da ist, und die meisten von ihnen werden trotzdem großartige Mütter. (Viele Frauen fühlen sich selbst *nach* der Geburt noch nicht übermäßig mütterlich; aber darüber redet man natürlich nicht so gerne. Ich schon, nämlich ab Seite 130).

Es ist noch nicht einmal klar, worin »mütterliche Gefühle« eigentlich bestehen. Genauso unterschiedlich wie die Libido einer Frau ist bei jeder der Mutterinstinkt anders ausgeprägt. Es verlangt auch niemand, dass Sie ein unwiderstehliches Bedürfnis danach verspüren müssen, alle

Kinder dieser Erde an Ihr Herz zu drücken, ehe Sie selbst Mutter sind. **»Mütterliche Gefühle«** können sich sehr unterschiedlich ausprägen.

Zum Beispiel:

● Überhaupt zu bemerken, dass es Babys und Kinder gibt. Diesen Grad hatte ich bei meiner ersten Schwangerschaft erreicht.

● Sich, ohne die Nerven zu verlieren, mit einem Kind im selben Raum aufhalten zu können.

● Kinder eigentlich ganz süß zu finden.

● Jedes Mal bei einer Windel-Werbung im Fernsehen in begeisterte »Ahhhhhhh«-Rufe auszubrechen.

● In Tränen auszubrechen, sobald Sie mitbekommen, dass jemand aus Ihrem Bekanntenkreis oder auch eine Ihnen völlig unbekannte Frau ein Baby bekommen hat.

● Babykleidung anzuschaffen, obwohl Sie den zukünftigen Kindsvater noch gar nicht kennen. (Das ist übrigens eine todsichere Methode, nie einen kennenzulernen – es sei denn, Sie verstecken die Babysachen sehr gut.)

● Den Geruch neugeborener Babys wirklich zu mögen, statt das nur von sich zu *behaupten*.

● Die Rotznase eines fremden Kindes putzen zu können, ohne dass einem schlecht wird. (Dieses Stadium habe ich selbst nach 13 Jahren noch nicht erreicht.)

Egal, auf welcher Entwicklungsstufe Sie sich befinden, bevor Sie Ihr Baby haben: Nach der Geburt werden Sie ziemlich sicher ganz anders empfinden – und zwar nicht unbedingt mütterlicher. Vor meiner ersten Schwangerschaft hatte ich nie dieses überwältigende Bedürfnis, Kinder zu bekommen; und ich kam auf der Straße sehr gut an Babys vorbei, ohne vor Begeisterung aufzukreischen. Vor meinem fünften Schwangerschaftsmonat war mir noch nicht mal richtig bewusst, dass es Babys gibt. Das fing auch erst dann an, als ich mich beim Vergleich verschiedener Kinderwagenmodelle fragte, ob ich es wohl jemals schaffen würde, so ein Ding richtig zusammenzuklappen.

Zum Glück veränderte sich in dem Augenblick, als ich mein erstes Baby im Arm hielt, irgendetwas in meinem Gehirn. Seitdem konnte ich kein weinendes Baby und kein unglückliches Kind mehr sehen, ohne das arme Ding sofort wieder zum Lachen zu bringen. Mutter Natur tut das ihre dazu – glücklicherweise bei den meisten Frauen. Aus unerfindlichen Gründen hatte ich aber auch Phasen, in denen ich mich sehr unmütterlich fühlte; aber die gingen vorbei, und dann war ich wieder schwer verliebt in meine drei.

Tipp

Machen Sie sich keinen Kopf, weil Sie sich nicht mütterlich genug fühlen!

Entweder das stellt sich ein, sobald Ihr Baby da ist, oder Sie bleiben so wie jetzt und kümmern sich trotzdem toll um Ihr Baby. Sich jetzt schon Sorgen zu machen, das macht keinen Sinn: Sie müssen einfach abwarten und sehen, was kommt. Und reden Sie sich nicht ein, nicht für ein Leben als Mutter geschaffen zu sein. Solange Sie über ein Herz, einen Bauch, etwas Selbstachtung und Sinn für Humor verfügen, sind Sie auf dem richtigen Weg.

Ich will nicht dick werden.

Ich kann kaum glauben, wie viele Frauen bei diesem Gedanken schier wahnsinnig werden. Warum sollten Sie denn dick werden? Wenn Sie jetzt nicht dick sind, etwas für Ihr Aussehen tun und nicht dick werden wollen, **warum sollte Sie eine Schwangerschaft dann dick machen?** Das ist in etwa so, als wenn Sie sagen würden: »Ich würde im Sommer ja so gern in die Karibik, aber was ist, wenn ich einen Sonnenbrand kriege.« Na, dann packen Sie Sonnencreme ein, bleiben Sie im Schatten, und setzen Sie einen großen Hut auf. Bingo – nix Sonnenbrand!

Bloß kein Gewichtsstress

Im Ernst: Es ist normal, dass man sich Sorgen macht, in der Schwangerschaft dick zu werden, weil das vielen vorher superschlanken Mädels passiert. Aber es gibt auch eine sehr gute Nachricht: Wenn Sie genau darauf achten, was Sie essen, weiterhin etwas für Ihre Fitness tun und Ihre Schwangerschaft nicht als Ausrede benutzen, ständig zu futtern, werden Sie mit ziemlicher Sicherheit nicht dick. Vielleicht ein bisschen runder um die Hüften, und das kann ganz gut aussehen, aber nicht *dick* (siehe Seite 58).

Aber wird meine Figur nicht ruiniert?

Nein. Natürlich *wird* sich an Ihnen ganz schön viel ändern, aber nicht unbedingt zum Schlimmeren hin. Es ist anders. Viele Veränderungen, die Ihnen weniger zusagen, können Sie außerdem rückgängig machen, wenn Sie es wollen und sich etwas Mühe geben.

Falls Sie sich *echt* Sorgen darüber machen, was mit Ihrem schönen Körper alles passieren kann, sobald Sie ein Baby bekommen, hier ein paar schonungslose Wahrheiten:

● Es *kann* sein, dass Sie Dehnungsstreifen bekommen; aber viele Frauen bekommen gar keine.

● Ihre Brüste werden zuerst viel voller (toll!) und dann viel kleiner und weniger straff (Mist!). Am besten, Sie kommen damit zurecht, sie auch so zu mögen. Sie gehören einfach zu Ihrem neuen Leben. Kaufen Sie sich einen Push-up, und hören Sie auf, sich Sorgen zu machen.

● Es *kann* sein, dass Sie Krampfadern bekommen; aber bei der ersten Schwangerschaft passiert das nur selten. Außerdem hat das eher etwas mit dem Erbgut als mit einem Baby im Bauch zu tun. Wenn Ihre Urgroßmutter, Ihre Großmutter und Ihre Mutter welche haben, sollten Sie eines Tages wahrscheinlich auch damit rechnen – Baby hin, Baby her.

⬤ Ihr Bauch wird eine Zeit lang etwas schwabbeliger sein; aber das kriegen Sie mit Muskeltraining locker wieder in den Griff, wenn Sie es wirklich wollen. Manche Frauen mögen auch Ihren weichen Babybauch. Jede ist eben anders.

Aber: **Letztlich kommt ein Kind dabei heraus.** Kein Wabbelbauch oder Hängebusen kann die positiven Seiten eines eigenen Babys aufwiegen. Dabei geht es doch bitteschön um die richtige Perspektive!

Und wenn ich das alles nicht hinkriege?

Das ist schwer zu beantworten, denn es ist meiner Meinung nach durchaus *möglich*, dass Sie es vermasseln: *Möglicherweise* lassen Sie Ihr Baby versehentlich an einer Tankstelle liegen, weil Sie so damit beschäftigt sind, eine Tüte Schokonüsse aufzureißen und abgelenkt sind; *möglicherweise* scheitert Ihre Ehe *tatsächlich* an der plötzlichen Abwärtstendenz Ihrer Brüste; und *möglicherweise* hassen Ihre Kinder Sie für immer und werden drogensüchtig und kriminell. *Möglicherweise* müssen Sie den Rest Ihrer Tage mit dem auf Ihre Stirn tätowierten Spruch »Die schreckliche Mutter, die alles vermasselt hat« herumlaufen.
Oder Sie überraschen sich möglicherweise selbst und kommen sehr gut mit allem klar. Das ist ja das Spannende daran – **Sie wissen nicht, wie es läuft.** Die Situation ändert sich ständig, und Ihnen bleibt nichts anderes übrig, als gnadenlos zu improvisieren und das Beste zu hoffen. Vielleicht müssen Sie Ihre Ansprüche auch ein wenig senken und an eine Wirklichkeit anpassen, die daraus besteht, ein Baby zu versorgen und zugleich bei klarem Verstand zu bleiben. Aber höchstwahrscheinlich werden Sie Ihre Sache großartig machen und gar nichts verbocken.

Und was wird aus meinem Beruf?

Das ist eher knifflig. Je nachdem, was Sie beruflich machen, könnte Ihnen das unter Umständen Probleme bereiten.

Manche Berufe schließen ein reguläres Mutterdasein aus, da sie eine Anwesenheit von 14 Stunden täglich und das an 365 Tagen im Jahr erfordern (falls Sie zum Beispiel Bundeskanzlerin sind). Bei anderen Berufen sind gewisse äußere Umstände zu berücksichtigen, etwa bei einer Astronautin oder ähnlichen.

Sollten Sie jedoch weder Bundeskanzlerin noch Astronautin sein, dann wird ein Baby *nicht* Ihr Karriere-Aus bedeuten; und jeder Arbeitgeber, der das behauptet, bewegt sich gefährlich nah am Rande der Legalität. Mutter zu werden wirkt sich hinsichtlich einer Karriere am stärksten dahingehend aus, dass alles sehr viel komplizierter wird: Überall lauern logistische und praktische Hürden – von der Kinderbetreuung über Kinderkrankheiten bis dahin, rechtzeitig morgens aus dem Haus zu kommen. Und jeder Tag geht nun mit einer riesigen emotionalen Belastung einher. (Mehr zum Thema »Zurück in den Beruf« ab Seite 307.)

Heute besteht das Hauptdilemma vieler Frauen darin, dass sie gerade dann über ein Kind nachdenken, wenn es mit ihrer Karriere so richtig aufwärtsgehen könnte. Schließlich haben sie in ihren Zwanzigern hart dafür geschuftet, eine bestimmte Karrierestufe zu erreichen, und ein Absprung wäre jetzt das Allerletzte, nur damit ihnen irgendwann später missmutig erlaubt wird, wieder unten anzufangen. Das ist wohl verständlich.

Letztlich dreht sich aber alles nur um die Frage: **Was ist *Ihnen* jetzt wichtiger – Ihre Karriere oder Zeit für ein Kind?** Diese Frage können nur Sie beantworten, und tief in Ihrem Inneren wissen Sie die Antwort bereits. Werden Sie sich nur darüber klar, dass Sie keines von beidem hundertprozentig hinkriegen, geschweige denn in beides hundert Prozent Ihrer Energie und Aufmerksamkeit stecken können. Sie müssen also wohl oder übel Prioritäten setzen.

Nur eine Bitte: Erschweren Sie anderen Arbeit suchenden Frauen nicht das Leben, indem Sie sich in einem Job neu anstellen lassen, obwohl Sie zurzeit unbedingt schwanger werden wollen oder es gerade geworden sind und dies dem Unternehmen gegenüber verschweigen (was freilich Ihr Recht ist). Das ist den anderen Frauen gegenüber unfair.

Letztlich sollten Sie aber keine Entscheidung treffen, mit der Sie nicht glücklich sind, nur weil Sie unter Druck stehen, sich Sorgen machen, sich schuldig fühlen oder weil Sie jemand dazu drängen will. Tun Sie das, was Sie wirklich tun wollen, und alles wird gut.

Es ist mir sehr unangenehm, mich ständig vom Arzt »da unten« untersuchen zu lassen.

Dazu fällt mir nur eines ein: »Werden Sie erwachsen!« Frauenärzte haben das schon so oft gesehen und finden es wirklich nicht spannend (oder sollten es nicht), Ihren Muttermund zu untersuchen. Ihre Vagina sieht genauso aus wie Millionen andere, die Ihre Hebamme bereits inspiziert hat. Und es gibt kaum etwas, was ihr peinlich sein könnte. Allerdings wird im Lauf Ihrer Schwangerschaft und auch in der Zeit nach der Geburt noch ziemlich viel in Ihnen untersucht, herumgestochert und gemessen werden; selbst die Geduldigsten treibt das an ihre Grenzen. Leider gehört das zum Frausein dazu. Der einzige Weg damit klarzukommen ist, **sich dabei nicht als Person zu betrachten,** sondern sich in die Rolle eines Autos zu versetzen, das zur Inspektion muss. Wenn Sie sich dann noch eher in einen Porsche Carrera als in einen VW Polo hineinvisualisieren, erleichtert das die Sache ungemein.

Mir graut vor den Schmerzen.

Das ist ein sehr gutes Zeichen. Es zeigt, dass Sie eine normale, gesunde und intelligente Frau sind, der klar ist, dass es höllisch wehtun wird, wenn sich ein harter Gegenstand von der Größe eines Basketballs durch eine ihrer schmalsten, empfindlichsten Körperöffnungen quetscht. Außerdem zeigt es, dass Sie sich schon viele Gedanken in Sachen »Mutterschaft« gemacht haben und nun an einem kritischen Punkt angelangt sind. Gut. **Der lässt sich überwinden, wenn Sie sich Folgendes klarmachen:**
- Eine Geburt ist wahrscheinlich das schmerzhafteste Erlebnis Ihres Lebens ... ABER ...

● Zeigt nicht die Tatsache, dass sich Frauen so etwas noch öfter aussetzen, dass es unter Umständen gar nicht so schlimm ist?

● Es gibt Schmerzmittel, die helfen wirklich. Kein Schmerz, es wird alles gut.

● Betrachten Sie das Ganze außerdem mal so: Wenn das Ergebnis dieser Schmerzen Ihr Baby ist, das zu einem Kind, einem Erwachsenen und schließlich zum Vater oder zur Mutter Ihrer Enkel heranwachsen und mehr Freude und Liebe in Ihr Leben hineinbringen wird, als Sie sich annähernd vorstellen können, was bedeuten dann um Himmels willen schon zwölf Stunden Schmerz?

● Eine Geburt durchgestanden zu haben gibt Ihnen automatisch das unanfechtbare Recht, immer an dem Ende der Badewanne ohne den Wasserhahn sitzen zu dürfen, nie mehr den Müll rausbringen zu müssen und für den Rest Ihres Lebens jeden Abend eine Fußmassage zu bekommen. Sollte Ihr Partner diese Rechte anzweifeln, bieten Sie ihm an, ihn unten herum einmal mit einer Käsereibe zu rasieren. Sie werden sehen, wie schnell sich der Gute in Bewegung setzt.

Und was ist, wenn meine Beziehung in die Brüche geht?

Nicht gerade die optimistischste Sichtweise; aber wenn Sie jede deprimierende Möglichkeit durchspielen wollen, dann würde ich insofern zustimmen, als ein Baby immer eine enorme Belastung für die Beziehung zu Ihrem Mann oder Partner (oder wie auch immer Sie den Mann oder die Frau an Ihrer Seite bezeichnen) darstellt. Egal, wie diese Beziehung zurzeit aussieht – sie wird sich mit Sicherheit völlig anders gestalten, sobald Ihr Baby da ist, und sogar schon vorher.

Tipp

Miteinander reden

Es gibt nur eine einzige Möglichkeit, um das gut hinzukriegen: REDEN Sie über ALLES miteinander, und werden Sie sich darüber klar, wo Sie stehen, bevor Sie sich allzu weit in eine Richtung bewegen, die Sie unglücklich macht. In dem Kapitel »Neue Beziehungen« ab Seite 288 gehe ich näher auf dieses Thema ein. Bis dahin wäre es vielleicht sinnvoll, Ihren Partner in all Ihre Befürchtungen einzuweihen – und fest daran zu glauben, dass es gut gehen wird, statt von vornherein ein Scheitern einzukalkulieren.

Denken Sie positiv, meine Liebe!

Ich bin schon zu alt/noch zu jung für ein Kind.

Na, wenigstens können Sie nicht beides gleichzeitig sein. Es gibt keinen »idealen Zeitpunkt« für ein Kind – was bei der einen passt, passt bei der anderen eben nicht. Ich war noch sehr jung, sodass ich über Mordsenergien verfügte (unterschätzen Sie nie, wie wichtig das ist), mein Körper nicht allzu sehr unter der Schwangerschaft litt, ich mit 30 das Geburtsthema durch hatte (obwohl ich für den Fall der Fälle immer noch sämtliche Babysachen auf dem Speicher aufbewahre) und ich in Kürze die viel trendigeren Klamotten meiner Töchter auftragen kann. ABER dafür habe ich meine sorg- und kinderlosen Zwanziger verpasst und konnte meine berufliche Karriere nicht in die Bahnen lenken, die ich mir vielleicht gewünscht hätte; mein Mann und ich hatten nur wenige sorg- und kinderlose Jahre miteinander, und jetzt muss ich mich gleichzeitig um Kinder und Beruf kümmern, was hart ist.

Ältere Mütter haben die Vorteile, eine erfolgreiche Karriere genossen zu haben, stehen infolgedessen oft finanziell besser da, sind selbstbewusster, wissen genauer, was sie wollen, und genießen ihre arbeitsfreie Zeit, um Mama zu sein. ABER je älter man wird, umso schwieriger wird es mit einer Schwangerschaft (ticktack, ticktack). Außerdem macht einem die Erschöpfung mehr zu schaffen, der Körper leidet oft mehr, und es ist hinterher mühsamer, wieder in Form zu kommen. Es fällt einem schwerer, all die Jahre der Unabhängigkeit und des lockeren, kinderlosen Lebens hinter sich zu lassen; und es kann sich um einiges schwieriger gestalten, mit Ende 30 oder Anfang 40 wieder auf dem vorherigen Karrierelevel einzusteigen.

Beides hat seine Vor- und Nachteile. In erster Linie hängt es ohnedies davon ab, wann Ihnen jemand begegnet, mit dem Sie sich fortpflanzen möchten, und wann es Ihnen gelingt, schwanger zu werden. Aber ich möchte so vielen Frauen wie möglich dringend ans Herz legen, ihre biologische Uhr im Auge zu behalten: Die Wissenschaft ist wunderbar und alles, und sie hat Riesenfortschritte in Sachen Fruchtbarkeitsbehandlung gemacht. Aber genauso wenig, wie sich High Heels zum Bergsteigen eignen, sind wir dafür geschaffen, noch mit über 50 ein Baby zu bekommen. Gehen tut das natürlich, aber es wird dann doch alles verdammt viel schwieriger. So, das wollte ich mir eben mal von meiner vorlauten Seele schaffen.

Nun habe ich wenigstens ein paar der Millionen Sorgen angesprochen, die in Ihrem umwölkten Gehirn kreisen mögen. Sorgen, Bedenken, Ängste und Weltuntergangsstimmungen kommen auf den nächsten Seiten immer wieder mal vor. Nun, da haben Sie jetzt wenigstens etwas, worauf Sie sich freuen können ...

Aber im Ernst: Wahrscheinlich durchleben Sie tatsächlich viele dieser Ängste und Sorgen auf Ihrem Weg ins Mutterdasein. Und da wäre es nicht richtig von mir, wenn ich nicht so viele wie möglich anspreche bei dem Versuch, Ihnen Ihre Reise zu erleichtern.

Irrationale Panikattacken sind dabei ganz normal; die habe ich auch schon bei anderen, völlig zurechnungsfähigen Frauen erlebt. Nun, da wir Ihre Vorbereitung hinter uns haben, ist es an der Zeit für den eigentlichen Job: wie Sie den Übergang zum Mama-Dasein überleben.

Na dann, los geht's.

Schwangerschaft –
aller Anfang ist schwer

Achtung, fertig ... Was ist eigentlich los? Jetzt beginnt Ihre kleine Abenteuerreise in die Welt des Mama-Daseins, und ich werde Sie jetzt ausführlich über Brustwarzen, Hormone, Beckenbodenmuskeln und Hosen mit Stretcheinsätzen informieren. Ist es einmal losgegangen, gibt es kein Zurück mehr (das ist eine der Schlüsselwahrheiten, die Sie verinnerlichen müssen, wenn Sie ein Baby erwarten). Bereit? Also los. Die ersten Schwangerschaftswochen können die amüsanteste, erschöpfendste, verwirrendste und gruseligste Zeit Ihres Lebens sein. Ihre Gefühle machen Luftsprünge wie ein Floh auf Aufputschmitteln, Ihr Körper stellt die merkwürdigsten und unangenehmsten Dinge mit Ihnen an, und Ihre Liste voll Sorgen und Befürchtungen gedeiht schneller als Schimmelpilze auf einem feuchtwarmen Fensterbrett. Da fragen Sie sich vielleicht schon das eine oder andere Mal, ob Sie wirklich nur schwanger geworden oder in einem Paralleluniversum gelandet sind. Trösten Sie sich: Mit der Zeit wird alles viel leichter (und andererseits auch wieder schwieriger, aber das sollte Sie jetzt noch nicht kümmern). Sobald Sie den ersten Schock überwunden haben, ist bald alles in bester Ordnung.

DER ENTSCHEIDENDE AUGENBLICK

Offenbar gibt es tatsächlich Frauen, die erst bei der Geburt merken, dass sie schwanger waren. Diese Frauen wundern sich höchstens darüber, dass sie »ein kleines Bäuchlein bekommen haben«; und dann gehen sie eines Tages auf die Toilette, haben plötzlich »so ein komisches Gefühl«, und mit einem Mal fällt ein ausgewachsenes Baby aus ihnen heraus. Plopp. Im krassen Gegensatz zu diesen eigenartigen Wesen, die offenbar ein schwarzes Loch im Unterleib ihr eigen nennen, gibt es aber auch welche, die schon in dem Augenblick *wissen*, dass sie schwanger sind, in dem eine Spermie mit ihrem Ei verschmolzen ist. Ja – so etwas soll es geben. Für uns übrige, normale Frauen ist die Erkenntnis einer Schwangerschaft **eine lebensverändernde Neuigkeit,** überbracht von einem kleinen Farbstreifen im Fenster eines nach Pipi riechenden Teststäbchens. (Bei manchen Schwangerschaftstests erscheint statt des Streifens ein Pluszeichen, wieder andere haben *Stäbchen* statt Streifen – aber das Prinzip ist immer gleich.) Grausamerweise zeigt sich der Streifen so gut wie nie, wenn Sie sich verzweifelt ein Baby wünschen, springt Ihnen dafür aber wie ein dicker Balken ins Auge, wenn Sie inständig hoffen, dass Ihre Tage einfach nur ein bisschen spät dran sind.

So ein Schwangerschaftstest ist ein schicksalsträchtiger Augenblick. Wenn Sie jemals im Bad standen, mit dem Slip um die Fußknöchel und dabei ein füllfederhalterähnliches Objekt ans Licht hielten, während die Zeit stillstand und Ihnen langsam der Hintern abfror, dann wissen Sie, was ich meine.

Ein kleines Stückchen Plastik mit einer Nachricht, die das Leben von mindestens drei Menschen für immer verändert. Das ist schon irre, nicht wahr? Von dem Moment an, in dem Sie den kleinen Farbstreifen anstarren, der für Sie das Ende Ihres bisherigen Lebens bedeutet, stehen Ihnen mehr Veränderungen bevor, als Sie sich vorstellen können. Und Ihr neues Leben beginnt fast sofort.

Also stellen Sie sich am besten gleich darauf ein.

MÜDE, MÜDE,
MÜDE

Bevor Sie schwanger waren, glaubten Sie zu wissen, was »müde« bedeutet. Nach einer durchfeierten Nacht waren Sie am nächsten Morgen total kaputt; nachdem Sie einen Monat lang jeden Tag bis Mitternacht gearbeitet hatten, fühlten Sie sich ziemlich erschöpft; und nach dem Wochenende, an dem Sie das Badezimmer gestrichen und dabei eine Flasche Wein getrunken hatten, um diese dröge Arbeit bis zum Ende durchzuhalten, waren Sie auch nur noch ein Schatten Ihrer selbst. Oh ja, Sie wissen, was »müde« bedeutet! Doch sobald Sie schwanger sind, erreicht dieser Begriff eine völlig neue Dimension.

Sobald eine Spermie Ihres Partners mit Ihrer Eizelle verschmolzen ist, werden Sie eine ganz neue Welt der Müdigkeit entdecken – eine absolute, lähmende, erdrückende Erschöpfung, so tief und überwältigend, dass es sich anfühlt wie Ihr nahendes Ende. Diese plötzliche lähmende Müdigkeit war für mich immer das allererste Anzeichen dafür, dass ich schwanger war. Und das haute mich jedes Mal total um: Wie kann ein so winzig kleines, noch fast unsichtbares Wesen eine erwachsene Frau völlig plattmachen? Da ist doch eigentlich noch gar nichts!

Nun ja, unsichtbar oder nicht – Ihr kleines Mini-Mini-Mini-Baby macht sich eben doch schon bemerkbar, und es kann durchaus sein, dass Sie in den ersten paar Wochen Ihrer Schwangerschaft völlig platt sind.

Überlebenstipps
für die erste Zeit

- **Lügen Sie.** Wenn Sie noch nicht so weit sind, dass Sie es Ihren Freunden und Verwandten verraten möchten, sollten Sie sich ein paar absolut glaubwürdige »Übrigens, ich war gestern Abend schon wieder auf so einer tollen Party (oder Vernissage)«-Geschichten zurechtlegen. So lässt sich erklären, warum Sie seit neuestem mehrmals kurz hintereinander an Ihrem Schreibtisch einnicken, und das noch vor Ihrem ersten Morgenkaffee (den Sie jetzt plötzlich verdächtigerweise auch nicht mehr trinken).

- **Kämpfen Sie nicht dagegen an.** Diese Art von Müdigkeit lässt sich nicht durch den regelmäßigen Konsum doppelter Espressos in den Griff bekommen. Während der Schwangerschaft gibt Ihr Körper Ihnen unmissverständlich zu verstehen, was er braucht; die Intensität Ihrer Müdigkeit in der ersten Schwangerschaftsphase kann also nur bedeuten, dass Sie jetzt so viel wie möglich schlafen sollten. Wer weiß – vielleicht bereitet die Natur Sie ja einfach nur auf Jahrzehnte voller schlafloser Nächte vor.

- **Bewegen Sie sich.** Jetzt können Sie es wenigstens noch. Außerdem haben Sie mehr Energie und sehen auch besser aus, wenn Ihre bleichen Wangen gut durchblutet sind – und Sie vergessen wenigstens vorübergehend, wie elend Sie sich fühlen. Aber treiben Sie jetzt bitte keinen übermäßig anstrengenden Sport mehr, und probieren Sie auch nichts Neues aus. Sie wissen ja, Ihr Körper ist zurzeit ein bisschen von der Rolle. Also verlangen Sie ihm nur das ab, was er bereits kennt und gut schafft.

- **Denken Sie immer wieder daran, dass diese Phase nicht lange dauert.** Wenn es sein muss, schreiben Sie sich diesen Satz auf Ihren Spiegel. Die anfängliche Müdigkeit verschwindet normalerweise nach etwa einem Monat wieder. Also gönnen Sie sich die Ruhe, die Ihr Körper jetzt braucht, und freuen Sie sich auf bessere Zeiten.

WIE BRINGE ICH ES
DEN ANDEREN BEI?

Wann sollten wir es unseren lieben Mitmenschen sagen? Da die ersten Schwangerschaftsmonate am riskantesten sind und Abgänge in den ersten zwölf Wochen am häufigsten vorkommen, möchten Sie Ihre Neuigkeit vielleicht so lange für sich behalten, bis diese Hürde genommen ist. Und es hat auch noch einen weiteren Vorteil, nicht gleich damit herauszurücken: Wenn Ihre Freundinnen so spät wie möglich davon erfahren, laufen Sie wenigstens nicht Gefahr, dass ihnen die Sache langweilig wird, noch bevor das Baby in Ihrem Bauch überhaupt konkrete Formen angenommen hat. Neun Monate sind eine verdammt lange Zeit, um sich für eine Sache zu begeistern, die einen nicht direkt betrifft. Wenn Sie Ihre große Neuigkeit also so lange geheim halten, bis man sie Ihnen ohnehin ansieht (was normalerweise nach etwa vier Monaten der Fall ist), sind Sie bereits in einem fortgeschrittenen Schwangerschaftsstadium – und das ist für Ihre Mitmenschen garantiert viel spannender. Andererseits hat es aber auch gewisse Vorteile, wenn Sie es Ihren Freunden und Angehörigen gleich dann offenbaren, sobald Sie die Gewissheit haben: Denn dann können sie Ihnen über das schwierige Anfangsstadium hinweghelfen, wenn Ihnen ständig übel ist, Ihre Brüste spannen und Sie bei jeder Gelegenheit in Tränen ausbrechen. Und wenn in diesen ersten Wochen tatsächlich irgendetwas schiefgehen sollte (was erstaunlich häufig passiert), dann ist Ihnen die Unterstützung Ihrer Freunde und Verwandten sicher, die Sie in dieser traurigen Situation bestimmt dringend brauchen. Die Entscheidung liegt ganz bei Ihnen.

Wann sollte es mein Arbeitgeber erfahren – und wie wird er darauf reagieren?

Wann Sie Ihrem Chef gegenüber mit der Neuigkeit herausrücken und wie Sie dabei vorgehen, bleibt Ihnen überlassen. Vielleicht haben Sie eine super Beziehung zu Ihrem Vorgesetzten und Ihre Firma ist extrem familienfreundlich; dann wird man Ihnen als Reaktion auf Ihre Eröffnung wahrscheinlich einen Strauß Blumen und das erste Paar Babyschühchen in die Hand drücken. Wenn Sie dagegen eine wichtige Rolle bei irgendeinem großen Projekt spielen, das drei Wochen vor Ihrem voraussichtlichen Geburtstermin abgeschlossen werden soll, wird man die Nachricht vermutlich weniger begeistert aufnehmen.

Es gibt jedoch ein paar wichtige **gesetzliche und praktische Gesichtspunkte,** die Sie wissen sollten:

Ihr Arbeitgeber darf Ihnen nicht kündigen, weil Sie schwanger sind.
Um Anspruch auf Mutterschutz zu haben, müssen Sie Ihren Arbeitgeber von Ihrer Schwangerschaft unterrichten. Vom Zeitpunkt Ihrer Meldung bis zwei Monate nach der Geburt Ihres Babys stehen Sie unter Kündigungsschutz. Und Sie müssen ihm auch sagen, wann Sie Ihren Mutterschaftsurlaub anzutreten gedenken.
Sie dürfen während der Arbeitszeit zu den Vorsorgeuntersuchungen oder Geburtsvorbereitungskursen gehen, ohne dass Ihnen das Gehalt gekürzt wird.
Sie müssen einem potenziellen Arbeitgeber beim Bewerbungsgespräch nicht mitteilen, dass Sie schwanger sind; und wenn Sie das Thema doch zur Sprache bringen sollten, darf er Sie deshalb nicht benachteiligen (was er aber wahrscheinlich doch tut – allerdings höchstwahrscheinlich unter dem Vorwand, Sie seien für den Job über- oder unterqualifiziert oder ein anderer Quatsch).
Eine genaue Darstellung Ihrer Mutterschaftsrechte in allen Details wäre viel zu langweilig für dieses schöne Buch. Falls Sie sich ausführlich zu diesem Thema informieren möchten: Unter der Internetadresse http://www.gesetze-im-internet.de/muschg/index.html finden Sie alle Einzelheiten, die Sie darüber wissen sollten.

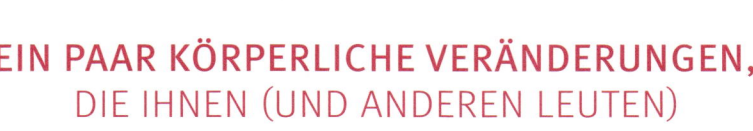

EIN PAAR KÖRPERLICHE VERÄNDERUNGEN,
DIE IHNEN (UND ANDEREN LEUTEN) JETZT AUFFALLEN

Das Folgende dürfte auch den Mann in Ihrem Leben interessieren.

● Gleich nach dem Startschuss für die Schwangerschaft wird sich Ihr Körper komplett verändern – möglicherweise sogar erschreckend schnell. Eine positive »Nebenwirkung« der Schwangerschaft besteht darin, dass Ihre Brüste größer werden. Selbst wenn Sie vorher so gut wie gar keinen Busen hatten, werden Sie jetzt eine Oberweite entwickeln, die Ihnen zumindest dann ein bewunderndes »Boaaahh« einträgt, wenn Sie zufällig an einer Baustelle vorbeikommen.

Weitere erste Schwangerschaftsanzeichen, die Ihnen schon ein paar Wochen nach der Befruchtung auffallen werden, sind:

● Ihre Brüste werden erst empfindlicher und spannen (Mist) und dann deutlich größer (Hurra!).
● Die Haut rund um Ihre Brustwarzen wird dunkler. (Falls Sie es wissen möchten: Diese Region heißt Warzenhof.)
● Vielleicht wird Ihnen jetzt auch öfter schwindelig.
● Es fällt Ihnen immer schwerer, den Bauch einzuziehen. Fast fühlt es sich so an, als litten Sie an starken prämenstruellen Wassereinlagerungen – die aber diesmal leider nicht wieder weggehen, sondern immer schlimmer werden. Echt sexy.
● Sie schlafen schlecht, obwohl Sie völlig erschöpft sind. Das wird Ihnen ziemlich absurd vorkommen – aber so ist es nun einmal.
● Sie haben plötzlich wirre, hektische Träume, in denen Sie bereits ein Baby haben, aber lauter schreckliche Sachen damit anstellen: Sie lassen es aus dem Fenster der obersten Etage von H&M fallen, vergessen es an einer Bushaltestelle oder denken nicht daran, es aus der Badewanne zu heben, bevor Sie essen gehen. Machen Sie sich deshalb keine Sorgen.

Solche Angstträume sind völlig normal; auch werdende Väter leiden darunter.

● Vielleicht wird Ihnen jetzt auch öfters schlecht, oder Sie müssen sich übergeben (siehe Seite 33).

Meine Taille ist futsch!

Früher dachte ich immer, in der Phase am Schwangerschaftsende als Elefantenkuh würde ich am schlimmsten aussehen und mich auch dementsprechend entsetzlich fühlen. Doch in Wirklichkeit bestand einer der absoluten Tiefpunkte meiner diversen Schwangerschaften darin, wenn sich meine Taille in Luft auflöste.

Sobald das Kind eindeutig zu erkennen ist, kann man wenigstens versuchen, sich mit seinem Bauch anzufreunden. Aber wenn weder eine Taille noch ein Bauch zu erkennen ist, sieht man einfach nur aus wie ein Schrank. Ich hätte mir am liebsten ein Schild mit der Aufschrift umgehängt: »Liebe Leute! Ich weiß, man sieht es noch nicht, aber ich bin im dritten Monat schwanger, und meine Taille hat sich leider vorübergehend verabschiedet. Bitte haben Sie Mitgefühl mit mir, und tun Sie einfach so, als würde ich nicht total unmöglich aussehen.«

MORGENÜBELKEIT:
KÖNNT' ICH DOCH NUR ...

Diese Übelkeit tritt leider, wie Millionen von Frauen Jahr für Jahr am eigenen Leib erleben, keineswegs nur morgens auf. Der Schlauberger, der das in die Welt gesetzt hat (wahrscheinlich ein Mann), hätte in den ersten drei Monaten meiner Schwangerschaften mal ein paar Wochen bei uns zu Besuch sein sollen. Dann hätte er sich vielleicht zu einer realistischeren Umschreibung für dieses Phänomen durchgerungen: 24-Stunden-Übelkeit, frühabendlicher Brechreiz oder Zwölf-Wochen-Hölle.

Soweit ich weiß, hat diese Übelkeit, die fast jeder Frau in den ersten Schwangerschaftsmonaten in unterschiedlichem Schweregrad zu schaffen macht, etwas mit den Hormonen zu tun (wie üblich).

Und dass sie morgens am schlimmsten zu sein scheint, hat offenbar folgende Gründe:

- Der Spiegel dieser verdammten Hormone ist morgens eben einfach am höchsten.
- Am Morgen ist Ihr Magen leer; deshalb ist Ihnen jetzt noch schlechter als sonst.
- Mutter Natur ermahnt Sie damit auf ihre unnachahmliche Weise: »Iss das dritte Schokocroissant nicht! Trink lieber einen frisch gepressten Zitronensaft. Du platzt sowieso bald aus allen Nähten.«

Da ich mit Konventionen generell nicht viel am Hut habe, litt ich im Gegensatz zu anderen Schwangeren unter Abendübelkeit. Den ganzen Tag über ging es mir gut – bis drei oder vier Uhr nachmittags. Von da an überlebte ich nur noch mit größter Mühe die Zeit, bis mein Mann nach Hause kam, plumpste anschließend ins Bett und versuchte einzuschlafen, nur um zu vergessen, wie elend mir zumute war. Das waren wahrhaftig herrliche Zeiten.

Das Unerträglichste an dieser Übelkeit war, dass ich nie brechen konnte – obwohl ich es oft glühend als Erleichterung herbeisehnte, wodurch es mir hinterher vielleicht etwas besser gegangen wäre. Aber dazu kam es leider nie. Mir war einfach nur stundenlang furchtbar schlecht, wie auf einem Schiff inmitten von 20 Meter hohen Wellen. Und das drei Monate lang.

Warum bin ich nur so eine Jammerliese?

Das sind Sie doch gar nicht. Wochenlange Übelkeit oder ständiges Erbrechen zermürben einen körperlich und seelisch; für viele meiner Freundinnen war das das Schlimmste an der ganzen Schwangerschaft. Manche fanden es sogar noch schlimmer als die Geburt (dann muss es schon SEHR schlimm gewesen sein); also reden Sie sich nicht ein, dass Sie sich einfach nur zusammenreißen und nicht rumjammern sollten. Morgenübelkeit ist nicht einfach nur etwas Unangenehmes; sie kann echt unerträglich sein, also seien Sie gut zu sich, und schonen Sie sich in dieser Zeit. Der einzige Trost: Es geht vorbei – irgendwann.

Ich esse zu wenig, weil mir immer so schlecht ist. Schadet das meinem Baby?

Nein. Solange Sie überhaupt etwas essen und trinken, wächst und gedeiht Ihr Baby auf wundersame Weise weiter in Ihrem Bauch, als sei alles in schönster Ordnung. Deshalb ist es günstig, vorher über ein paar Reserven zu verfügen: Das Baby holt sich alle Nährstoffe aus den Speichern, die Sie in den letzten Jahren angelegt haben, und kann so sehr gut überleben, auch wenn Sie monatelang wie ein würgender Zombie durch die Gegend laufen. Aber wenn Sie gar nichts Festes oder Flüssiges bei sich behalten können, brauchen Sie einen Arzt. Es gibt nämlich eine (glücklicherweise seltene) Erkrankung namens *Hyperemesis gravidarum,* bei der der Magen so rebelliert, dass jede Mahlzeit sofort wieder herauskommt; manche Frauen müssen dann sogar vorübergehend ins Krankenhaus. Das geschah einer guten Freundin von mir und war sehr schlimm für sie und ihren Partner. Aber es lässt sich behandeln; also holen Sie sich im Fall der Fälle ärztliche Hilfe.

Was kann ich tun, damit mir wieder besser wird?

Sie können zum Beispiel eine Nacht (oder mehrere) mit Daniel Craig verbringen oder sich mit so vielen »La Mer«-Kosmetika eindecken, dass der Vorrat ein Leben lang reicht. Falls Ihnen das nicht möglich sein sollte, ist diese Frage nicht so einfach zu beantworten. Es gibt so viele angebliche Heilmittel gegen diese Übelkeit wie Stellungen beim Sex, durch die man schwanger werden kann. Hier ein paar Vorschläge von meinen Freundinnen, die alle angeblich hilfreich sind:

Tipp

Notfallapotheke bei Übelkeit

- Essen Sie Ingwer – entweder kandiert oder als Tee oder in Kapselform, oder gönnen Sie sich ein paar Ingwerkekse. Mmm, Kekse …

- Nehmen Sie regelmäßig kleinere Mahlzeiten zu sich, sodass Ihr Magen nie ganz leer ist.

- Trinken Sie häufig Wasser in kleinen Schlucken.

- Gönnen Sie sich mehr Schlaf und Erholung.

- Biegen Sie immer nur nach links ab, außer mittwochs bei Vollmond. (Tut mir leid. Ich weiß, jetzt ist nicht der richtige Moment, um zu scherzen …).

- Schnuppern Sie an frischer Minze.

- Gehen Sie so oft wie möglich an die frische Luft.

- Akupressur: Drücken Sie auf die Druckpunkte knapp vier Zentimeter unterhalb Ihres Handgelenks am Unterarm, und zwar genau in der Mitte. Ich bin zwar hinsichtlich dieser Methode etwas skeptisch, aber man kann es ja zumindest versuchen!

- Essen Sie Nüsse, Avocados, Vollkornprodukte; sie enthalten Vitamin B$_6$.

- Probieren Sie es einmal mit hefehaltigen Lebensmitteln wie Hefeextrakt-Würzpaste, Hefebrötchen oder Trockenobst.

- Essen Sie mehr Lebensmittel mit einem hohen Eisengehalt, zum Beispiel Rindfleisch, Sardinen, Eier und Blattgemüse.

Ich habe es übrigens mit all diesen Hausmittelchen versucht – und keines half. Mir wurde nur dann etwas besser, wenn ich mir ungefähr 15-mal am Tag die Zähne putzte, an frisch gemahlenem Kaffee roch und Diätlimonade trank. Man muss einfach selber ausprobieren, was hilft.

Auch im Internet werden alle möglichen »natürlichen« Heilmittel gegen Schwangerschaftsübelkeit empfohlen. Da gibt es Spezial-Lutscher für Schwangere, Anti-Übelkeits-Armbänder und CDs mit beruhigendem Meeresrauschen. Falls Sie in Versuchung geraten sollten, sich so etwas zu kaufen, denken Sie bitte daran, dass Sie zwar schwanger, aber nicht völlig von der Rolle sind.

Und nehmen Sie bitte keine Tabletten gegen Übelkeit ein, ohne vorher Ihren Arzt zu fragen. Es gibt viele Medikamente gegen Übelkeit; nicht alle eignen sich für Schwangere.

Außerdem sollten Sie sich darauf einstellen, dass eine Schwangerschaftsübelkeit nicht unbedingt immer zwölf Wochen dauert und von einem Tag auf den anderen aufhört. Das kann natürlich bei Ihnen so sein; aber normalerweise ist es nicht so. Jede meiner Bekannten hat diesbezüglich andere Erfahrungen. Bei mir war es immer nach ungefähr zwölf Wochen vorbei; aber es gibt auch beneidenswerte Frauen, denen während der Schwangerschaft überhaupt nicht schlecht wird, und absolute Pechmaries, die sich neun Monate lang jeden Tag dreimal übergeben müssen. C'est la vie!

Außerdem verstärkt sich die Übelkeit bei Mehrlingen und von Schwangerschaft zu Schwangerschaft etwas. Also seien Sie froh, dass Baby Nummer sechs noch nicht unterwegs ist ...

DAS WIRD SIE
AUFHEITERN

Sollte es Sie bekümmern oder ängstigen, was da gerade mit Ihnen passiert, und Sie fürchten sich vor Ihrem neuen Leben als Mutter, dann lesen Sie die folgenden Zeilen in den nächsten neun Monaten immer, wenn Sie Trost benötigen. Das mag Ihnen helfen:

Mutter zu werden ist das Beste was Ihnen je passieren wird.

Lesen Sie diesen Satz ein paar Mal. Drucken Sie ihn aus. Kleben Sie sich einen Zettel damit an die Stirn (und zwar am besten spiegelverkehrt geschrieben, damit Sie ihn im Spiegel lesen können ...). Murmeln Sie ihn vor sich hin wie ein Mantra. Glauben Sie daran.

● Mutter zu werden ändert Ihre Einstellung zu allen Dingen im Leben. Manchmal ist das Muttersein wirklich sehr schwer und eine unvorstellbare Herausforderung. Aber Sie kriegen es hin. Glauben Sie mir. Sie SCHAFFEN es!

● Und Sie können auch Ihre alte Figur zurückbekommen, wieder sexy aussehen und sich auch so fühlen.

● Mutter zu werden bedeutet nicht, dass Sie sich total verändern. Sie können trotzdem immer noch abends ausgehen, einen Job haben, shoppen gehen, reisen und Freundinnen sehen. Vielleicht nicht mehr ganz so oft wie früher – aber Sie müssen nicht ganz darauf verzichten.

● Sie bekommen Geschenke zum Muttertag. Hurra!

● Sie dürfen immer als Erste in ein Flugzeug einsteigen.

● Und wenn Ihre Stimmung einmal total im Keller sein sollte, halten Sie sich Folgendes vor Augen: Ihr Baby wird erst zu einem Klein- und Schulkind, dann zu einem Teenager und schließlich zu einem Erwachsenen heranreifen, und Sie werden einige der schönsten Augenblicke Ihres Lebens mit ihm verbringen. Das Muttersein wird Ihren Alltag auf eine unvorstellbare Art und Weise bereichern, und Sie werden sich fragen, wie Sie sich deshalb jemals Sorgen machen konnten. (Danke für Ihre Aufmerksamkeit. Sie können jetzt das Badezimmer aufsuchen ...)

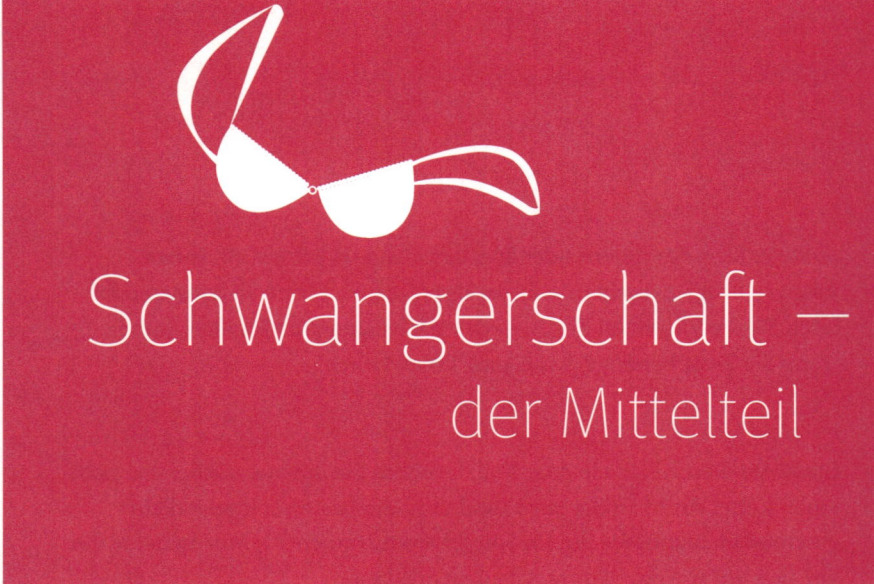

Schwangerschaft –
der Mittelteil

Rein theoretisch gehen Sie nach etwa zwölf Wochen über in ein neues, einfacheres, weniger von Übelkeit gezeichnetes Stadium: das zweite
Schwangerschaftstrimenon. Ich nenne diese Phase den Mittelteil, denn
das ist sie schließlich auch. Sie geht mit eindeutigen körperlichen Veränderungen einher: Jetzt sind Sie »echt schwanger« und nicht mit einem
unsichtbaren Leiden behaftet, das Sie müde und gereizt macht.
Jetzt werden Sie sich auch zum ersten Mal »echt schwanger« fühlen.
Manchmal ist es schon komisch, sich bewusst zu machen, dass in diesem Bauch tatsächlich ein Baby steckt und dass man bald Mutter wird.
Etwas beängstigend ... Aber trösten Sie sich: In spätestens zehn Jahren
haben Sie sich daran gewöhnt.
Ab hier geht es um die häufigsten körperlichen und seelischen Stolper-
steine, die Sie nun mehr oder weniger graziös meistern werden. Damit
möchte ich Ihnen den Übergang ins Leben einer »echt schwangeren«
Frau etwas erleichtern.

NOCH MEHR
KÖRPERLICHE VERÄNDERUNGEN

Wahrscheinlich ist es Ihnen nicht entgangen, dass Ihre Schwangerschaft nicht nur Bauch und Brüste anschwellen lässt. Das ist längst nicht alles! Natürlich sind das die Regionen, in denen sich die Schwangerschaft am drastischsten bemerkbar macht. Aber von den in Ihnen stattfindenden Umwälzungen bekommt Ihr ganzer Körper etwas ab (auch Ihr Gehirn), und Sie sehen sich jeden Tag einer neuen Veränderung gegenüber. Na, so wird es wenigstens nicht langweilig ...

Tolles Haar

Endlich eine gute Nachricht: In den letzten beiden Schwangerschafts-Trimenons bekommen viele Frauen dichteres, glänzenderes Haar. Das liegt teilweise daran, dass einem in der Schwangerschaft kaum Haare ausfallen; zum Teil aber auch daran, dass man vielleicht zumindest vorübergehend damit aufhört, sich das Haar mit Farbe, Tönungen und anderen Anwendungen kaputt zu machen. Wenn Sie auch vorher schon eine üppige Mähne Ihr eigen nannten, dann sehen Sie jetzt vielleicht aus wie ein gegen den Strich gekämmter Wischmopp, der noch dazu glänzt; machen Sie sich also über eine Frisur Gedanken, die zu Ihrer neuen Haarfülle passt.
Aber legen Sie sich wegen Ihrer Schwangerschaft bloß keine komplett neue Frisur zu! Sie sind zurzeit nämlich eventuell etwas durcheinander und glauben vielleicht, ein neues Styling könnte Sie über Ihren Mega-bauch hinwegtrösten. Das funktioniert leider nicht. Im Zweifelsfall führt das nur zu Tränen und einem noch katastrophaleren Look.

Tolle Nägel

Wie Ihr Haar, so werden auch Ihre Fingernägel in diesem Schwanger-schaftsstadium besonders schön aussehen; bei manchen Frauen wachsen sie sogar schneller. Gab es jemals eine bessere Ausrede, sich in einem Nagelstudio verwöhnen zu lassen?

Der Po und die Oberschenkel

Nun werden leider auch diese Körperregionen in Mitleidenschaft gezogen; und wenn Sie bisher im Großen und Ganzen stolz auf Ihre straffe Hinterseite und Ihre Beine waren, dann wendet sich jetzt das Blatt. Denn auch wenn Sie noch so sehr auf Ihre Figur achten, so legen Beine und Po vermutlich schon ziemlich zu. Ihr erstaunlich schlauer, aber leider ganz und gar nicht modebewusster Körper ist nun einmal darauf programmiert, Fettspeicher für die zehrende Zeit nach der Geburt anzulegen – auch wenn das Ihrer Meinung nach doch wirklich nicht nötig ist ...

Die Arme

Ihre Arme? Ja, auch die werden jetzt wahrscheinlich etwas fülliger, weil für eine werdende Mutter nun mal eine biologische Notwendigkeit darin besteht, kräftig zupacken zu können. Aber keine Sorge: Wenn Sie Ihre Arme mit leichten Gewichten in Form halten, stellen Ihre »Flatterarme« auch keine echte Gefahr für Menschen in Ihrem direkten Umfeld dar.

Das Gesicht

Mit dieser Veränderung hatte ich am allerwenigsten gerechnet und konnte mich auch am wenigsten leicht damit anfreunden. Eher ganz und gar nicht. Meine stämmigen Schenkel und der dicke Bauch machten mir gar nicht so viel aus; selbst meine gelegentlich dicken Knöchel ertrug ich mit stoischer Gelassenheit. Doch in all meinen Schwangerschaften schwoll leider auch mein Gesicht an, und das hasste ich. Leider kommt das sehr häufig vor, und man kann nichts gegen dieses Vollmondgesicht tun; also versuchen Sie einfach, es schön zu finden. Manche Frauen wirken mit einem etwas rundlicheren Gesicht tatsächlich hübscher und jünger; aber unsereiner findet nun mal eher hervortretende Wangenknochen attraktiv, weshalb das Füllige wirklich Gewöhnungssache ist.

Die Linea nigra

Da ist sie!! Etwa im dritten Schwangerschaftsmonat erscheint vom Nabel bis zum Schambereich die blassbraune Linie. Sie ist ein sicheres Zeichen dafür, dass alles gut läuft. Ich war wochenlang wahnsinnig besorgt, weil diese Linie einfach nicht auftauchen wollte. In allen Büchern stand, dass man als Schwangere eine haben sollte, und ich wollte endlich den Beleg dafür, dass ich auch alles richtig machte. Kaum erschien die Linie, wünschte ich mir natürlich nichts sehnlicher, als dass sie sich sofort wieder in Luft auflöste; trotzdem beglückwünschte ich mich innerlich dazu, dass es mir gelungen war, sie auftauchen zu lassen. Wie dunkel die Linie wird, hängt davon ab, wie viel von dem Pigment Melanin Ihr Körper produziert. Im Lauf des nächsten Jahres dürfte sie wieder verblassen (wenn Sie Glück haben).

Die Milchproduktion

Igittigitt ... Nach ungefähr 20 Wochen Schwangerschaft (denken Sie daran: jede Frau ist anders) erhalten Ihre Brüste eine Meldung vom Kontrollzentrum in Ihrem Kopf, dass sie mal mit der Milchproduktion anfangen sollen, und zwar ein bisschen dalli. Schließlich ist bald ein Baby da, das gefüttert werden muss; also sollte Ihr Körper rechtzeitig mit Üben anfangen, denn man muss ja auch Zeit für die Behebung technischer Pannen einplanen. Diesen Befehl befolgen Ihre Milchdrüsen. Und was da rauskommt, sieht schon eher merkwürdig aus: Es ist nämlich keine richtige Milch, sondern eine dickflüssige gelbe Schmiere namens Vormilch.

Sollte Ihnen das im Augenblick zu viel sein, wende ich mich dem nächsten Tagesordnungspunkt zu. Ich dachte nur, es wäre ein Gebot der Fairness, Sie auf den Moment Ihrer Verwandlung in ein Muttertier vorzubereiten.

Sodbrennen

Wenn Sie immer schon unter Sodbrennen leiden, steht Ihnen eine echte Tortur bevor, denn normalerweise verschlimmert sich dieses Problem, je größer Ihr Baby wird. Mir machte es furchtbar zu schaffen, und ich konnte nicht schlafen, ohne vorher ein Glas Milch zu trinken und Magensäure-Tabletten einzuwerfen wie Bonbons. Antazida gelten als harmlos für ungeborene Babys; aber fragen Sie sicherheitshalber Ihren Arzt oder Ihre Hebamme, welche Medikamente Sie einnehmen dürfen und in welcher Dosis.

Schlafstörungen

Im Lauf Ihrer Schwangerschaft geht Ihnen sicher eine Menge im Kopf herum; und sobald sich das Baby bewegt und das Schwangersein immer beschwerlicher wird, wird auch das Schlafen zum Problem. Das ist echt unfair, denn eigentlich sollte man jetzt »auf Vorrat« schlafen, um ausgeruht zu sein, wenn das Baby da ist. Was für einen evolutionären Vorteil bringen uns die Schlafstörungen in der Schwangerschaft eigentlich, lieber Herr Darwin?

Seltsame Gelüste

Ich bringe diese Seifenblase ja nur sehr ungern zum Platzen; aber die Gelüste nach merkwürdigen Nahrungsmitteln in den ersten Schwangerschaftsmonaten sind ein maßlos übertriebenes Phänomen. Dass Schwangere plötzlich das unwiderstehliche Bedürfnis nach sauren Gurken mit Sahne, Holzkohle und rohen Zwiebeln haben, ist ein Gerücht und gehört ins Reich der Fantasie; die Wirklichkeit ist weitaus weniger bizarr. Tut mir leid.

Ich hatte in meinen Schwangerschaften nie irgendwelche seltsamen Gelüste, empfand aber plötzlich einen Widerwillen gegen Sachen, die ich vorher mit Begeisterung gegessen hatte: Auf mein geliebtes Nutellabrot wurde mir schlecht; heißer Kakao, den ich vorher literweise trinken konnte, schmeckte jetzt wie schales Bier; und grünen Salat brachte ich gar nicht mehr herunter. Mit Kaffee, der angeblich allen Schwangeren Übelkeit bereitet, hatte ich dagegen gar kein Problem. Also machen Sie sich einfach darauf gefasst, dass in Ihrer Schwangerschaft alles anders riecht und schmeckt als bisher – dann erleben Sie wenigstens keine unangenehmen Überraschungen.

Der Riesenbauch

Nun, da Sie endlich richtig RUND werden, bemerken Sie vielleicht auch gewisse Nebenerscheinungen Ihres Schwangerschaftsbauchs, wie etwa Rückenschmerzen, schmerzende Bauchmuskeln (falls Sie überhaupt noch welche besitzen) und die Schwierigkeit, bequem zu sitzen oder zu liegen. Vor allem nachts wird Ihr dicker Bauch Ihnen zu schaffen machen. Am besten schlafen Sie in Seitenlage mit einem Kissen zwischen den Beinen; auf diese Weise entlasten Sie Ihren Bauch. Stellen Sie sich einfach vor, das Kissen zwischen Ihren Beinen ist Brad Pitt; dann machen Ihnen auch Ihre Schlafstörungen nichts mehr aus. Wetten?

Die Haut

Auch wenn Ihr Partner eventuell anderer Meinung sein sollte: Die Haut ist das größte Organ des Menschen (tut mir leid, euch enttäuschen zu müssen, Jungs).
Wen wundert es also, dass sich ein so umwälzender Zustand wie eine Schwangerschaft auch auf dieses Organ auswirkt. Und damit Sie sich auf noch etwas freuen können: Nach der Geburt werden Sie unter Umständen noch mehr Probleme mit Ihrer Haut haben als jetzt. Mir machten am meisten Pigmentflecken zu schaffen, fachsprachlich »Chloasma«

genannt. Dabei werden bestimmte Bereiche dunkler, vor allem um die Augen und oberhalb des Mundes, denn der Körper produziert aufgrund der hormonellen Veränderungen mehr von dem dafür verantwortlichen Pigment Melanin.

Es sieht echt scheußlich aus, und ich hasste es. Mittlerweile gibt es jede Menge Pflegeprodukte, die angeblich die Haut aufhellen; nachdem ich mich nun jahrelang damit herumgeschlagen habe, kann ich Ihnen nur eines empfehlen: Tragen Sie JEDEN TAG eine Sonnencreme mit Schutzfaktor 50 auf, meiden Sie die Sonne, leisten Sie sich einen guten Concealer, machen Sie sich bewusst, dass Ihre Pigmentflecken niemandem so stark auffallen wie Ihnen selbst, und warten Sie, bis sie wieder verblassen. Bei mir dauerte das etwa vier Jahre ...

Ein Alien in meinem Bauch

Ungefähr im vierten Monat spüren Sie zum ersten Mal, wie sich Ihr Baby bewegt.

Das ist eine der eigenartigsten, schönsten und zugleich dramatischsten Erfahrungen während der Schwangerschaft: Eigenartig, weil ... Na ja, schließlich bewegt sich da ein kleiner Mensch in Ihrem Körper! Schön, weil dieses Erlebnis Sie innerlich sehr stark mit Ihrem Baby verbindet, und dramatisch, weil es ganz schön unangenehm sein und sogar weh tun kann – vor allem, wenn Sie einen kleinen David Beckham in Ihrem Bauch herumschleppen. (Sollte da tatsächlich ein David Beckham junior drin sein, wird Ihr Mann Ihnen demnächst vielleicht ein paar unangenehme Fragen stellen, also kümmern Sie sich im Vorfeld schon mal um einen guten Anwalt ...)

Wenn Ihr Baby sich zum ersten Mal bewegt, fühlt sich das weniger nach einer bemerkenswerten Geste von Händchen oder Füßchen an, sondern vielmehr wie Blähungen – als ob kleine Luftblasen in Ihrem Bauch herumblubbern. Mehr merken Sie am Anfang vermutlich nicht. Sobald das Gezappel in Ihrem Bauch deutlicher wird, wundern Sie sich vielleicht, ob Sie etwas Komisches gegessen haben; und eines Tages, wenn

Sie am allerwenigsten damit rechnen, spüren Sie plötzlich einen kleinen Tritt! Das ist ein wunderbarer Moment – schade, dass Ihr Partner dieses Gefühl nicht mit Ihnen teilen kann. Jetzt ist Ihnen endlich bewusst, dass Sie wirklich schwanger sind.

Im Lauf der nächsten Wochen werden diese Bewegungen immer kräftiger, und gegen Ende der Schwangerschaft können sich alle möglichen Gliedmaßen, Finger und andere undefinierbare Körperteile unterhalb Ihres Brustkorbs, in der Nabel- oder der Beckengegend abzeichnen. Ich plauderte in der Badewanne stundenlang mit dem kleinen Akrobaten in meinem Bauch, massierte zärtlich einen sich mir entgegenstreckenden Po oder kitzelte einen vorwitzigen Fuß. Das mag zwar ein wenig albern klingen, ist aber allemal besser, als deprimiert über seine dicker werdenden Beine zu grübeln.

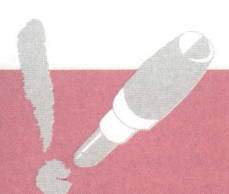

WICHTIG

Sollten Sie den Eindruck haben, Ihr Baby bewegt sich plötzlich weniger als vorher, rufen Sie bitte sofort Ihre Hebamme oder Ihren Frauenarzt an. Sie können auch eine Klinik aufsuchen, um nachsehen zu lassen, ob mit Ihrem Baby alles in Ordnung ist. Aber geraten Sie nicht gleich in Panik: Schließlich müssen auch Babys ab und zu einmal schlafen, und Sie kommen sich garantiert wie eine Idiotin vor, wenn Sie im Laufschritt eine Klinik stürmen, um nach einem Baby sehen zu lassen, das sich nur eben ein Nickerchen gönnt.

Dehnungsstreifen

Jetzt aber! Der Gedanke an Dehnungsstreifen ist für viele werdende Mamas das Grauen schlechthin. Dabei ist die Bezeichnung eigentlich irreführend, denn die Streifen entstehen nicht nur durch die Dehnung des Bauchgewebes. Man kann solche Streifen auch ohne eine Schwangerschaft bekommen, egal, ob man dick oder dünn ist; manche Menschen kriegen sie schon als Teenager, ja sogar Männer sind nicht dagegen gefeit. Dehnungsstreifen sind feine, rötliche Linien oder Flecken auf der Haut. Manchmal werden sie im Lauf der Zeit weiß; in sehr ausgeprägten Fällen machen sie sich auch als kleine Erhebungen bemerkbar. Die schlechte Nachricht: Ob Sie solche Streifen bekommen oder nicht, ist zum Großteil erblich veranlagt; also beten Sie um gute Gene. Die gute: Viele Schwangere bekommen keine Dehnungsstreifen. Außerdem verblassen sie im Lauf der Zeit oft wieder.

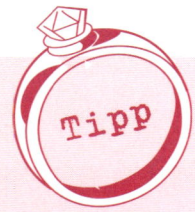

Tipp

Was kann ich tun, um Dehnungsstreifen vorzubeugen?

- **Öle und Lotionen.** Ob sie tatsächlich eine nennenswerte Wirkung haben, ist zwar nach wie vor umstritten; aber es gibt viele tolle Produkte, die Sie ausprobieren können. Immerhin haben Sie dann das Gefühl, sich etwas Gutes zu gönnen, auch wenn diese Mixtürchen nicht viel nützen. Bei mir half eine Mischung aus reinem Vitamin-E- und Weizenkeimöl aus der Apotheke. Das ist günstig, und meine Haut wurde dadurch schön glatt und geschmeidig.

- **Training.** Wenn Sie weiterhin regelmäßig trainieren, dürfte auch Ihre Haut besser in Form bleiben. Unter Umständen lässt sich das Risiko von Dehnungsstreifen dadurch senken. Freilich nur vielleicht; aber selbst dafür lohnt es sich, ein paar zusätzliche Trainingseinheiten im Studio einzuplanen.

GUT AUSSEHEN:
UNTER ALLEN UMSTÄNDEN!

> *»18. Dezember, 17 Uhr: Im siebten Monat schwanger.*
> *Heute wollte ich mir etwas zum Anziehen kaufen, das über*
> *meinen Riesenbauch passt. Ich probierte zwei Stunden lang*
> *alles Mögliche an, fand aber nichts. Jetzt bin ich so depri-*
> *miert, dass ich das Haus in den nächsten zwei Monaten*
> *wahrscheinlich nicht mehr verlasse. Ich sehe aus wie ein*
> *Nilpferd mit Blähungen. Nicht mal meine verdammten*
> *Schuhe passen mir, weil meine Füße so geschwollen sind!*
> *Es ist wirklich FURCHTBAR.«*

Früher, in weniger modebewussten Zeiten, waren Schwangere gezwungen, sich unvorteilhaft zu kleiden, weil es keine schöne Umstandskleidung gab. Zum Glück hat sich das geändert. Heute kann man auch in
der Schwangerschaft toll aussehen.

In den ersten Monaten ist eigentlich alles okay, da einem die normalen
Kleidungsstücke noch passen. Doch bei jeder werdenden Mama gibt es
einen Punkt (in der ersten Schwangerschaft normalerweise im fünften,
in weiteren Schwangerschaften im dritten Monat), an dem sich der
Bauch förmlich vertikal herausschiebt.

In diesem Stadium ist es absolut sinnlos, sich immer noch so zu kleiden,
als sei man nicht schwanger. Das ist genauso, wie wenn sich ein Mann
lange Strähnen schütteren Haars über seine Glatze kämmt: Es sieht
schlimmer aus als vorher und täuscht sowieso niemanden über die
Wahrheit hinweg.

Seien Sie froh, dass Sie JETZT ein Baby erwarten und nicht damals, als
ich schwanger war! Inzwischen hat sich die Umstandsmode grundle-
gend verändert, und Sie können auch während der Schwangerschaft
SUPER aussehen. Abgesehen davon kommt es, wie jede intelligente Frau
weiß, ohnehin nicht darauf an, wie man aussieht, sondern wie man sich

fühlt. Schöne Umstandskleidung kann Ihrem Aussehen allerdings sehr guttun, weil sie genau an Ihre merkwürdige neue Figur angepasst ist und Ihre schwellenden Formen umschmeichelt. Außerdem würden sich alle normalen Kleidungsstücke, die Sie in den letzten Schwangerschaftsmonaten tragen, so sehr ausdehnen, dass sie hinterher nie wieder in ihre ursprüngliche Form zurückschrumpfen. Spätestens dann wird es Ihnen leidtun, dass Sie Ihre »normale« Garderobe ruiniert haben.

Modetipps für die Schwangerschaft

Tragen Sie so lange wie möglich Ihre »normale« Kleidung

Wenn Sie Glück haben, können Sie bis kurz vor der Geburt Ihre Röcke anziehen. Dazu schieben Sie das Bündchen unter den Bauch. Hosen können Sie auf der Hüfte tragen. Aber denken Sie daran, dass Ihre Kleidungsstücke dann ganz anders sitzen, und tun Sie es nur, wenn sie auch in dieser Fasson gut aussehen.

Tragen Sie Mini

In langen Röcken wirkt man während der Schwangerschaft häufig noch plumper und kastenförmiger. Miniröcke haben den Vorteil, dass Sie darin Ihre schlanken Beine zeigen können. Wenn diese also immer noch gut in Form sind, verstecken Sie sie auf keinen Fall!

Ziehen Sie nicht die Sachen Ihres Mannes an

… nur weil sie ein paar Nummern größer sind. Sie sind nicht auf Ihre Körperform und -größe zugeschnitten, also sehen Sie darin aus wie ein großer Sack – und das ist alles andere als sexy.

Kaufen Sie Umstandskleidung

Sobald Sie sich innerlich darauf eingestellt haben, sollten Sie sich welche kaufen. Aber denken Sie daran, dass Ihr Bauch noch VIEL dicker werden wird, als Sie sich vorstellen können; also schieben Sie diese Inves-

tition so lange wie möglich hinaus. In einer Schwangerschaft muss man im großen Stil denken – in jeder Hinsicht.

Schwarz
Geht immer.

Probieren Sie Stützstrumpfhosen
Die sehen zwar so furchtbar aus, dass Bridget Jones' Unterhosen daneben regelrecht sexy wirken; aber angeblich helfen sie gegen Krampfadern, und unter Umständen wirken Ihre Beine darin schlanker und wohlgeformter. Ich habe solche Strumpfhosen zwar noch nie getragen; aber von anderen Müttern, die darauf schwören, hörte ich nur Positives.

Latzhosen. Vorsicht!
Hier besteht ein ernsthaftes Modekatastrophenpotenzial – es sei denn, Sie sind von Natur aus SEHR LÄSSIG und es ist Ihnen egal, ob die Leute Sie anstarren. Als ich dieses Buch schrieb, kamen Latzhosen gerade wieder etwas in Mode; aber Trends ändern sich sehr rasch, deshalb sollten Sie lieber erst einmal genau recherchieren, bevor Sie sich so ein Teil anschaffen.

Kaufen Sie sich längere Oberteile
Da die Tops um Ihren dicken Bauch passen müssen, sind sie vorne möglicherweise kürzer als hinten; vielleicht klafft zwischen Rock- oder Hosenbund und dem Saum Ihres Oberteils dann sogar eine gewaltige Lücke. Also denken Sie daran: Tops müssen nicht nur über Ihren Bauch passen, sondern auch darüber hinausreichen und oben genauso gut aussehen wie unten, sonst wirken Sie darin total formlos. Wenn die Teile passen, ist es gut; wenn sie an Ihnen herunterhängen wie ein Zelt, war die Wahl eher ungünstig.

Schuhe

Hier können Sie sich ruhig modisch austoben. Tragen Sie schöne Schuhe, solange Sie sich darin wohlfühlen (und nicht von den Absätzen kippen ...). Turnschuhe sind für einen lässigen Street-Look reserviert. Wenn Sie das beherzigen, werden Sie nicht wie eine ungestylte Kugel aussehen, die mühsam vom Sofa gerollt ist, um sich eine Tüte Milch zu holen – und Sie werden sich aller Voraussicht nach auch viel wohler in Ihrer Haut fühlen.

Betonen Sie Hals und Schultern

… mit einem hübschen Dekolleté. Wohlgemerkt: hübsch, nicht allzu gewagt – es sei denn, Sie lassen es darauf ankommen, dass Ihnen die Brüste beim Vorbeugen aus dem Ausschnitt kugeln.

Stehen und gehen Sie gerade

Tun Sie so, als strotzten Sie vor Selbstbewusstsein und fühlten sich großartig. Das funktioniert; außerdem sehen Sie gleich tausendmal besser aus. (Das gilt übrigens fürs ganze Leben, nicht nur für die Schwangerschaft.)

Tipp

Vorsicht: Schuhe!

Denken Sie nicht einmal daran, sich in hochschwangerem Zustand teure Schuhe zu kaufen – schon gar nicht im Sommer. Ich machte diesen Fehler, als ich im achten Monat mit Nummer drei schwanger war. Damals meinte ich, mir unbedingt schicke High Heels für eine Hochzeit anschaffen zu müssen.

Leider war das Baby am Tag der Hochzeit bereits da, und ich stellte fest, dass meine Füße inzwischen wieder geschrumpft waren. Jetzt waren die Schuhe eine Nummer zu groß, und ich sah absolut lächerlich darin aus.

Tolle Leistung, Liz!

Lebenswichtige Garderobe für werdende Mütter

Dessous

Ein zentrales Thema: Sie brauchen unbedingt gute Stütz-BHs für das zusätzliche Volumen (und Gewicht) Ihrer Brüste. Wenn Sie Ihr Baby nach der Geburt stillen möchten, können Sie sich auch gleich Still-BHs anschaffen, um Geld zu sparen. Kaufen Sie sich die schönsten, die Sie finden können, auch wenn das Ihr Budget sprengt. Vergessen Sie nicht: Dieser BH wird zumindest teilweise in der Öffentlichkeit zu sehen sein, wenn Sie Ihr Kind stillen; und dann ist es doch ein beruhigendes Gefühl, dass er gut aussieht.

Umstandsunterhemden stützen den Busen besser ab als normale Hemdchen, was sehr sinnvoll ist; und sie sind auch länger, sodass sie gut über Ihren Bauch passen. Ich habe mir vier Stück gekauft und sie getragen, bis sie auseinanderfielen (ungefähr drei Monate, bevor ich dann schließlich auseinanderfiel ...).

Jeans und andere Hosen

Ich komme mir fast ein bisschen heuchlerisch vor, wenn ich Ihnen jetzt rate, sich Umstandshosen zu kaufen; denn ich habe das während meiner ersten beiden Schwangerschaften nicht gemacht. Ich fand das ins Bauchteil eingearbeitete dehnbare Stretchteil soooo hässlich, dass ich lieber meine normalen Jeans trug und mir den Bund unter den Bauch stopfte. Doch bei meiner letzten Schwangerschaft entdeckte ich ein paar tolle Umstandsjeans, in denen ich gar nicht so furchtbar schwanger aussah und mich auch nicht so fühlte. Und jedes Teil mit einem solchen Effekt sollte man auf jeden Fall ernsthaft in die engere Wahl ziehen.

Business-Garderobe

Wenn Sie an Ihrem Arbeitsplatz businessmäßig auftreten müssen, könnte die Investition in ein schönes, elegantes Umstandskostüm durchaus Sinn machen. Falls es an Ihrer Arbeitsstelle üblich ist, Blusen zu tragen, lohnt sich die Anschaffung einer Umstandsbluse, denn sie passt zum einen viel besser, und in der Taille und über dem Busen gehen auch nicht ständig die Knöpfe auf, was wirklich blöd aussieht. Sie könnten dazu sogar einen schicken, gut sitzenden Umstandsrock in Erwägung ziehen. Falls nicht, überstehen Sie den größten Teil Ihrer Schwangerschaft gut in schwarzen Stretchhosen mit Schlag.

Wenn Sie eher auf Kleider stehen, dürfte ein elegantes, figurbetontes Kleid eine sehr sinnvolle Anschaffung sein, denn das stretcht sich mit Ihnen und bringt Ihre Kurven wundervoll zur Geltung. Ihre männlichen Kollegen werden Sie für die attraktivste Frau halten, die sie je gesehen haben (siehe Seite 327, Kleidungstipps für berufstätige Mütter).

Ausgehgarderobe

Murphys Gesetz zufolge lädt man Sie garantiert dann zu einer Veranstaltung ein, bei der Sie in eleganter Garderobe auftauchen müssen, wenn Ihr Körper bereits gigantische Ausmaße angenommen hat; also sollten Sie auch darauf vorbereitet sein. Das klingt zwar nach sündhafter Geldverschwendung; aber wenn Sie sich ein Umstandskleid kaufen, bei dessen Anblick alle in Ohnmacht fallen, werden Sie an diesem Abend die attraktivste, sinnlichste Frau im Raum sein – und dann hat sich die Ausgabe auf jeden Fall gelohnt. Sollten Sie nicht mutig genug sein, sich in ein hautenges, langes schwarzes Kleid zu zwängen, wählen Sie etwas Konservativeres, aber ebenso Umwerfendes. Sie können Ihren Riesenbauch in so einem Kleid zwar nicht verbergen; aber Sie können zumindest so tun, als würden Sie sich sexy fühlen.

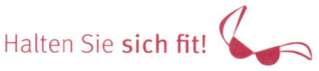

HALTEN SIE
SICH FIT!

Zunächst eine kleine Einschränkung: Ich empfehle Ihnen hier genau das, was mir bei drei gut verlaufenen Schwangerschaften sehr guttat; und ich kenne viele andere Frauen, bei denen es ebenfalls funktionierte. Das heißt aber noch lange nicht, dass es auch für Sie das Richtige ist; **Sie wissen selbst am besten, was Sie leisten können und was nicht.** Also holen Sie sich von Ihrer Hebamme oder Ihrem Arzt grünes Licht, bevor Sie mit dem Fitnessprogramm loslegen, und fragen Sie sicherheitshalber immer erst nach, falls Sie irgendwie unsicher sein sollten. Danke!

Wie viel körperliche Aktivität während der Schwangerschaft ist gut? Zu diesem viel diskutierten Thema kursieren unterschiedliche Ratschläge, was zu entsprechender Verwirrung und Befürchtungen bei den werdenden Müttern führt. Wenn Sie ein Kind erwarten, entwickeln Sie naturgemäß einen starken Beschützerinstinkt für Ihren Bauch. Gleichzeitig fühlen Sie sich vielleicht aber auch wie ein immer dicker werdendes, schnaufendes und keuchendes Walross. Vermutlich wollen Sie dann wenigstens etwas tun, um nicht total aus den Fugen zu geraten. Und das ist auch völlig in Ordnung.

Es hängt alles davon ab, welches Trainingsausmaß und welche -art Ihr Körper gewöhnt ist – und ob sich das für Sie immer noch gut anfühlt mit einem Baby im Bauch, das wohl oder übel an den Ertüchtigungsmaßnahmen teilnimmt. »Wenn es sich nicht gut anfühlt, lassen Sie es lieber«, scheint mir hier der einzig vernünftige Ratschlag zu sein.

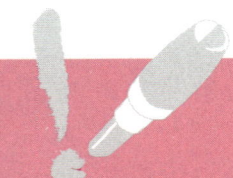

WICHTIG

Ihr Körper produziert jetzt ein Hormon namens Relaxin. Es bewirkt, dass sich in Vorbereitung auf das große Ereignis alle Bänder und Gelenke lockern. Deshalb sollten Sie mit Trainingsbelastungen bei hoher Intensität derzeit lieber vorsichtig sein, selbst wenn Sie daran gewöhnt sind.

Ärzte empfehlen, im letzten Schwangerschaftstrimenon keine Übungen mehr zu machen, bei denen man auf dem Rücken liegt, weil das Baby dabei auf die Hohlvene drückt (das ist die große Vene, die das Blut aus den Beinen zum Herzen befördert). Dadurch wird die Durchblutung Ihrer Gebärmutter und Ihres Gehirns beeinträchtigt – und beides ist mit Sicherheit nicht gut für Sie beziehungsweise Ihr Baby.

Die besten Sportarten in der Schwangerschaft

Hier sind ein paar Trainingsformen, die die meisten halbwegs fitten Frauen auch schwanger durchführen können:

Cross-Training

Ein belastungsfreies, aerobes Training auf einem Heimtrainer, bei dem Sie nebenher auch noch fernsehen können. Optimal!

Trainieren mit leichten Gewichten

Seinen schweren Körper zu bewegen, bedeutet in den letzten Schwangerschaftsmonaten schon ein ganzes Stück Arbeit; und auch nach der Geburt müssen Sie eine Menge Hebe- und Tragearbeit leisten. Je stärker Sie sind, umso leichter fällt Ihnen das. Wenn Sie regelmäßig mit Gewichten trainieren, haben Sie vielleicht schon wunderbar durchtrainierte Arme und Beine, die die Blicke Ihrer Mitmenschen von Ihrem wunderbar untrainierten Bauch ablenken. Offenbar senkt das Training

mit Gewichten auch das Risiko, später einmal an Osteoporose zu er-
kranken; also fangen Sie jetzt gleich damit an, und hören Sie am besten
nie wieder auf.

Sit-ups/Bauchpresse

Hatten Sie vor Ihrer Schwangerschaft bereits eine gute Bauchmus-
kulatur, dann dürfte es Ihnen nicht schwerfallen, nach der Geburt
ALLMÄHLICH wieder in Form zu kommen; also machen Sie sich
keine allzu großen Sorgen. Tun Sie beim Training nie etwas, was wehtut, und fragen Sie vorher Ihren Arzt um Rat. In der Schwangerschaft
werden sich Ihre Bauchmuskeln naturgemäß etwas auseinanderziehen
(das nennt man Diastase), sodass in der Mitte eine kleine, senkrechte
Spalte entsteht. Ich fand das ziemlich abartig und auch beängstigend,
aber es ist völlig normal. Fragen Sie sicherheitshalber Ihre Hebamme,
ob Sie immer noch Bauchmuskeltraining machen können, wenn Ihre
Muskeln bereits auseinanderstehen. Damit müssen Sie wirklich sehr
vorsichtig sein.

Radfahren

Das ist eine tolle Methode, um sich in der Schwangerschaft fit zu halten
und die Beine zu trainieren. Wenn Sie draußen Rad fahren können, statt
sich auf dem Heimtrainer abzustrampeln, umso besser: Frische Luft
ist hervorragend für Ihr Baby. Sie sollten nur darauf achten, dass Ihr
Gleichgewicht sich mit dem größer werdenden Bauch verschiebt – gegen Ende der Schwangerschaft werden Sie sich da oben auf dem Fahrrad
vielleicht sehr wackelig fühlen. Und in den letzten Wochen vor der Entbindung müssen Sie breitbeinig radeln, um Platz für Ihren Riesenbauch
zu machen. Und das sieht echt gut aus ...

Schwimmen

Laut Aussagen aller Experten, die sich damit auskennen, ist Schwimmen wohl das beste Training in einer Schwangerschaft. Es stärkt nicht
nur Herz und Kreislauf, sondern auch alle Muskelgruppen. Außerdem

werden Bauch und Rücken dabei vom Gewicht des Babys entlastet – ein wunderbarer Nebeneffekt. Ich bin bei meinen drei Schwangerschaften ungeheuer viel geschwommen, und zwar stets bis zu zwei Wochen vor den Geburten (obwohl ich gestehen muss, dass ich das hauptsächlich tat, um den Bademeister dabei zu beobachten, wie er immer nervöser wurde, wenn ich aufkreuzte ...).

Spazierengehen

Das können Sie überall tun. Wenn Sie wirklich keine Gelegenheit finden, eine der oben beschriebenen Sportarten zu betreiben, gehen Sie spazieren. Das ist eine häufig vernachlässigte Form des Trainings; und durch das Herumschleppen eines schweren Babys ist es sogar ziemlich anstrengend. Aber seien Sie gewarnt: Später, wenn das Baby auf Ihren Rücken drückt, kann das Gehen ziemlich unangenehm werden. Vielleicht spüren Sie dann auch stechende Schmerzen in den Beinen. In den letzten Schwangerschaftswochen ist Gehen eine hervorragende Methode, den Geburtstermin um ein paar Tage vorzuverlegen – und glauben Sie mir: Nichts werden Sie mehr herbeisehnen als das.

Pilates

Das ist zurzeit nicht nur die modernste Trainingsmethode, sondern zielt auch ganz speziell auf eine Stärkung der Bauch- und der Beckenbodenmuskulatur ab, die während der Schwangerschaft in Mitleidenschaft gezogen werden. Viele Pilates-Übungen werden im Vierfüßlerstand ausgeführt – für Schwangere eine ideale (wenn auch nicht sonderlich elegante) Position: Denn so werden Rücken und Becken entlastet; außerdem trägt diese Haltung gegen Schwangerschaftsende dazu bei, das Baby in die richtige Startposition zu bringen. Aber informieren Sie Ihren Pilates-Trainer bitte darüber, im wievielten Monat Sie sind, und achten Sie darauf, dass er Ihre Übungen darauf abstimmt.

Aktivitäten, auf die Sie lieber verzichten sollten

Bei einigen sportlichen Aktivitäten, vor denen man mich warnte, als ich in anderen Umständen war, konnte ich mich nur fragen, für wie dumm Schwangere eigentlich gehalten werden: So riet man mir zum Beispiel von Wasserski, Reiten, Fallschirmspringen (!), Skifahren, Fechten und Schlittschuhlaufen ab. Außerdem empfahl man mir, bei Blutungen, vorzeitigen Wehen oder Herzerkrankungen auf anstrengende körperliche Aktivitäten zu verzichten.

Na, darauf wäre ich von selber bestimmt nie gekommen ...

Tipp

Sport unter allen Umständen

Und jetzt kommt der wichtigste Tipp. Wenn Sie in der Schwangerschaft Sport treiben möchten, sollten Sie sich unbedingt neue, umstandsfreundliche Sportsachen anschaffen: einen gut stützenden BH, ein längeres Unterhemd oder T-Shirt (um den Muskelprotz am Gerät neben Ihnen nicht durch den Anblick einiger Zentimeter Haut Ihrer aus der Form geratenen Taille aus dem Konzept zu bringen) und ein paar qualitativ hochwertige Turnschuhe, um Beine, Gelenke und Rücken zu schützen.

FÜR WIE VIELE MUSS ICH
EIGENTLICH ESSEN?

Viele Schwangere haben das Gefühl, jetzt so viel essen zu müssen, als bräuchte ihr Baby die Energie für einen Marathon. Das Baby macht in Ihrem Bauch aber keinen Marathonlauf, sondern hängt einfach nur herum, lutscht ab und zu am Daumen und wächst langsam, aber sicher heran. Dafür müssen Sie, wenn wir mal ehrlich sind, ihm keine zusätzlichen Mahlzeiten zukommen lassen, All Ihre Lieben werden Sie jetzt darin bestärken, tonnenweise Essen in sich hineinzuschaufeln, und Ihnen ständig Sachen anbieten, die vor Kalorien nur so strotzen und die Sie normalerweise nie anrühren würden. Das alles wird stets mit dem gut gemeinten Hinweis garniert, dass Sie ja nun »für zwei essen« müssen. Dieser Rat geht nicht nur völlig an der Realität vorbei, sondern verursacht den Frauen außerdem viel Kummer und postnatale Diäten. »Für zwei essen« klingt nämlich so, als müssten Sie jetzt doppelt so viel (oder zumindest fast die doppelte Menge) Essen einfahren wie bisher. Wenn Sie das tun, werden Sie aufgehen wie ein Hefezopf! **Nichts hat mich in meinen Schwangerschaften mehr genervt als die Ermahnung, »für zwei zu essen«** (neben der Frage: »Darf ich deinen Bauch mal anfassen?« Nein, darfst du nicht. Hau ab!).
Vor allem Ihre Eltern – und erst recht die Schwiegereltern – werden jetzt versuchen, Sie »aufzupäppeln«. Ständig »nein danke« sagen zu müssen wird mit der Zeit sehr langweilig, und außerdem glaubt Ihre Schwiegermutter dann, dass Sie sie nicht leiden können – aber das ist immer noch das kleinere Übel, als in drei Monaten 25 Kilogramm zuzunehmen. (Ja, es gibt Frauen, denen passiert das tatsächlich ...)

Also gut. Und wie viel soll ich denn nun essen?

Diese Frage lässt sich unmöglich beantworten. Ich kann Ihnen nur sagen, mit welcher Nahrungsmenge ich gut klarkam; und Sie können sich dann überlegen, ob Sie es auch damit versuchen wollen. Die Menschen

sind nun mal verschieden, jeder hat andere Wünsche und Bedürfnisse, und ich behaupte NICHT, dass meine Empfehlung in medizinischer oder allgemeiner Hinsicht »richtig« ist; also hetzen Sie mir bitte bloß keinen Anwalt auf den Hals. (Ich finde es ja ziemlich blöde, dass man sich in jeder Lebenslage gegen eventuelle Klagen absichern muss. Wie weit ist es nur mit uns gekommen?)

Für mich ging es bei der Ernährung in der Schwangerschaft einfach nur darum, vernünftig und realistisch zu sein. In den ersten Wochen musste ich, vom Verhältnis meiner Körpergröße zu der meines damals noch WINZIGEN Babys abgesehen, eigentlich nicht für zwei essen, höchstens für 1,002. Auf einen Tag heruntergerechnet, entsprach das nicht viel mehr als ein paar Reiskörnern mehr und vielleicht noch drei oder vier Weintrauben. Also nicht zwei Stückchen Gebäck, ein Mozzarella-Brötchen und eine Portion Nudelsalat. Nein, wirklich nicht.

Selbst kurz vor seiner Geburt ist ein Baby normalerweise nur 53 Zentimeter lang und wiegt im Durchschnitt nicht mehr als dreieinhalb Kilo. Auch das entspricht nur dem Bruchteil des normalen Körpergewichts einer Schwangeren, weshalb es absolut unnötig ist, die Nahrungsmenge in der Schwangerschaft zu verdoppeln.

Babys tun ohnehin ziemlich genau das, was Mutter Natur für sie vorgesehen hat. Die meisten werden so groß, wie es ihrer genetischen Veranlagung entspricht, solange ihre Mama sich gesund und ausgewogen ernährt. Es gibt Frauen, die ausgesprochen gut beieinander sind und trotzdem winzige Babys bekommen, und superschlanke Mädels, die riesige Wonneproppen zur Welt bringen.

Also nehmen Sie es so, wie es kommt!

Meine Babys wogen bei der Geburt alle um die vier Kilo; und ich nahm insgesamt in jeder Schwangerschaft sechs Kilogramm zu (wobei das Baby natürlich schon mit eingerechnet war). Ich konnte alle meine drei Kinder problemlos stillen, und bisher haben sie sich auch allesamt gesund und kräftig entwickelt. (Meine Tochter ist mit ihren 13 Jahren nun schon 1 Meter 80 groß, und nichts deutet auf einen Wachstumsstopp hin. Hilfe!)

Aber deshalb müssen Sie natürlich nicht gleich Ihren Vorratsschrank verriegeln …

Schließlich nimmt Ihr Blutvolumen in der Schwangerschaft zu, Ihr Stoffwechsel wird angekurbelt, und es macht natürlich auch mehr Mühe, sich mit dem Zusatzgewicht durch die Gegend zu schleppen. Also dürfen Sie wahrscheinlich doch ein bisschen mehr essen, als ich Ihnen gerade empfohlen habe. Halten Sie trotzdem Maß: Nur weil Sie schwanger sind, brauchen Sie nicht kiloweise Essen in sich hineinzustopfen. **Ein paar zusätzliche, gesunde und leichte Mahlzeiten hingegen können wahre Wunder wirken.**

Sollten Sie in dieser Hinsicht Fragen oder Bedenken haben, besprechen Sie diese bitte mit Ihrem Arzt oder Ihrer Hebamme. Schließlich geht es hier um Ihr Baby und Ihren Körper. Wenn Sie das tun, was sich für Sie selbst und Ihr Baby richtig anfühlt, werden Sie sich danach zumindest sicher sein, dass Sie Ihr Bestes getan haben. Und wenn es Ihnen nichts ausmacht, ein bisschen zuzunehmen (ich kenne viele, die ihre Schwangerschaft gern als Vorwand nutzten, um sich diesbezüglich endlich mal zu entspannen, den Dingen ihren Lauf zu lassen, mehr zu essen und ruhig auch ein bisschen aus dem Leim zu gehen), dann greifen Sie getrost zu! Als ich schwanger war, genoss ich es zum ersten Mal in meinem Leben, runder und kurviger zu sein – und das fühlte sich sehr sexy an.

Essstörungen

Auch dieses Problem muss ich hier erwähnen, denn es zu ignorieren wäre schlicht und einfach unverantwortlich. Schließlich gibt es eine Menge davon betroffener Frauen.

Es ist unbestreitbar, dass viele Frauen Probleme mit dem Essen oder ihrem Gewicht haben. Um genau zu sein: Millionen von ihnen. Ich kenne kaum eine Frau zwischen 20 und 60, die nicht schon mal irgendein

(wenn auch noch so geringes) Problem mit dem Essen hatte oder immer noch hat. Und das hat nichts damit zu tun, dass ich nur neurotische, von Schlankheitswahn oder unnatürlichem Essverhalten besessene Menschen kenne. **Heutzutage hat fast jeder – selbst Männer – Probleme mit dem Essen;** und Schwangere stellen in dieser Hinsicht leider keine Ausnahme dar.

Nur weil Sie ein Baby erwarten, für das Sie mitdenken (und mitessen) müssen, bedeutet das noch lange nicht, dass der Umfang Ihrer Hüften Ihnen jetzt völlig egal sein sollte.

Wenn Sie zu den glücklichen, selbstbewussten weiblichen Wesen gehören, die ihren Körper lieben, ganz gleich, welche Dimensionen er hat – Hut ab! Doch wenn Sie (wie die meisten Frauen) Ihren Körper nicht hundertprozentig toll finden und schon ab und zu einmal untergewichtig, übergewichtig oder einfach-nicht-ganz-zufrieden-mit-Ihrem-Gewicht waren, wird Ihnen das wahrscheinlich auch in der Schwangerschaft so gehen. Bei manchen Frauen verschlimmern sich die Komplexe dann sogar noch etwas, bei anderen bessern sie sich, weil sie einfach lernen, entspannter mit sich umzugehen.

Mir ist aufgefallen, dass bei manchen Frauen Essstörungen sogar erst in der Schwangerschaft einsetzen, weil sich ihr Körper jetzt binnen kurzem bis zur Unkenntlichkeit verändert. Plötzlich werden einem viele Körperregionen, die man bisher nie groß beachtet hatte, erst richtig bewusst. Natürlich müssen Sie in der Schwangerschaft aufpassen und sollten nicht ständig futtern. Und sobald Ihr Baby auf der Welt ist, können Sie auch anfangen, ein paar der überzähligen Pfunde abzuspecken; aber seien Sie auch hierbei umsichtig, denn so etwas kann süchtig machen. Vielleicht haben Sie auch schon Bilder von ehemals bildhübschen, kurvenreichen jungen Frauen betrachtet, die ein Jahr nach der Geburt ihres Babys plötzlich wie fahle Skelette wirkten – ein trauriges und leider gar nicht so seltenes Phänomen.

Das ist der Grund, warum ich in diesem Buch so ausführlich auf das Thema Essen und Gewicht eingehe. Setzen Sie sich einmal 20 Minuten lang auf eine Bank an einem Spielplatz oder hören Sie dem Gespräch von Müttern von Kleinkindern zu: Zu 80 Prozent geht es dabei um Kekse, dass nichts richtig schmeckt, ums Abnehmen, Wieder-in-Form-Kommen oder schlicht und einfach darum, dass sich diese Frauen entsetzlich dick finden. Ich bewerte dieses Thema also keineswegs über. Offensichtlich gehört es einfach zum Frau- und Muttersein dazu.

Magersucht

Sollten Sie unter einer Magersucht leiden, haben Sie gut daran getan, schwanger zu werden. Nun sollten Sie sich wegen Ihrer Ernährung in der Schwangerschaft unbedingt ärztlich beraten lassen. Denn wenn Sie nicht genug essen, werden hauptsächlich Sie selbst darunter leiden: Ich kannte schon unglaublich magere Frauen, die gesunde, runde Babys zur Welt brachten, selbst aber blass, erschöpft und völlig abgehärmt waren. Außerdem weiß man noch nicht genau, welche langfristigen Auswirkungen eine Unterernährung der Mutter auf das heranwachsende Baby hat. Und wenn Sie erst einmal stillen, brauchen Sie dringend ein paar Extrareserven, um gesund zu bleiben. Also holen Sie sich ärztlichen Rat, wenn Sie das Gefühl haben, dass Sie eigentlich mehr essen sollten, es aber irgendwie nicht schaffen. Dafür brauchen Sie sich nicht zu schämen. Es gibt Hilfe für Ihr Problem – also holen Sie sich Unterstützung!

Bulimie

Wenn Sie sich ab und zu, regelmäßig oder sogar häufig selbst zum Erbrechen bringen, werden Sie damit vermutlich nicht ausgerechnet an dem Tag aufhören, an dem Sie schwanger werden. Bulimie ist heutzutage so verbreitet, dass wahrscheinlich Hunderte von Frauen auch in der Schwangerschaft weiterhin wie gewohnt Brechattacken auslösen, dabei aber panische Angst davor haben, ihrem Baby zu schaden. Ich litt selbst seit meinem 15. Lebensjahr hin und wieder an dieser Essstörung, habe diese gesundheitsschädliche Angewohnheit in meinen Dreißigern aber

spontan und endgültig aufgegeben. Während meinen Schwangerschaften ließ der Drang zu erbrechen allerdings nicht nach – im Gegenteil, er verstärkte sich vorübergehend sogar noch, weil ich das Gefühl hatte, jetzt gar keine Kontrolle mehr über meinen Körper zu haben. Inzwischen ist mir allein der Gedanke daran kaum erträglich – aber so war es nun einmal.

Ich litt also nicht unter einer Essstörung während einer Schwangerschaft, sondern war während einer Essstörung schwanger. Vielen Frauen geht es genauso wie mir damals.
Glücklicherweise kamen alle meine drei Babys trotzdem vollkommen gesund zur Welt. Das Schlimmste an meinem Essproblem waren bei jeder Schwangerschaft die Sorgen und Gewissensbisse gegenüber meinem ungeborenen Kind.

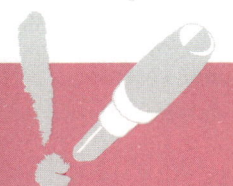

WICHTIG

Sollte Ihnen dieses Problem zu schaffen machen, lassen Sie sich ärztlich beraten. Das kann wirklich sehr weiterhelfen – obwohl ich natürlich Verständnis dafür habe, dass es schwierig ist, um Hilfe zu bitten, wenn man das Gefühl hat, dass es einem doch eigentlich gut gehen und man über seine Schwangerschaft sehr glücklich sein sollte. Aber Sie stehen mit Ihrem Problem nicht allein da, und je eher Sie es lösen, umso besser ist es für Ihr Baby – und für SIE.

KOSMETIK UND WOHLFÜHLPROGRAMM –
JA GERN, ABER SCHADET DAS DEM BABY NICHT?

Hier lauert wieder die vertrackte Stolperfalle »Während der Schwangerschaft nicht zu empfehlen«: Viele Hersteller haben panische Angst davor, von entrüsteten werdenden Müttern mit Klagen überzogen zu werden, die jeden Hautausschlag, jede verkorkste Haarfarbe und jede missglückte Selbstbräunung auf ein bestimmtes Produkt schieben. Deshalb werden auf alle möglichen und unmöglichen kosmetischen Produkte – von Zwei-Minuten-Haarpackungen bis hin zu Nagelpolierfeilen – Warnhinweise aufgedruckt. (Na ja, auf Nagelpolierfeilen bisher noch nicht – aber das ist sicher nur eine Frage der Zeit.)

Wenn Sie also auch während der Schwangerschaft nicht darauf verzichten möchten, sich zu pflegen und mit Produkten zu verwöhnen, die Sie schöner machen, müssen Sie auch hier wieder Ihren gesunden Menschenverstand einschalten und sich auf Ihren Instinkt verlassen.

Haarfärbemittel

Offenbar können Schwangerschaftshormone dazu führen, dass Ihr Haar beim Tönen oder Färben eine – nun ja, etwas andere Farbe annimmt, als Sie ursprünglich beabsichtigt hatten. Ich kenne zwar keine Frau, der so etwas schon einmal passiert ist; aber Sie sollten auf jeden Fall diese Möglichkeit in Betracht ziehen. Ich habe auch gehört, dass die in Haarfärbemitteln verwendeten Chemikalien dem Baby schaden können, muss aber sagen, dass ich da SEHR skeptisch bin.

Aromatherapie

Jetzt wird es tatsächlich ernst: Ätherische Öle sollten Sie nur verwenden, wenn Sie sich wirklich damit auskennen. In den ersten drei Schwanger-

schaftsmonaten sind sie absolut tabu. Manche dieser Öle sind sogar sehr gefährlich, wenn man sie in der Schwangerschaft anwendet; also experimentieren Sie bitte nicht damit herum. Aber natürlich kann die richtige Mischung ätherischer Öle durchaus Ihr seelisches Wohlbefinden, Glück und inneres Gleichgewicht wiederherstellen; und eine Gesichtsbehandlung mit aromatherapeutischen Produkten ist eine wunderbar entspannende, wirksame Pflege für Ihre Haut und Ihr von Sorgen geplagtes Gehirn. Also vereinbaren Sie einen Termin bei einer Kosmetikerin, die auf Schwangere spezialisiert ist, und sprechen Sie vorher mit ihr über Ihre speziellen Wünsche.

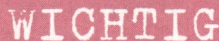

WICHTIG

Folgende ätherische Öle sollten Sie meiden: Basilikum, Kampfer, Lorbeer, Zeder, Muskatellersalbei, Gewürznelke, Zimt, Ysop (was um alles in der Welt ist das?), Wacholder, Majoran, Myrrhe, Salbei und Rosmarin.

Diese ätherischen Öle dürfen Sie auch im Lauf einer Schwangerschaft anwenden: Pfefferminzöl gegen Morgenübelkeit, Zitronenöl gegen Verdauungsbeschwerden, Lavendel-, Geranien- und Rosenholzöl gegen juckende Haut und Grapefruit- und Orangenöl gegen die Müdigkeit (nun, da Sie den Kaffee ja leider von Ihrer Getränkeliste streichen mussten).

Massagen

Für Schwangere sind sie geradezu überlebensnotwendig, vor allem in den letzten Monaten; aber Sie müssen sich an einen Spezialisten wenden, der weiß, wie er mit Ihrem Körper, der sich jetzt in einem tiefgreifenden Wandlungsprozess befindet, richtig umgeht. Es gibt besondere Positionen, Techniken, ja sogar seltsame Liegen, auf die Sie sich legen können, um die Massage für Sie sicherer und bequemer zu gestalten. Und es gibt zum Glück auch immer mehr geschäftstüchtige Wellnesscenter, die allmählich darauf kommen, dass Schwangere nichts so sehr brauchen wie solche Verwöhnmassagen.

Fußreflexzonenmassage

Auch wenn Sie vielleicht davon gehört haben: Es gibt keinerlei Beweise dafür, dass durch eine Reflexzonenmassage eine Fehlgeburt ausgelöst wird; die meisten Therapeuten behandeln Frauen in den ersten drei Schwangerschaftsmonaten trotzdem nicht, da das Risiko jetzt naturgemäß am höchsten ist und sie auf Nummer sicher gehen möchten. Und das ist ja auch verständlich. Nach diesen ersten drei Monaten können Sie sich Ihre schmerzenden Füße dann so ausgiebig drücken und kneten lassen, wie Sie wollen, es sei denn, Sie leiden an vorzeitigen Wehen (vor der 37. Schwangerschaftswoche – aber was haben Sie in so einem Fall bei einer Reflexzonentherapie verloren?), an einer Plazenta praevia (vor dem Muttermund liegender Mutterkuchen) oder einem Hydramnion (übermäßige Fruchtwassermenge). Sollten Sie unsicher sein, fragen Sie Ihre Hebamme oder Ihren Arzt.

SEX: WARUM,
WIE UND WANN?

Während Ihre Schwangerschaft sich allmählich zu einer immer runderen Sache entwickelt (sorry für dieses Wortspiel), wird Sex vielleicht nicht mehr das Wichtigste in Ihrem Leben sein. Aber es gibt ihn nun mal, und Sie können ihn nicht plötzlich ignorieren. Eine Schwangerschaft kann sich tiefgreifend auf Ihre Einstellung zum Sex und Ihre Lust darauf auswirken.

Manche Frauen entwickeln sich während der Schwangerschaft zu wahren Nymphomaninnen; andere gewöhnen sich den Sex für den Rest ihres Lebens ab. Die meisten Reaktionen liegen jedoch glücklicherweise zwischen diesen beiden Extremen.

Zunächst will ich klären, **WARUM** Sie trotz Schwangerschaft immer noch viel Sex haben sollten. Dafür gibt es zwei gute Gründe: erstens, weil Sie es jetzt wenigstens noch können, und zweitens, weil Sie sich ständig Sorgen über Ihr sexuelles Desinteresse machen werden, wenn Sie es nicht tun. Und nicht nur das: Sie werden überzeugt davon sein, dass Ihr frustrierter Partner demnächst bestimmt mit dem Au-pair-Mädchen von nebenan loszieht, um sich Erleichterung zu verschaffen, während Sie sich zu einer verbitterten alten Jungfer entwickeln. Sobald Ihr Baby auf der Welt ist, werden Sie ein paar Wochen, vielleicht sogar Monate lang keinen Sex haben können; und danach werden Sie Ihr Sexualleben in dem Zeitfenster zwischen »Zubettgehen« und »Einschlafen« unterbringen müssen, das bei einer jungen Mutter (an guten Tagen) höchstens zehn Sekunden beträgt.

WIE Sie es machen wollen, bleibt Ihnen überlassen; aber Kronleuchter, Trapeze und Riesendildos sind vorläufig nichts für Sie. Tut mir leid. Ein Vibrator ist natürlich nach wie vor eine feine Sache; aber passen Sie auf, wo Sie ihn hinschieben, und seien Sie behutsam ...

In Ihrem Zustand länger auf dem Rücken zu liegen ist unbequem und außerdem unklug, denn das Baby wird mit der Zeit schwerer, drückt auf Ihre Wirbelsäule und Ihnen die Blutversorgung ab. Kaufen Sie sich lieber einen Sexratgeber und experimentieren Sie ein bisschen herum, denn ich werde Ihnen garantiert nicht verraten, wie wir es gemacht haben!

WANN? Wann immer Sie Gelegenheit (und Lust) dazu haben. Das heißt, wenn Ihnen nicht gerade schlecht ist, Sie kein Sodbrennen haben oder einfach zu müde sind. Die Entscheidung liegt bei Ihnen; schließlich ist nicht Ihr Partner schwanger, sondern Sie. Also bestimmen Sie auch, wo es langgeht.
Übrigens: Es sich selbst zu besorgen ist immer eine schöne Alternative. Schnell, wirksam, schmerzlos und absolut risikofrei.

Lieben Sie sich!

Eigentlich kein Tipp, sondern eher eine Bitte. Bitte, bitte versuchen Sie, während der Schwangerschaft so viel Sex zu haben, wie Sie können. Man gerät leicht in Versuchung, sexuelle Aktivitäten für eine Weile auf die lange Bank zu schieben; aber es ist gar nicht so einfach, wieder richtig in Form (und in Fahrt) zu kommen, wenn man mehrere Monate »pausiert« hat. Wenn Sie erst einmal Mutter sind, werden Sie schon sehr viel Hilfe brauchen, um sich wieder so sexy, lustvoll, knackig und begehrenswert zu fühlen wie vorher; und Sex ist eine der besten Methoden, um den Kontakt zu Ihrem früheren Ich nicht ganz zu verlieren.

UNTERSUCHUNGEN,
UNTERSUCHUNGEN ...

Schwangere Frauen müssen abgehärtet werden, um sie auf die Geburt vorzubereiten. Die beste Methode dazu besteht darin, so oft wie möglich mit Nadeln in sie hineinzupiksen und sie in Plastikbecher pinkeln zu lassen. Zumindest glauben die Ärzte das. Kurz vor der Entbindung werden Ihre Arme gepünktelt aussehen, und Sie werden in so viele Becher gepinkelt haben, dass man eine ganze Badewanne damit füllen könnte.

Der größte Teil dieser Untersuchungen dient dazu, Ihren Eisenspiegel zu überwachen und zu prüfen, ob Sie Eiweiß im Urin haben (ein Anzeichen für Präeklampsie – was eine sehr unangenehme Nachricht wäre). Man wird Ihnen auch noch andere Untersuchungen empfehlen, die Ihnen viel über Ihr Ungeborenes verraten; Sie müssen sich dann entscheiden, ob Sie sich ihnen unterziehen möchten oder nicht.

Die wichtigsten Vorsorgeuntersuchungen

● **Blutuntersuchungen.** Dadurch werden Ihre Blutgruppe, Ihr Rhesusfaktor, der Eisenspiegel und die Erythrozyten (rote Blutkörperchen) bestimmt. Auch ein Suchtest nach Antikörpern, die eventuell Ihr Kind schädigen könnten, wird durchgeführt. Es wird festgestellt, ob Sie an Hepatitis B oder Syphilis leiden und ob Sie immun gegen Röteln sind. Wenn Sie Rhesus-negativ sind, wird man bei Ihnen in der 28. Schwangerschaftswoche Rhesogam oder Partobulin spritzen.
● **Untersuchung auf HIV** nach Aufklärung durch Ihren Frauenarzt.
● **Blutdruckmessungen.** Ihr Frauenarzt oder Ihre Hebamme wird bei jeder Vorsorgeuntersuchung Ihren Blutdruck messen, um zu überprüfen, ob er nicht zu hoch ist. Wenn Ihr Körper genauso tickt wie meiner, passiert bei Ihnen genau das Gegenteil: Mein Blutdruck sank während meiner Schwangerschaften so sehr, dass ich kaum noch stehen konnte, ohne ohnmächtig zu werden. Mal was anderes ...

● **Urinuntersuchungen.** Sie dienen zur Feststellung von Eiweiß (als Hinweis auf eine Präeklampsie), Zucker (bei einem Schwangerschafts-Diabetes) oder Nitrit (bei einem Harnwegsinfekt), und um Sie rechtzeitig an Demütigungen zu gewöhnen, wie sie vor und nach der Geburt an der Tagesordnung stehen. Es ist nämlich gar nicht so einfach, beim Pinkeln richtig in den Becher zu treffen; also einfach drunterhalten, das Beste hoffen und sich hinterher gründlich die Hände waschen.

● **Gewichtsmessung**

● **Krebsabstrich.** Dieser erfolgt beim ersten Termin ebenso wie

● **eine Untersuchung auf Chlamydien**

● **Feststellung des Höhenstands der Gebärmutter**

● **Kontrolle der Herztöne des Kindes**

● **Feststellung der Lage des Kindes**

● **Streptokokkenabstrich.** Er wird ab der 36. Woche durchgeführt.

Ultraschalluntersuchungen

Mein. Gott. Wie. Erstaunlich. Ultraschallbilder sind einfach das Erstaunlichste in der Schwangerschaft; sie werden nur noch durch die Bewegungen Ihres Kindes im Mutterleib und den Anblick Ihrer gigantischen Oberweite übertroffen.

Ist Ihre Periode total unregelmäßig, so wie meine, dann lassen Sie vielleicht gleich in den ersten Wochen nach der Empfängnis eine Ultraschalluntersuchung machen, um festzustellen, wie weit Sie schon sind. In diesem Stadium ist außer einem kleinen Klümpchen noch nicht viel von Ihrem Baby zu erkennen, also freuen Sie sich nicht zu früh.

In der 9. bis 12. Schwangerschaftswoche wird die reguläre erste Ultraschallaufnahme angefertigt, um sicherzugehen, ob alles in Ordnung ist, und Ihnen einen kleinen Schrecken einzujagen. In diesem Stadium ist Ihr Baby ungefähr sechs Zentimeter lang; vielleicht können Sie jetzt schon die Ansätze kleiner Gliedmaßen und einen Kopf erkennen. Das ist eine gute Chance für ein erstes »Babyfoto«. Stecken Sie es ins Portemonnaie, damit Sie bei der Heimfahrt in der Straßenbahn immer wieder einen verstohlenen Blick darauf werfen können.

In der **19. bis 22. Woche** findet die zweite Ultraschalluntersuchung statt, und Sie sollten sich innerlich gut darauf vorbereiten. Denn diesmal sehen Sie wahrscheinlich schon ein richtiges Menschenbaby, das am Daumen lutscht, mit den Füßen nach Ihrer Bauchdecke tritt, Ihnen zuwinkt, sich am Kopf kratzt oder Purzelbäume schlägt. Manche Frauen weinen, wenn sie das sehen; andere bekommen stundenlang kein Wort mehr heraus; wieder andere werden total hysterisch.

Bei der dritten Ultraschalluntersuchung in der **32. bis 36. Woche** werden auch noch mal die Lage der Plazenta, die Fruchtwassermenge, die Herztätigkeit, die Lage des Babys sowie seine Entwicklung kontrolliert.

Nach der Untersuchung ist vor der Untersuchung.

● Gehen Sie nie allein zu einer Ultraschalluntersuchung. Dies ist einer der wichtigsten Augenblicke in Ihrem Leben; im Wartezimmer einfach nur lustlos in einer zerfledderten alten »Eltern«-Ausgabe zu blättern ist keine gute Idee. Nach dem Termin brauchen Sie jemanden, der Sie in den Arm nimmt; also nehmen Sie jemanden mit, den Sie sehr mögen.

● Trinken Sie vor der Untersuchung viel Wasser: Dann wird das Bild deutlicher, weil das Baby durch Ihre volle Blase näher an den Ultraschallkopf gedrückt wird ...

● Ziehen Sie sich einen hübschen Slip an. Ihr Frauenarzt oder Ihre Frauenärztin wird ihn zu sehen bekommen.

● Sagen Sie Ihrem Arzt Bescheid, wenn Sie das Bild nicht richtig sehen können. Normalerweise ist er (oder sie) sehr freundlich und dreht den Bildschirm so, dass Sie alles genau erkennen können. Sonst haben Sie am Ende der Untersuchung nicht nur den Bauch voll Glibber, sondern zu allem Überfluss auch noch einen verrenkten Nacken.

● Fragen Sie nach, wenn Sie nichts erkennen können. Ultraschallaufnahmen sind sehr dunkel und verwirrend. Wenn Sie es nicht gewohnt sind, solche Bilder zu interpretieren, erkennen Sie darauf vielleicht nur ein paar schwarze und graue Flecken. Sagen Sie dann bitte nicht: »Ja! Ich kann ihre Fingerchen erkennen«, obwohl es Ihrer Einschätzung nach genauso gut ein Ohrläppchen sein könnte.

● Und denken Sie bitte nicht, dass diese Untersuchungen nur gemacht werden, um herauszufinden, ob mit Ihrem Baby irgendetwas nicht stimmt. Viele Frauen regen sich vorher furchtbar auf; dabei sind sie normalerweise nur eine wunderbare Gelegenheit, Ihr Baby zum ersten Mal zu sehen und das Gefühl zu bekommen, dass Ihre Schwangerschaft tatsächlich etwas Reales ist. Sogar etwas sehr, sehr Reales. Ach du großer Gott!

Zusätzliche Untersuchungen

● **Untersuchung des ungeborenen Kindes auf Down-Syndrom.** Für manche Frauen ist es eine schwierige Entscheidung, ob sie diese Untersuchung durchführen lassen sollen oder nicht, während andere niemals darauf verzichten würden. Nur Sie selbst können wissen, wie Sie sich als Mutter eines Kindes mit Down-Syndrom fühlen würden; also besprechen Sie dieses Problem mit Ihrem Partner, und tun Sie dann das, was Sie beide für richtig halten. Zu diesem Zweck stehen verschiedene Untersuchungsmethoden zur Verfügung.

● **Fruchtwasseruntersuchung (Amniozentese).** Durch die Entnahme einer Fruchtwasserprobe mit einer Hohlnadel und eine anschließende Untersuchung der Probe können Ärzte Hunderte von Erbkrankheiten wie beispielsweise Down-Syndrom oder Trisomie 18 feststellen. Diese Untersuchung wird normalerweise zwischen der 14. und 16. Schwangerschaftswoche angeboten, und Sie sollten es sich genau überlegen, ob Sie sie durchführen lassen möchten oder nicht; denn das Fehlgeburtsrisiko nach einer Amniozentese liegt bei 1:200, ist also recht hoch, und Sie sollten es vielleicht lieber nicht eingehen, wenn es nicht unbedingt nötig ist. Besprechen Sie dies mit Ihrem Partner ...

● **Untersuchung auf Toxoplasmose.** Müssen Sie selbst zahlen.

● **Zuckerbelastungstest.** Er wird zwischen der 24. und 28. Woche durchgeführt, um einen Schwangerschaftsdiabetes auszuschließen. Ist leider nicht Routine, sondern muss selbst bezahlt werden (eine sogenannte IGEL-Leistung).

GESUNDHEITSFRAGEN

Außer dem, was Sie essen, trinken, tun und denken, gibt es auch noch andere Dinge, die sich auf Ihre Schwangerschaft auswirken können. Da schwangere Frauen nicht zu viel Freude am Leben haben sollten, ist jetzt bei verschiedenen Dingen Vorsicht geboten, zum Beispiel bei …

Gartenarbeit

Wenn Sie sich überhaupt noch bücken und bis zum Boden kommen, sollten Sie bei der Gartenarbeit Handschuhe tragen und sich hinterher gründlich die Hände waschen. Das ist sehr wichtig, denn Erde enthält Tetanusbakterien. Wenn diese Parasiten unter Ihre Fingernägel und in Ihren Mund gelangen und Sie nicht geimpft sind, haben Sie möglicherweise ein echtes Problem.

Haustiere

Wenn Sie noch ein Haustier haben, versuchen Sie am besten, es so schnell wie möglich loszuwerden.

Natürlich ist das nicht ganz ernst gemeint … Aber Sie sollten zumindest bedenken, dass der Kontakt mit einem Tier in der Schwangerschaft nicht gerade die beste Idee ist, denn Tiere schleppen alle möglichen Krankheitserreger mit sich herum, die einem ungeborenen Baby schaden können, zum Beispiel Toxoplasmen, Chlamydien, Listerien, Escherichia coli und Salmonellen. Deshalb sollten Sie jetzt nach Möglichkeit auch keinen Zoo oder Bauernhof besuchen und auch lieber nicht zum Tierarzt gehen.

Die übelsten Keimschleudern im Haus sind übrigens die ekelhaften Katzenklos. Wenn Sie sie wirklich reinigen müssen, ziehen Sie sich an wie eine Imkerin, und schrubben Sie hinterher Ihren ganzen Körper mit Sagrotan ab. Oder tun Sie zumindest so etwas Ähnliches.

Medikamente

Falls Sie regelmäßig Arzneimittel einnehmen müssen, besprechen Sie gleich zu Beginn der Schwangerschaft mit Ihrem Frauenarzt, welche Sie weiterhin nehmen dürfen. Auch wenn Sie ein neues Medikament verschrieben bekommen oder einnehmen möchten, sollten Sie das sicherheitshalber erst einmal abklären.

Kleines Problem: Fast jedes Medikament ist mit einem Warnhinweis in der Art versehen: »Nehmen Sie dieses Arzneimittel bitte nicht ein, wenn auch nur die entfernteste Möglichkeit besteht, dass Sie eventuell schwanger sein könnten« – nur für den Fall, dass eine Frau eine ganze Flasche Erkältungsmittel austrinkt, daraufhin ein Baby mit drei Köpfen zur Welt bringt und wutentbrannt das Pharmaunternehmen verklagt. Angesichts dieser vielen Warnhinweise können Sie unmöglich wissen, ob ein Medikament Ihrem Baby tatsächlich schaden kann oder ob praktisch gar kein Risiko besteht. Auch hier müssen Sie wieder Ihren gesunden Menschenverstand walten lassen: Wenn Sie wirklich davon überzeugt sind, dass eine Tablette gegen Ihre schon zwei Tage dauernden Kopfschmerzen Ihrem Baby mehr schadet, als die Kopfschmerzen Ihnen zu schaffen machen, dann müssen Sie eben weiter leiden.

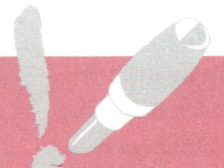

WICHTIG

Was absolut nicht geht:

- Aspirin (wirkt blutverdünnend)
- Ibuprofen
- Schleimhautabschwellende Mittel, die Ephedrin enthalten (ich reagiere extrem empfindlich auf Ephedrin und lag nach einem Sprühstoß Nasenspray einmal die ganze Nacht wach, war total überdreht, und meine Augen waren so groß wie Untertassen).

Äußere Einflüsse

Dazu gehören zum Beispiel das Arbeiten in einer verrauchten Umgebung, ein etwas zu freizügiger Umgang mit Bleichmitteln, Wohnen unterhalb einer Autobahn, das Anstreichen sämtlicher Wände Ihrer Wohnung mit Bleifarbe und ähnliche Fiesheiten. Meiden Sie den Kontakt mit giftigen chemischen oder biologischen Substanzen, da diese in Ihr Blut und das Ihres Babys übergehen.

Wahrscheinlich tun Sie all das sowieso schon – Sie sind ja schließlich schlau. Vermutlich haben Sie schon mitbekommen, dass es gar nicht so schwierig ist, eine Schwangerschaft zu überleben, wenn man sich nicht ganz doof anstellt. Keine Sorge – Sie kriegen das hin.

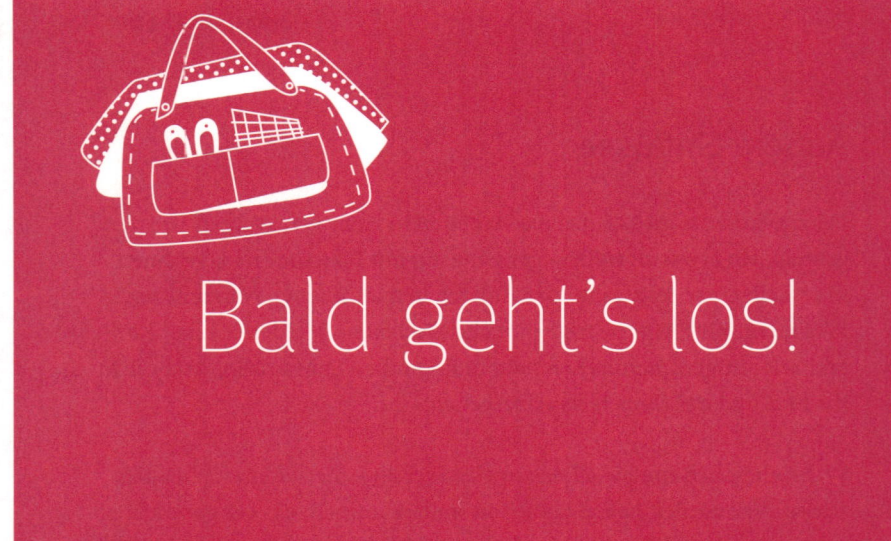

Bald geht's los!

Nun beginnt die »letzte Runde« – das dritte Schwangerschaftstrimenon. Diese Phase kommt einem oft unverhältnismäßig lang vor – als
ob sich plötzlich alles in Zeitlupe abspielen würde. O-H G-O-T-T …,
I-C-H B-I-N J-A I-M-M-E-R N-O-C-H S-C-H-W-A-N-G-E-R …!
Nun, da es bis zur Geburt nur noch ein paar Monate dauert, ist es endgültig zu spät, um den Kopf in den Sand zu stecken. Wenn Sie sich in
der 24. Schwangerschaftswoche mal im Spiegel begutachtet haben und
hundertprozentig sicher waren, dass Sie beim besten Willen nicht noch
dicker werden können, dann wird das Endstadium wahrscheinlich ein
ziemlicher Schock für Sie sein. Denn jetzt werden Sie wirklich sehr, sehr
rund, und es wird Zeit, sich auf den Start in Ihr neues Leben als Mama
vorzubereiten. Das ist eine ziemlich unbequeme, aufregende, frust-
rierende und nervende Phase, die man nur überlebt, indem man sich
währenddessen möglichst gut beschäftigt.

... UND NOCH MEHR VERÄNDERUNGEN

(Aber keine Sorge: Jetzt haben Sie's bald geschafft.) Damit es Ihnen weder zu langweilig noch zu wohl wird, hat Ihr Körper für die letzten ein bis zwei Monate noch ein paar besondere Überraschungen parat. Und die haben es in sich ...

Hilfe! Wo ist die nächste Toilette, bitte?

Inzwischen ist Ihr Baby groß und drückt Ihnen dauernd auf die Blase, sodass Sie ständig auf die Toilette müssen. Dazu kommt noch, dass Sie jetzt wahrscheinlich dazu neigen, viel zu trinken, um nicht auszutrocknen und keine Hämorrhoiden zu bekommen. Also müssen Sie wahrscheinlich öfter als einmal pro Stunde auf die Toilette. Und wenn Sie das Gefühl haben, Sie müssen jetzt, schieben Sie es bitte nicht auf – das könnte peinlich werden!

Rückenschmerzen

Ein großer, schwerer Bauch macht oft auch Rückenschmerzen. Meistens tut einem in der Schwangerschaft das Kreuz weh, weil man das Gewicht des Babys dort am deutlichsten zu spüren bekommt. Jetzt ist es besonders wichtig, auf eine gute Haltung zu achten. In der Nacht und am frühen Morgen sind die Rückenschmerzen häufig besonders schlimm; aber sie lassen sich lindern, indem Sie die Anzahl der Kissen zwischen Ihren Beinen auf zwei oder vielleicht sogar drei erhöhen.

Ich fühle mich in keiner Position mehr richtig wohl ...

Ich weiß. Und den Luxus, sich im eigenen Körper wohlzufühlen, werden Sie auch erst wieder erleben, wenn Ihr Junior endlich das Licht der Welt erblickt hat. Jetzt länger auf dem Rücken zu liegen ist, wie Sie bereits wissen, keine gute Idee. Vom Stehen bekommen Sie Kreuzschmerzen, und wenn Sie sitzen, drückt das Baby gegen Ihren Brustkorb, sodass Sie weder atmen noch essen können. Großartig. Für mich gab es in dieser Phase nur zwei einigermaßen erträgliche Positionen: auf einem Barhocker zu balancieren oder auf der Seite zu liegen und mir die bereits erwähnten Kissen zwischen die Beine zu stopfen. Es ist eine schwere Zeit, aber jetzt haben Sie es ja bald hinter sich ...

Schmerzen und Krämpfe

Das kann sehr unangenehm und auch peinlich sein: Denn leider gibt es keine unauffällige oder damenhafte Methode, krampfartige Schmerzen in der Leistengegend zu lindern. Auch Wadenkrämpfe und stechende Schmerzen in Rücken, Bauch und Leisten machen sich jetzt häufig bemerkbar; doch wenn sie nicht übermäßig wehtun und nicht allzu lange dauern, kommen sie wahrscheinlich einfach nur daher, dass Ihr Baby jetzt eben zu groß und schwer für Sie geworden ist. Bewegen Sie sich so viel wie möglich – das hilft. Auch durch leichte Dehnübungen, die Sie alle paar Stunden wiederholen sollten, können Sie sich zumindest ein wenig Linderung verschaffen.

Hämorrhoiden

Geraten Sie dabei bitte nicht gleich in Panik: Ich hatte nie welche. Ehrlich nicht. Falls Ihnen Hämorrhoiden zu schaffen machen, trinken Sie mehr Wasser, und nehmen Sie mehr frisches Obst und Ballaststoffe zu sich, damit alles – äh – wie geschmiert läuft. Bei hartnäckigen Beschwerden wenden Sie sich bitte an Ihren Arzt oder Ihre Hebamme.

Dehnungsstreifen

Vielleicht hatten Sie sich schon der Illusion hingegeben, diese Schwangerschaft streifenfrei zu überstehen – aber die verdammten Dinger können auch ganz zum Schluss noch auftauchen wie ein hässlicher, dicker Pickel kurz vor einer Party.

Also massieren Sie sich weiterhin jeden Abend mit Öl und beten Sie darum, dass Sie von diesem Übel verschont bleiben.

Vorwehen

Man bezeichnet sie auch manchmal als »Übungswehen«, und wahrscheinlich haben Sie sie schon seit der Schwangerschaftsmitte – sie sind Ihnen bisher nur nicht aufgefallen. Aber gegen Ende der Schwangerschaft werden Sie sie wahrscheinlich deutlicher spüren. Ihr Körper bereitet sich jetzt einfach in unzähligen Testläufen auf die echten Wehen vor, was sich darin äußert, dass Ihre Gebärmutter sich immer wieder für 30 bis 60 Sekunden zusammenzieht. Vielleicht fühlt Ihr Bauch sich auch härter an als sonst, und es kann auch etwas wehtun; manche Frauen spüren aber kaum etwas davon. Wenn diese Beschreibung etwas vage klingen sollte, liegt das daran, dass jede Frau diese Vorwehen etwas anders wahrnimmt. Es gibt keine allgemeingültigen Regeln dafür.

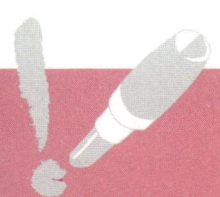

WICHTIG

Wenn Sie Blutungen haben (auch wenn sie noch so schwach sind), Wasser aus Ihrer Scheide austritt oder die Kontraktionen vor der 37. Schwangerschaftswoche mit Kreuzschmerzen einhergehen, öfter als dreimal pro Stunde auftreten oder sehr regelmäßig zu kommen scheinen, rufen Sie bitte Ihre Hebamme oder Ihren Arzt an; denn dann könnte es sich um vorzeitige Wehen handeln. So sind die Spielregeln, meine Damen. Bitte halten Sie sich daran!

WAS SIE JETZT
ANSCHAFFEN SOLLTEN

Babysachen

Dafür, dass sie so winzig sind, brauchen Babys unheimlich viele
SACHEN. Ich sage »brauchen«; wahrscheinlicher ist es aber heutzutage, dass man von einer werdenden Mutter einfach erwartet, dass sie
ihrem Baby so viel Zeug kauft. Als Ihre Oma ein Baby war, musste sie
sich vermutlich mit ein paar Strampelhosen und einer alten Stoffpuppe
begnügen – und damit ging es ihr viel besser als mit dem ganzen Kram,
mit dem Babys heutzutage überschüttet werden. Aber heute »ist das nun
einmal so«, und Eltern haben die Auswahl unter einem verwirrenden
Arsenal von Ausrüstungsgegenständen, Spielsachen und Hilfsmitteln,
die ihr Baby angeblich glücklicher machen, sein Leben bequemer gestalten und ihm jede Menge Förderung bieten. Und will man der Werbung
Glauben schenken, gestaltet sich auch das Leben der Eltern leichter,
wenn sie ihr Kind mit all dem Kram ausstatten. Einige Sachen sind allerdings tatsächlich lebenswichtig, während es sich bei anderen eher um
Extras handelt, auf die man genauso gut verzichten kann.

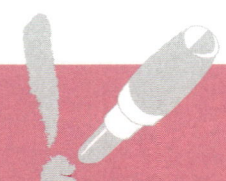

WICHTIG

Lebenswichtig: eine Babyschale fürs Auto. Die einzige gesetzlich vorge-
schriebene Säuglingsausstattung. Neugeborene dürfen niemals in Fahrtrich-
tung befördert werden, weil ihre Nackenmuskeln noch nicht gut ausgebildet
sind. Bitte sparen Sie nicht am Babysitz: Kaufen Sie sich ein hochwertiges,
neues, TÜV-zertifiziertes Produkt.

Kinderwagen

Wahrscheinlich Ihre größte Investition – und jeden Cent wert. Ich kann Ihnen nur empfehlen, mehrere Modelle durch den Laden zu schieben und auszuprobieren, wie gut sie sich handhaben lassen. Dabei sollten Sie auf Folgendes achten:

● **Schwenkbare oder feste Räder?** Ich bin definitiv für feste Räder – mit schwenkbaren wankte ich durch die Gegend wie eine angetrunkene Schlittschuhläuferin.

● **Federung.** Hält der Wagen den Erschütterungen beim Fahren durch Schlaglöcher und Überwinden von Bordsteinen stand, oder bekommt das Baby womöglich, kurz nachdem Sie das Haus verlassen haben, ein Schleudertrauma?

● **Platz.** Ist der Korb unter oder am Wagen groß genug, sodass Sie Ihre Einkäufe dort unterbringen können? Denken Sie daran, dass Ihre Einkaufsliste sich in dem Augenblick, in dem Sie ein Baby haben, vervierfachen wird: Windeln, Wischtücher, Babynahrung, Brustwarzensalbe … Also brauchen Sie jede Menge Platz, denn schließlich wollen Sie ja nicht nur Ihre Einkaufstüten, sondern auch noch die Wickeltasche, ein paar Spielsachen, Ihre Handtasche und die Beilagen der letzten Sonntagszeitung dort unterbringen – nur für den Fall, dass ein Wunder geschieht und Sie ein paar Sekunden Zeit zum Lesen haben sollten.

● **Griffhöhe.** Vielleicht ist der Papa ja größer als Sie. Wird er sich das Kreuz verrenken, wenn er den Kinderwagen schiebt?

● **Zusammenklappen und wieder aufklappen.** Wenn Sie voraussichtlich viel unterwegs sind, ist es wichtig, sich einen Kinderwagen anzuschaffen, der sich leicht zusammenklappen lässt.

● **Größe.** Passt der Kinderwagen auf den Rücksitz Ihres Autos oder in den Kofferraum? Sie werden sich wie eine Idiotin vorkommen (und stinkwütend sein), wenn Sie hinterher feststellen, dass er nicht passt. Also überprüfen Sie das lieber vorher.

● **Ausfahr-Garnitur.** Ist sie herausnehm- und waschbar? Sehr wichtig!

● **Kann Ihr Baby in dem Wagen nicht nur liegen, sondern auch sitzen?** Kleine Babys sollten wegen ihrer schwachen Nackenmuskeln stets liegen; aber nach ein paar Monaten richten sie sich gerne auch ein bisschen auf und schauen hinaus, um zu sehen, wie die Welt an ihnen vorbeifährt. Und wenn es Zeit für ein Schläfchen ist, können Sie das Kind wieder flach hinlegen. Ist das nicht toll?

● **Kann das Baby im Wagen so liegen, dass es Ihnen ins Gesicht sehen kann?** Das ist für mich eines der wichtigsten Kriterien. Alle meine Babys konnten mich ansehen, wenn ich sie spazierenfuhr (das heißt, sie wurden rückwärts gefahren). So konnten sie mich sehen, und ich konnte mich mit ihnen unterhalten und ihnen Sachen zeigen. Außerdem merkte ich so gleich, ob sie gerade dabei waren, sich an irgendeinem losen Riemen zu strangulieren, oder ob ihnen die Mütze ins Gesicht rutschte. Bei einem Kinderwagen, in dem das Baby Sie ansieht, können Sie nicht nur leichter einen engen Kontakt zu Ihrem Kind aufbauen, sondern auch mit ihm reden, es anlächeln und ihm vorsingen. Dadurch lernt es viel schneller.

● **Kann man ein Trittbrett anmotieren?** Diese »Mitfahrgelegenheit« wird unentbehrlich sein, sobald Sie Ihr zweites Kind erwarten (und das wird geschehen, auch wenn Ihnen diese Idee momentan wahrscheinlich absurd vorkommt).

Tipp

Schön und gut

Wenn Ihr Kinderwagen alle diese Kriterien erfüllt, sollten Sie sich zuletzt fragen: »GEFÄLLT er mir auch wirklich?« Ihr Kinderwagen wird mit der Zeit wie ein dritter Arm für Sie; also kaufen Sie ihn nicht, wenn Sie ihn nicht schön finden. Kaufen Sie sich einen Wagen, der Ihnen gefällt – dem Baby wird es egal sein, wie er aussieht, aber Ihnen nicht.

Buggy

»Ein Kinderwagen und dann auch noch ein Buggy?«, werden Sie jetzt vielleicht entsetzt ausrufen. »Ist das denn nicht zu viel?«
Ganz und gar nicht: Kinderwagen sind groß, schwer und unhandlich; Buggys dagegen sind klein, leicht, blitzschnell zusammenklappbar, tragbar und für eine junge Mutter absolut lebensnotwendig. Für Tagesausflüge, Reisen oder um nur mal schnell etwas einkaufen zu gehen, ist ein guter Buggy die optimale Transportmethode für Ihr Baby. Aber bitte denken Sie daran: Ein Buggy ist für Ihr Baby erst dann geeignet, wenn es richtig sitzen kann. Sonst wird es darin zwangsläufig nach unten rutschen und wie ein Häufchen Elend am Fußende liegenbleiben, und Ihre lieben Nachbarn werden Ihnen das Jugendamt auf den Hals hetzen. Nicht sooo schlau ...

Regen- und Sonnenschutz

Fangen Sie mir bloß nicht davon an. Ich hasse diese Regenschutzteile! Sie sind lächerlich teuer, passen nie richtig auf den Kinderwagen, reißen leicht ein, flattern im Wind hin und her, stehen so weit ab, dass man im Supermarkt ganze Regale damit abräumt – und was am ärgerlichsten ist: Man braucht sie einfach. Es ist leider ein unlösbares Dilemma: Entweder man ärgert sich mit einem nervigen Regenschutz herum, oder man hat ein völlig durchnässtes Baby.
 Es gibt sie in den verschiedensten Ausführungen; also achten Sie bitte darauf, ob er auch wirklich auf Ihren Kinderwagen oder Buggy passt. Verlassen Sie sich nicht auf die Versprechungen der Verkäuferin. Sie soll Ihnen das verdammte Ding gleich im Laden draufmontieren, damit Sie beobachten können, wie sehr sie sich damit herumquält. Wenn Sie unsicher sind, kaufen Sie lieber einen anderen. Viel Glück!
Auf Sonnensegel habe ich keinen ganz so unstillbaren Hass. Sie sind leicht zu handhaben und funktionieren tatsächlich. Wenn Sie ein gutes, praktisches Modell finden, bei dem sich das Segel einfach an den Griff klipsen lässt, nehmen Sie es.

Babykörbchen

Anfangs war ich mir hundertprozentig sicher, so etwas nicht zu brauchen – schließlich kann man das Kind doch auch eine Zeit lang im Kinderwagen schlafen lassen, dachte ich. Oder es einfach in einen großen Karton legen – dem Baby ist es schließlich egal, worin es schläft. Aber nachdem ich dann doch das am wenigsten geschmacklose Babykörbchen erstanden hatte, das ich finden konnte, war ich froh darüber. Es war sehr viel bequemer für das Baby, und nicht nur das: Hatte das Kind einmal im Kinderwagen gespuckt, konnte ich die Polster waschen und über Nacht trocknen lassen, ohne meinen Nachwuchs seiner Schlafgelegenheit zu berauben.

Aber ich würde mein Baby niemals in einem Körbchen schlafen lassen, das auf Ständern oder Rollen steht. Man will ja das Unglück nicht herausfordern, oder? Am besten, man stellt das Körbchen auf den Boden, und zwar in den ersten Monaten vorzugsweise neben das eigene Bett. Auf diese Weise können Sie Ihr Baby nachts stillen oder füttern, dann wieder in sein Körbchen legen und gleich weiterschlafen.

Kinderbett

Zu diesem Thema gibt es eigentlich nicht viel zu sagen – außer, dass die Gitterstäbe hoch genug sein sollten. Schließlich wollen Sie nicht, dass Ihr Baby im Alter von neun Monaten kopfüber aus dem Bett fällt! Ein Gitterbett ist eine ziemlich gute Idee, denn so etwas hält jahrelang.

Lassen Sie Ihr Kind nicht in einem Reisebett schlafen, denn diese Bettchen sind weniger stabil. Außerdem sind die Seitenflächen bei solchen Betten häufig aus Stoff, der knistert, wenn das Baby sich hineinkuschelt; und sie sehen scheußlich aus. Also besorgen Sie sich ein anständiges Kinderbett, und dann lehnen Sie sich zurück und bewundern es.

Reisebettchen? Aber ja!

Am Anfang schworen wir uns, dass wir kein Reisebett brauchen (glaubten wir überhaupt, irgendetwas zu brauchen?); und doch hat es sich hinterher auf Hunderten von Urlaubsreisen und Wochenendbesuchen bei Freunden als nützlich erwiesen. Außerdem hat es auch noch einen weiteren Vorteil: Wenn Sie Besuch von Freunden bekommen, die ein Baby haben, kann es darin schlafen, und sie brauchen nicht extra ihr eigenes Reisebett mitzubringen. Praktisch, oder?

Matratze und Bettzeug

Aus unerfindlichen Gründen geben wir Erwachsene ein Vermögen für rückenfreundliche Matratzen etc. für uns selbst aus, lassen unsere Babys aber auf ekligen Schaumstoffmatratzen mit Plastikbezügen schlafen. Wenn man daran denkt, wie viel Zeit die lieben Kleinen im ersten Jahr in ihrem Bett verbringen, finde ich das ziemlich gedankenlos – und vor allem ungesund.

Kaufen Sie fürs Kinderbettchen eine stabile, atmungsaktive Matratze (nach Möglichkeit aus Naturfaser) und Bettlaken, die wirklich darauf passen. Kinderbetten scheint es in Millionen verschiedener Formen und Größen zu geben; deshalb haben Bettlaken im »Standardformat« nie in die Betten meiner Kinder hineingepasst. Oder vielleicht war ich auch einfach nur zu ungeschickt, um so ein Minibett richtig zu machen.

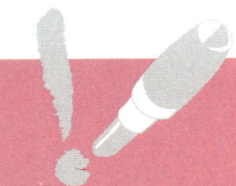

WICHTIG

Zumindest im ersten halben Jahr sollten Sie Ihr Baby nicht unter einer Bettdecke schlafen lassen. Babys strampeln und zappeln in ihrem Bettchen herum und ziehen sich die Bettdecke dabei womöglich über den Kopf, was üble Folgen haben kann – von Überwärmung bis hin zum Erstickungstod. Also verwenden Sie bitte nur eine wirklich ganz dünne Decke oder einen Baby-schlafsack. Wenn es kalt ist, ziehen Sie das Baby lieber wärmer an, statt ihm noch eine Extra-Decke ins Bettchen zu legen.

Und sonst noch ...

Spieltrapez

Eine sehr, sehr sinnvolle Investition. Die bunten, hochinteressanten Objekte hängen über dem Kopf Ihres Babys und verführen es zum Herumspielen. Trapeze gibt es in den verschiedensten Ausführungen. Ich mochte am liebsten die aus Stoff, die sich zusammenfalten lassen – denn die kann man auf Reisen und für unterwegs mitnehmen und das Baby ist immer zufrieden und hat seine Beschäftigung, wenn man im Urlaub ist oder Verwandte besucht.

Wippe

In einer Schaukelwippe kann sich das Baby besser ausstrecken und herumzappeln als in der Babyschale fürs Auto; und Babys mögen Bewegungsfreiheit. Solange es noch nicht ohne fremde Hilfe aufrecht sitzen kann, ist eine Schaukelwippe für Sie die einzige Chance, ab und zu einmal auf die Toilette gehen, sich die Haare waschen oder sonst irgendetwas tun zu können, wofür Sie beide Hände brauchen.

Rutschfeste Badewannenmatte

Billig, nicht besonders hübsch, aber absolut lebensnotwendig, würde ich sagen – dann kommen Sie sich beim Baden Ihres Babys wenigstens nicht so vor, als versuchten Sie in einem Whirlpool nach einem Aal zu fischen.

Wickelauflage

Die meisten Wickelauflagen sehen wirklich abscheulich aus. Aber eigentlich spielt das keine Rolle, denn sie haben ohnehin ständig mit Babys Aa und anderen Dingen zu tun. Wichtig ist nur, dass Ihre Wickelauflage LANG genug ist – schließlich können Sie gut und gerne darauf verzichten, dass Ihr Baby schon nach vier Monaten zu groß dafür ist und mit seinem ungewindelten Popo auf dem Teppich liegt.

Kommode

Babys besitzen geradezu lächerlich viele Kleidungsstücke, angesichts dessen, wie winzig die zu bekleidende Körperoberfläche ist. Die Babykommode, die ich ursprünglich angeschafft hatte, war leider viel zu klein, sodass ich mir schon nach drei Monaten eine größere kaufen musste. 20 Strampelanzüge, zehn Schneeanzüge (weil man von allen Leuten so ein Teil geschenkt bekommt), Hunderte von Socken und noch ungetragene Kinderschuhe und all die anderen Kleidungsstücke, in die Ihr Baby erst noch hineinwachsen muss, müssen schließlich irgendwo untergebracht werden. Sie brauchen also unbedingt eine richtige Kommode mit fünf Schubladen. Alles andere ist zu klein, glauben Sie mir.

Hochstuhl

Erst wenn Ihr Baby selbst sitzen kann, brauchen Sie einen. Irgendwann im ersten Jahr kommt der Zeitpunkt, wann Sie Ihr Baby nicht mehr in der Wippe füttern können. Ein Hochstuhl sollte genau das Gegenteil von Ihrer Traumfigur sein: stabil, klobig und praktisch. Beim Anblick von hohen Stühlen auf langen, dünnen Beinen wird mir angst und bange – meine Babys hätten so einen Stuhl bei einer besonders lebhaften

Fütterungssitzung innerhalb von drei Sekunden umgeschmissen. Unser Hochstühlchen ließ sich zu einem Kinderstuhl mit Tisch umfunktionieren, was sehr praktisch war, als wir keine Babys mehr produzierten, die einen »Hochsitz« gebraucht hätten ...

Rechtzeitig bestellen

Ich habe schon wahre Horrorgeschichten von zu spät gelieferten Kinderwagen und -bettchen gehört, oder von solchen, bei denen diverse Bolzen und Schrauben fehlten, sodass das Baby in seinen ersten Lebenswochen in einer Schublade schlafen musste und die Mutter erst mit ihm aus dem Haus gehen konnte, als die fehlenden Teile nachgeliefert worden waren. Wenn Sie Babysachen per Internet bestellen wollen, planen Sie dafür lieber ein großes Zeitfenster ein – und schalten Sie Ihren »Wie-um-alles-in-der-Welt-gehört-das-denn-zusammen?«-Ikea-Sachverstand ein.

Moltontücher

Das waren die günstigsten Babyutensilien, die ich mir je angeschafft habe – und erstaunlich nützliche. Ich gewöhnte mich mit der Zeit so sehr daran, immer ein Moltontuch über der linken Schulter zu tragen, auf dem mein Baby sein Bäuerchen machen konnte, dass ich oft sogar dann mit einem herumlief, wenn ich das Baby gar nicht dabeihatte, was leicht unzurechnungsfähig wirkte. Solche Tücher sind auch unentbehrlich, wenn Sie einmal überraschend Windeln wechseln müssen und eine saubere Unterlage für Ihr Baby brauchen. Im Sommer dienen sie ihm als hauchdünne Zudecke (anstelle einer richtigen Decke); und Sie können daraus auch ein provisorisches Sonnensegel basteln, wenn Sie

Ihres versehentlich zu Hause vergessen haben – was mir leider immer wieder passierte.

Lätzchen

Kaufen Sie sich ganz viele. Weiche Lätzchen, die man hinten am Hals zubinden kann, sind am besten – denn Sie wollen Ihrem Kind sicher nicht die Reste seines Frühstückseis ins Haar schmieren, während Sie ihm das Lätzchen über den Kopf ziehen? Das ist mir leider oft passiert. Nicht sonderlich appetitlich …

Wickeltasche

Diese Tasche wird von nun an Ihr ständiger Begleiter sein. Das sollte alles hineinpassen: eine frische Windel; feuchte Tücher; ein Milchfläschchen für den Notfall, wenn Sie Ihr Baby nicht mehr stillen; ein Gläschen, falls Sie es gerade entwöhnen; ein Löffel; Babywäsche zum Wechseln; kleinere Spielsachen und eine Reise-Wickelauflage. Es muss keine elegante Designertasche und auch keine spezielle Wickeltasche sein – eine hübsche, praktische Tasche, die Sie überallhin mitnehmen können, reicht völlig aus.

Tragetuch

Wenn Sie keine Lust haben, Ihren Kinderwagen über holperige Wege zu schieben, oder Ihrem Baby gern ein bisschen von Ihrer Körperwärme abgeben möchten, ist ein Tragetuch für Sie optimal. Für alle Gelegenheiten, bei denen ein Vehikel mit Rädern unnötig oder ungeeignet ist, sind Tragetücher sehr hilfreich. Aber achten Sie darauf, dass der Teil des Tuches, der mit dem Mund des Babys in Berührung kommt, abnehm- und waschbar ist – sonst ist er garantiert bald mit Sabber und Essensresten verkleistert und sieht einfach nur noch EKELHAFT aus.

Das sind die wichtigsten Sachen, die Sie für Ihr Baby besorgen sollten. Ich gebe zu, die Liste ist lang, und es kostet ein kleines Vermögen; aber wenn Sie nicht gerade der »Strampler-und-Stoffpuppe-reicht«-Philosophie anhängen, dürften Sie alle diese Sachen für Ihr Baby sehr hilfreich, vielleicht sogar unentbehrlich finden. Falls Sie aufgrund dieser Anschaffungen einen Kredit benötigen, schicken Sie Ihrer Kundenbetreuerin bei der Bank doch einen Strauß Blumen!

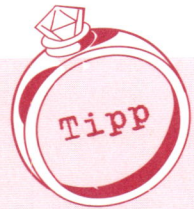

So halten Sie die Kosten überschaubar!

Babys sind klein; die horrenden Summen, die man für sie ausgeben muss, stehen in keinem Verhältnis zu ihrer Größe. Heutzutage kann man Babykleidung sogar von Dolce & Gabbana oder Dior erstehen. Eine seltsame Idee; kaum vorstellbar, dass ein halbwegs normaler Mensch so etwas tut.

Ich kaufte Babykleidung und Spielsachen immer gerne secondhand; doch so elementare Sachen wie Kinderwagen, Babykörbchen und Hochstuhl kaufte ich mir lieber neu. Sie sollten nicht schon mit Spucke & Co eines anderen Babys in Berührung gekommen sein. Das war eine persönliche Entscheidung und hat wahrscheinlich auch eine Menge mit irrationalem, mütterlichem Stolz zu tun. Auf Flohmärkten, bei Garagenverkäufen oder auch beim guten alten eBay finden Sie ausgezeichnete Secondhand-Sachen; und Sie sollten sich auch niemals zu gut dafür sein, um schöne, gebrauchte Babysachen von Freunden oder Verwandten anzunehmen. Ich »erbte« zum Beispiel einen Buggy von einer Freundin, als unser alter nach siebenjähriger extremer Beanspruchung schließlich das Zeitliche gesegnet hatte. Dieser Buggy war zwar nicht gerade eine meiner schönsten Babysachen, aber dafür kostete er nichts und überstand das folgende halbe Jahr anstandslos.

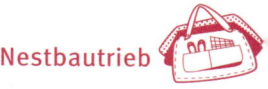

NESTBAUTRIEB

Der Nestbautrieb ist ein sehr, sehr eigenartiges Phänomen. Bei vielen Frauen ist er ziemlich stark ausgeprägt, vor allem in den letzten Schwangerschaftswochen – also gerade dann, wenn Sie sich eigentlich körperlich unbedingt schonen sollten. Er fühlt sich irgendwie an wie ein heftiger Koffein- und Adrenalinstoß, gemischt mit Euphorie, Panik und einer leichten Zwangsneurose.

Als ich im achten Monat schwanger war, fand mich mein Mann eines Abends bei seiner Heimkehr im Badezimmer vor. Ich war gerade dabei, mit einem Bohrer, den ich mir fest in den Bauch drückte, um ihn gut im Griff zu haben, Löcher in die Kacheln zu bohren. Wahrscheinlich war er im Gegensatz zu mir nicht der Meinung, dass es ausgerechnet jetzt unbedingt notwendig war, das Badezimmer mit einem riesigen Spiegel zu verschönern; aber er war klug genug, mich machen zu lassen. Einer Schwangeren mit Bohrer und Nestbautrieb sollte man lieber nicht in die Quere kommen!

Das ist eine Phase Ihrer Schwangerschaft, die wirklich Spaß macht – also genießen Sie sie.

Auf Nummer sicher
Allerdings sollten Sie auch hier ein paar wichtige Tipps beachten:
● Nehmen Sie sich kein Projekt vor, das länger als ein paar Tage dauert. Schließlich kann das Baby jetzt jederzeit kommen, und dann ist es ganz und gar nicht hilfreich, wenn überall Bohrer und Dosen mit Dispersionsfarbe herumliegen.

● Versuchen Sie, so objektiv wie möglich zu sein. Im fortgeschrittenen Schwangerschaftsstadium ist es mit Ihrem Urteilsvermögen nicht mehr weit her; wenn Sie nicht schon immer den Wunsch hatten, Ihre Küchenschränke in schwarzem Glanzlack anzustreichen, sollten Sie diese

Aktion also vielleicht lieber um ein halbes Jahr verschieben und abwarten, ob Sie die Idee dann immer noch so prickelnd finden.

● Versuchen Sie zumindest, auf die Ratschläge Ihres nicht schwangeren und daher in seinem Urteilsvermögen nicht ganz so eingeschränkten Partners und Ihrer Freunde zu hören. Natürlich können diese Leute nicht nachvollziehen, wie wichtig es jetzt für Sie ist, Ihre Gewürze in alphabetischer Reihenfolge zu ordnen; aber vielleicht haben sie mit ihrer skeptischen Haltung ja doch recht …

● Klettern Sie nicht auf hohe Leitern. Denn auch mit Ihrem Gleichgewicht ist es jetzt nicht mehr sonderlich weit her; außerdem neigen Sie eher zu Ohnmachtsanfällen. Mir wurde ein paarmal ziemlich schwindelig, als ich kleine Wölkchen an die Kinderzimmerdecke malte, und fast wäre ich heruntergefallen. Aber die Wölkchen sahen wirklich süß aus …

● Dämpfe von Chemikalien und andere schädliche oder giftige Stoffe einzuatmen ist jetzt gar nicht gut für Sie. Also arbeiten Sie am besten überhaupt nicht mit solchen Materialien; und wenn es es doch sein muss, reißen Sie alle Fenster weit auf.

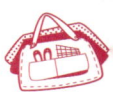

DER VORAUSSICHTLICHE GEBURTSTERMIN – **MIT BETONUNG AUF »VORAUSSICHTLICH«**

»Neujahr 1998. Zwölf Tage überfällig.
Jetzt ist es schon 1998, und ich bin IMMER NOCH schwan-
ger! Ich fasse es nicht. Es ist so frustrierend. Allmählich
kriege ich eine richtige Wut. Ich bin wütend auf das Baby
und auf mich, weil ich nicht ahnte, dass sich alles so verzö-
gert. Eigentlich hätte es schon vor WOCHEN so weit sein
sollen, und ich war schon ganz aufgeregt. Jetzt komme ich
mir wie eine Idiotin vor, weil ich so naiv war. Das ist alles so
verwirrend – beinahe unwirklich.«

»Wann kommt denn dein Baby?«

Diese Frage stellt man Ihnen immer wieder, und Sie werden darauf brav
die einzige Antwort geben, die Sie kennen: das Datum, das Ihnen Ihr
Arzt zu Beginn Ihrer langen Reise in den Kreißsaal nannte. Dieses ist
Ihr voraussichtlicher Entbindungstermin, und das einzige Wort, worauf
es dabei ankommt, ist das erste: VORAUSSICHTLICH.
Also nicht der wirkliche, wahrscheinliche, wünschenswerte oder von
Ihnen gewählte Geburtstermin. Nur der VORAUSSICHTLICHE. Denn
um fair zu sein: Niemand weiß es hundertprozentig genau, und deshalb
kann es immer nur ein »voraussichtlicher« Termin sein. Schließlich
können Komplikationen auftreten; jede Frau hat andere körperliche
Voraussetzungen, und manche Babys sind einfach stinkfaul und haben
keine Lust, rechtzeitig rauszukommen.

Wie berechnet der Arzt den »voraussichtlichen« Entbindungstermin?
Anhand der durchschnittlichen Schwangerschaftsdauer bei den heutigen
Frauen? Nein. Indem er Ihre letzte Kreditkartenrechnung durch die An-

zahl Ihrer Kinobesuche im letzten Monat teilt und Madonnas Geburtsdatum dazuzählt? Auch nicht. Dabei könnte er es ebenso gut so machen.

Der voraussichtliche Entbindungstermin wird folgendermaßen berechnet:

Vom ersten Tag der letzten Periode + 7 Tage – 3 Monate = voraussichtlicher Entbindungstermin

Und warum? Weil um das Jahr 1850 der deutsche Frauenarzt namens Franz Naegele beschloss, dass die durchschnittliche Dauer einer Schwangerschaft beim Menschen vom Tag der Empfängnis an 266 Tage beträgt. Und damit basta. Leider hat Herr Naegele nicht berücksichtigt, dass es da gewisse Abweichungen gibt, bedingt durch Alter oder ethnische Zugehörigkeit, Stress, Ernährungsweise, die Anzahl früherer Schwangerschaften oder einfach, weil die Hälfte aller Frauen einen total unregelmäßigen Eisprung hat. Das war seine Theorie, und daran halten wir uns noch heute. Na prima.

Das Verrückte daran ist, dass es ungefähr zehn verschiedene Methoden gibt, dieses Datum zu berechnen; in jedem Land wird das ein bisschen anders gemacht, und mit jeder Methode kommt man auf einen anderen Termin! Und das, obwohl dieser Tag für Sie so unglaublich wichtig ist. Das Einzige, worauf Sie sich mit ziemlicher Sicherheit verlassen können, ist, dass Ihr Baby NICHT an seinem voraussichtlichen Entbindungstermin zur Welt kommt!

Psychologisch betrachtet, ist es für Sie besser, davon auszugehen, dass sich Ihr Kind verspätet. In praktischer Hinsicht ist es wiederum besser, sich rechtzeitig darauf vorzubereiten. Und gefühlsmäßig ist das Ganze sowieso ein Minenfeld, egal wie Sie es betrachten. Ich hoffe, dass Sie das alles etwas weniger traumatisiert, wenn Sie folgende Tipps beherzigen.

So überbrücken Sie das große Warten

- Tun Sie so, als sei Ihr voraussichtlicher Entbindungstermin erst zwei Wochen später.

- Planen Sie für die zwei Wochen vor Ihrem Entbindungstermin jede Menge Dinge ein, die Ihnen Freude machen.

- Planen Sie für die zwei Wochen danach noch mehr schöne Sachen ein. Ihr Baby kommt garantiert, wenn Sie sich für den nächsten Tag eine Massage und ein Abendessen zu zweit in einem ganz besonderen Restaurant vorgenommen haben.

- Erzählen Sie allen, dass Ihr Baby erst zwei Wochen nach dem voraussichtlichen Entbindungstermin kommt, damit von der Sekunde an, in der es überfällig ist, nicht alle fünf Minuten jemand bei Ihnen anruft und fragt, ob es schon eine freudige Botschaft gibt. Als ob Sie es ihnen nicht sagen würden!

- Stellen Sie Ihr Telefon aus, sobald der Entbindungstermin verstrichen und das Baby immer noch nicht gekommen ist. Oder sprechen Sie eine neue Nachricht auf Ihren Anrufbeantworter: »Hallo, ich hänge in dieser Woche einfach nur rum und mache eigentlich nicht viel. Ich lese gerade ein bisschen, deshalb kann ich nicht ans Telefon kommen. Übrigens, beinahe hätte ich es vergessen: Das Baby IST NOCH NICHT DA!«

Und noch mehr Unwahrscheinlichkeiten

Sobald Sie schwanger sind, werden Ihnen viele wohlmeinende Menschen eine Menge blühenden Unsinn über Ihr ungeborenes Baby erzählen; und Sie werden gespannt lauschen, mit dem Kopf nicken und sich insgeheim fragen, ob sie nicht vielleicht doch recht haben.
Nein, sie haben nicht recht.

Selbst auf Bildern modernster Ultraschallgeräte ist nicht immer alles richtig zu erkennen; also wird Frau Schneider von nebenan, die instinktiv weiß, dass Sie einen dunkelhaarigen Jungen bekommen, mit ihrem »Bauchgefühl« vermutlich auch danebenliegen.

Hier ein paar der häufigsten Ammenmärchen, die Sie wahrscheinlich zu hören bekommen:

● **An der Form und Höhe des Bauchs kann man das Geschlecht Ihres Babys erkennen.** Viele Menschen glauben, dass es ein Junge wird, wenn der Bauch tief unten sitzt und weit vorsteht; sitzt er dagegen weiter oben und ist eher breit, wird es ein Mädchen. Diese Annahme ist vollkommen unbegründet, und auf jede Frau, bei der das zufällig zutrifft (so wie bei mir), kommt eine, bei der es genau umgekehrt ist.

● **Sodbrennen in der Schwangerschaft bedeutet, dass das Baby dichtes Haar haben wird.** Ich hatte während aller drei Schwangerschaften furchtbares Sodbrennen, und meine Babys hatten tatsächlich jede Menge Haare; aber ich kenne genauso viele Frauen, die ebenfalls unter Sodbrennen litten und trotzdem Glatzköpfchen zur Welt brachten.

● **Wenn Sie während der Schwangerschaft ein rosiges Vollmondgesicht entwickeln, wird es ein Mädchen.** Quatsch. Dann haben Sie eben einfach ein rosiges Vollmondgesicht.

● **Am Herzschlag des ungeborenen Babys kann man sein Geschlecht erkennen.** Diese Theorie klingt für mich am überzeugendsten. Ihre Verfechter gehen davon aus, dass das Herz bei Mädchen schneller schlägt als bei Jungen; aber in Wirklichkeit ist der Herzschlag Ihres Babys sehr unterschiedlich, je nachdem, wie entspannt Sie sind, was Sie zu Mittag gegessen haben und ob Ihre Hose zu eng sitzt. Es ist also schwer zu sagen, warum das Herz des Kindes gerade schneller oder langsamer schlägt. Tut mir leid, dass ich diese Illusion zerstören muss.

Es gibt noch viel mehr solche Prognosen; aber alle sind gleichermaßen unbewiesen und sollten nur als lustige Spekulationen betrachtet werden.

DAS IST IHRE
LETZTE CHANCE …

Egal, wie fit, gut organisiert und perfekt im Multitasking Sie sind – bestimmte Dinge werden für Sie nach der Geburt Ihres Babys äußerst schwierig oder sogar völlig unmöglich sein. Im Lauf eines Jahres gewöhnt man sich allmählich daran; doch am Anfang fühlt es sich bisweilen so an, als wären Sie in einem Trainingslager, in dem man Ihnen alle kleinen Freuden des Lebens gestrichen hat.

Mit einem Baby wird alles schwieriger. Also genießen Sie Ihr Leben in den letzten Wochen vor der Entbindung noch in vollen Zügen, sonst bereuen Sie es sehr bald. Selbst wenn Sie gar keine Lust zu den Aktivitäten haben, die ich Ihnen gleich vorschlage, schleppen Sie sich bitte trotzdem vom Sofa, **und probieren Sie einen meiner Tipps aus, denn das könnte Ihre letzte Chance sein, …**

… Zeitung zu lesen. Aber kaufen Sie nicht einfach nur eine Zeitung, um sie vier Tage später ins Altpapier zu geben, sondern lesen Sie sie wirklich!
… die Wochenendausgabe zu lesen. Natürlich nicht die ganze (wer tut das schon?), aber wenigstens einen Großteil.
… auf die Toilette zu gehen, wenn Sie müssen, und zwar allein. Bald werden Sie nämlich nur noch dann aufs Klo gehen können, wenn es Ihrem Baby gerade passt; und meistens wird es Ihnen dann dabei in seiner Schaukelwippe oder seinem Maxi-Cosi Gesellschaft leisten.
… jeden Tag ins Kino zu gehen. GEHEN SIE! GEHEN SIE! Frieden, Popcorn und purer Eskapismus. Ich habe in den letzten zwei Monaten meiner dritten Schwangerschaft praktisch im Cambridge Arts Cinema gewohnt und mir sogar Filme angeschaut, die mich gar nicht interessierten – einfach weil es noch ging.
… spontan zu sein. Spontane Aktionen zu planen ist zwar etwas schwierig; aber probieren Sie mal aus, wie oft Sie es schaffen, einen Plan plötzlich über den Haufen zu werfen und stattdessen einfach etwas zu tun,

was Ihnen Spaß macht. Das werden Sie nämlich erst wieder können, wenn alle Ihre Kinder aus dem Haus sind. Ich bin bis heute immer noch nicht so weit.

... sich die Haare zu waschen, wenn Sie Lust dazu haben, und zwar in aller Ruhe, ohne Stress, nicht total nassgespritzt und mit Shampoo in den Augen.

... richtig auszuschlafen. In den letzten Schwangerschaftswochen werden Sie nicht mehr so gut schlafen können; aber zwingen Sie sich trotzdem, im Bett zu bleiben, verteilen Sie ein paar Lieblingsbücher um sich herum, und versuchen Sie, sich dieses Gefühl so lange zu bewahren, wie Sie können. Am besten für die nächsten drei bis vier Jahre.

... irgendwo hinzugehen, wo man mit Kindern nicht hin kann. Spazieren Sie durch die Glaswarenabteilung eines Kaufhauses, besuchen Sie Lokalitäten in oberen Stockwerken, vor denen Sie in Zukunft einen Horror haben werden (mit einem Kinderwagen oder Buggy muss man immer auf den Fahrstuhl warten), und gehen Sie in kinder-feindlichen Restaurants essen.

... morgens Sex zu haben. Oder auch abends; aber Morgensex ist ein echter Luxus, den sich nur kinderlose Paare und Eltern weit über 40 leisten können, deren Kinder schon aus dem Haus sind. Oder jene mutigen, hemmungslosen Menschen, denen es egal ist, wenn ihr Kind morgens ins Schlafzimmer kommt und sieht, wie Papi auf Mami liegt und mit dem Hintern auf und ab wippt. Zu viele Fragen ...

... gaaanz langsam shoppen zu gehen. Wenn es Ihnen wirklich ernst damit ist, gehen Sie mal einen ganzen Nachmittag lang Window-shoppen. Lassen Sie sich Zeit, probieren Sie verschiedene Sachen an, gönnen Sie sich eine Bedenkzeit, machen Sie eine Kaffeepause, gehen Sie dann noch mal zurück, und überlegen Sie, ob Sie sich die Ohrringe nicht doch kaufen sollen. Und am Ende beschließen Sie, morgen wiederzukommen, um zu sehen, ob sie Ihnen dann immer noch gefallen. Einfach. Weil. Sie. Es. Noch. Können.

ALLES FÜR DIE
KLINIKTASCHE

Sie werden zu diesem Thema wahrscheinlich so lange Listen zu lesen bekommen, die länger sind als der Abspann eines Hollywood-Schinkens; doch eigentlich brauchen Sie am Tag des großen Ereignisses gar nicht so viel. Ein paar Dinge werden Ihnen aber tatsächlich helfen, die Wehen besser durchzustehen. Folgendes sollten Sie unbedingt einpacken:

Für Sie selber

- **Fettstift/Lippenbalsam.** Nicht aus Eitelkeit. Eine Geburt ist genauso anstrengend wie zwei Marathonläufe. Dabei kann man ganz schön austrocknen; und das gilt auch für Ihre Lippen. Jede Mutter, die ich kenne, empfiehlt das als Tipp Nummer eins; also würde ich diesen Rat an Ihrer Stelle beherzigen.

- **Leichtes Make-up.** Ich benutze sehr wenig Make-up, gebe aber zu, dass ich in meinem Alter das Gefühl habe, ganz ohne Make-up schlimm auszusehen. In der Schwangerschaft war meine Haut sowieso nicht in Bestform, und nach der Riesenanstrengung der Wehen war ich ganz fleckig im Gesicht. Mit ein bisschen Concealer und etwas Mascara fühlte ich mich gleich viel besser – natürlich erst nach der Geburt! Es kann sein, dass Sie vor der Entbindung noch stundenlang im Krankenhaus herumwandern; und vielleicht müssen Sie auch danach noch ein paar Tage drinbleiben. Wenn Sie sich in dieser Zeit ein bisschen hübscher machen, kann Ihnen das genau den Auftrieb geben, den Sie jetzt brauchen. Und natürlich gibt es auch sehr gut aussehende Ärzte …

- **Einen Spiegel.** Sie werden garantiert einen brauchen, wenn Sie keinen haben.

- **Kulturbeutel.** Irgendwann im Laufe Ihres Klinikaufenthalts werden Sie wahrscheinlich duschen wollen; also nehmen Sie Duschgel, Feuchtigkeitscreme, Mini-Shampoo und eine Haarspülung mit, um sich frisch zu machen, und eine Zahnbürste, um sich auch im Mund wieder frisch zu fühlen. Ich hatte ein Döschen Aloe-vera-Gel auf dem Nachttisch. Dadurch fühlte meine Haut sich weniger trocken an und spannte nicht mehr so.

● Etwas zu essen. Klinikküche ist Klinikküche. Sollten Sie irgendwelche Sonderwünsche haben, bringen Sie die Sachen lieber mit. Traubenzuckertabletten sind hervorragende Energiespender; aber während der Wehen sollte man nichts essen. Wenn Sie Kräutertee mögen, stecken Sie sich ein paar Teebeutel ein.

● Einweglips. Die sehen so grausig aus, dass ich sogar darüber lachen konnte. Aber nach der Geburt sind Sie sowieso nicht gerade fit für eine Modenschau; also brauchen Sie auch nicht Ihre schönsten Dessous zu tragen. Lassen Sie die sexy Dingerchen für den nächsten Monat zu Hause, und packen Sie dafür ein paar absolut umwerfende Still-BHs ein.

● Damenbinden. Aber nicht die superleichten »Guck mal, ich kann damit sogar Wasserski fahren und man sieht gar nichts«-Binden. Nein, Sie brauchen richtige Wochenbettbinden in Luxusmatratzengröße – und zwar Dutzende.

● Stilleinlagen. Falls Sie nicht sowieso schon welche tragen.

● Wasserflasche mit Sportverschluss. Im Liegen aus einem Becher zu trinken ist unmöglich, und Sie werden furchtbar durstig sein.

Für Ihr Baby

● Baby-Autositz. Logisch, oder?

● Ihre Lieblings-Babygarnitur, die Sie Ihr Leben lang hüten werden wie einen Schatz, weil es das Erste ist, was Ihr Baby anhatte. Neugeborene Babys sehen zwar in allem komisch aus; aber es lohnt sich trotzdem, Ihrem Kind etwas Hübsches überzuziehen, das Sie hinterher für immer aufbewahren werden.

● Neugeborenenwindeln. Nehmen Sie mindestens zehn Stück mit für den Fall, dass Sie ein oder zwei Tage in der Klinik bleiben – und weil Sie wahrscheinlich ein paar Windeln ruinieren werden, indem Sie das Baby falsch herum wickeln oder sie in die Wasserschüssel fallen lassen, so wie ich. Stecken Sie sicherheitshalber auch ein paar größere Windeln ein, falls Ihr Baby (wie meine Tochter) bei der Geburt einen dickeren Popo hat und die Neugeborenenwindeln zu klein und unbequem sind. Gott, was hatte die Kleine für einen niedlichen Po!

- Eine Mütze. Babys kühlen nach der Geburt stark aus, und ihr Kopf braucht Schutz – egal ob im Sommer oder Winter.

- Eine Decke. Weich, luxuriös und schön. Diese Decke wird Ihr Baby überallhin begleiten und zu ihm gehören; also kaufen Sie wirklich etwas Besonderes. Kaschmir ist teuer, aber ideal, weil so unglaublich weich und dünn; diese Decke können Sie so zusammenlegen, wie Sie es gerade brauchen, und sie ist auch schön kuschelig für die weiche Haut Ihres Babys. ABER sie wird mit der Zeit etwas in Mitleidenschaft gezogen und muss oft gewaschen werden. Wenn Sie sie nicht von Hand waschen möchten, kaufen Sie am besten gleich fünf und entsorgen Sie sie, sobald sie sich in ihre Bestandteile auflösen; oder entscheiden Sie sich für ein waschmaschinenfestes Material.

Was Sie sonst noch mitnehmen können

- Hausschuhe und weiche, kuschelige Socken.

- Massageöl. Für eine Rückenmassage gegen Ihre Schmerzen nehmen Sie ein Fläschchen Öl mit; dadurch wird die Massage noch angenehmer, und Sie können sich einreden, dass es beinahe so ist wie im Wellnesscenter. Beinahe ...

- Kühlendes Fußspray. Sie kommen zwar nicht an Ihre Füße; aber Ihr Geburtsbegleiter kann sie Ihnen einsprühen und kommt sich dabei wenigstens eine Minute lang nützlich vor.

- Haarbänder. Bei dem vielen Pressen, Schweiß-von-der-Stirn-Wischen und Positionwechseln werden Sie vielleicht ein paar Haarbänder verlieren; also bringen Sie Ersatzbänder mit. Es gibt nichts Unangenehmeres, als wenn man sich sowieso schon elend fühlt und einem dann auch noch die Haare im Gesicht kleben.

- Etwas zum Lesen. Zum Beispiel – ähm – dieses Buch! Und eine Zeitschrift.

- Mittel gegen Sodbrennen. Bei meiner ersten Entbindung wünschte ich mir nichts mehr als irgendetwas gegen das quälende Aufstoßen. (Nein, das ist gelogen. Eigentlich wünschte ich mir den Tod – es sei denn, das Baby kommt SOFORT!) Dieses Sodbrennen, das mich neben den anderen Schmerzen quälte, gab mir den Rest; also sorgen Sie vor, dass es Ihnen nicht so geht wie mir. Ich lege in die »Geburtsüberlebenspakete« für meine Freundinnen immer ein paar Tabletten gegen Sodbrennen. Sie halten mich dann zwar für ein bisschen bescheuert, aber hinterher bedanken sich alle bei mir. Gern geschehen!

- Kamera (und Batterien!). Das gilt nur für die glücklichen Erstgeborenen; denn später vergessen Sie es unter Garantie, Ihre Kinder überhaupt noch zu fotografieren. Neugeborenenfotos sind ohnehin nur etwas für dickfellige Mütter: Sie werden hinterher kaum glauben, wie furchtbar Sie in den Stunden nach der Entbindung ausgesehen haben und wie unansehnlich Ihr Baby war. Aber es ist lustig, die Fotos später bei der Hochzeit Ihres Kindes rauszuholen ... Vielleicht sollten Sie vorher festlegen, was abgelichtet werden darf und was nicht. Wenn Sie nicht möchten, dass man Ihnen eine Kamera zwischen die Beine schiebt, ist das einzig und allein Ihre Entscheidung.

- Radio, MP3-Player etc. Wenn Ihre Wehen unverzeihlich lange dauern, so wie bei mir, kann es Sie vor dem völligen Zusammenbruch bewahren, nebenher ein bisschen Radio oder CDs zu hören.

- Bademantel. Klinikbademäntel, so es sie gibt, sind weder schön noch warm noch bequem, also bringen Sie sich lieber Ihren eigenen mit. Für den Fall, dass Sie noch etwas »auslaufen« (höchstwahrscheinlich haben Sie nach der Geburt noch eine Weile Blutungen), sollte der Bademantel aber nicht gerade aus Seide oder anderem kostbaren Material sein. Hauptsache, er ist kuschelig und bequem.

- Notizbuch und Schreibzeug. Wer weiß – vielleicht möchten Sie ja ein paar Ereignisse der Geburt schriftlich festhalten, solange Sie sich noch daran erinnern. Falls Sie sich überhaupt an irgendetwas erinnern ...

Für Papa

Nicht alle Väter sind bei der Geburt ihres Kindes dabei. Meiner Ansicht nach ist das eine Entscheidung, die nur Sie beide treffen können.

Falls der Kindsvater doch Ihr Geburtsbegleiter sein möchte (was durchaus üblich ist), muss er möglicherweise sehr viel mehr Zeit in der Klinik verbringen als ursprünglich geplant. Also ist es eine gute Idee, Folgendes für ihn einzupacken:

- **Handfeste Zwischenmahlzeiten** für den Fall, dass er plötzlich Kohldampf bekommt, wenn alle Läden schon zu haben, und er von Ihren trockenen Kräckern nicht satt wird.

- **Wäsche zum Wechseln** oder wenigstens Unterwäsche. Ein Baby hat ein Anrecht darauf, dass wenigstens ein Elternteil frisch gekleidet ist, wenn es auf die Welt kommt. Oder etwa nicht?

- **Irgendetwas, womit er sich beschäftigen kann.** Denn wenn er ständig um Sie herumwuselt, wird Ihnen das bald zu viel; und er braucht ein bisschen Entspannung, um sich auf die nächste Runde vorzubereiten. Von vielen Männern weiß ich, dass sie sich ziemlich nutzlos und fehl am Platz vorkamen, während ihre Frau in den Wehen lag; also wird es ihm sehr recht sein, wenn er in den Pausen zwischen den Wehen irgendetwas zu tun hat. Vergessen Sie nicht: Das ist auch für ihn eine verdammt seltsame und schwierige Phase!

Ich weiß, das ist eine ziemlich lange Liste; aber auch Wehen können sich ganz schön ziehen und sind ohne trockene Lippen, fleckige Haut, fettiges Haar und einen scheußlichen BH schon schlimm genug.

Packen Sie Ihre Kliniktasche sicherheitshalber schon ein paar Tage vor dem letzten Schwangerschaftsmonat und sorgen Sie dafür, dass Ihr Partner weiß, wo sie steht. Denn wenn Sie losmüssen, haben Sie andere Dinge im Kopf; und wenn er die Tasche zu Hause vergisst oder stattdessen seine Sporttasche mitnimmt, haben Sie ein kleines Problem.

Damit die Sache nicht ganz so freudlos wird

Wehen sind kein berauschendes Erlebnis. Absolut. Nicht. Während der Wehen werden Sie schlimmer aussehen denn je: verschwitzt, voller Flecken, gereizt, halbnackt – und wahrscheinlich werden Sie dabei auch noch ein paar Dinge tun, über die man im Allgemeinen nicht spricht und die sich auch nicht voraussehen lassen.

Deshalb noch ein kleiner Tipp für clevere Mädels: Gönnen Sie sich in den letzten Tagen vor der Entbindung eine Maniküre und/oder Pediküre. Ich ließ mir ein paar Tage vor meiner ersten Geburt zum ersten Mal im Leben die Füße machen, und viele andere kluge Frauen aus meinem Bekanntenkreis machten es genauso.

Wenn Sie nach der Geburt Ihres Kindes in einem unscheinbaren Einheitszimmer auf der Entbindungsstation liegen und dann wenigstens EIN Teil Ihres Körpers gut aussieht, kann Ihnen das genau die Laune machen, die Sie brauchen, um die Zeit bis zum nächsten Stillen zu überleben.

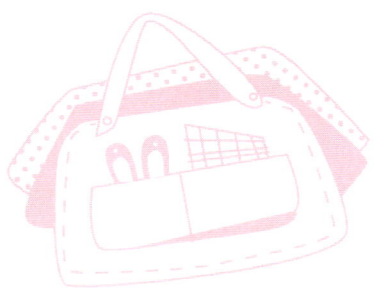

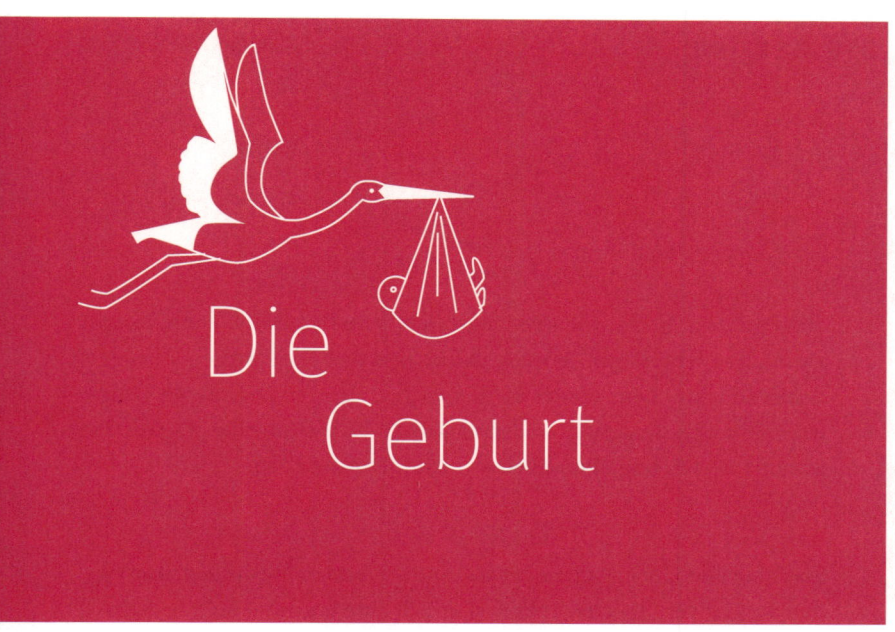

Die Geburt

Babys kommen auf die Welt, wenn sie es für richtig halten. Das ist für einen selbst fast immer der denkbar ungünstigste Augenblick, in dem man am wenigsten damit gerechnet hat. Wenn Sie das Kind komplett austragen oder den ersehnten Geburtstermin gar überschreiten, dann kommen Ihnen die letzten Tage vor wie eine besonders lange Ewigkeit – mit Bonus-Material zum Schluss.

Steht Ihr Geburtstermin kurz vor der Tür oder ist vielleicht sogar schon verstrichen, dann ist die Versuchung groß, alle möglichen merkwürdigen Sachen auszuprobieren, von denen wohlmeinende Menschen behaupten, dass sich das Einsetzen der Wehen dadurch beschleunigen lässt. Das ist völlig verständlich. Aber denken Sie bitte daran, dass »wohlmeinend« nicht unbedingt gleichbedeutend mit »medizinisch versiert« oder »zurechnungsfähig« ist.

ALSO DANN –
WIE KANN MAN DAS EINSETZEN DER WEHEN BESCHLEUNIGEN?

Hier ein paar Tricks, wie man angeblich Wehen auslösen kann. Es gibt zwar keine schlüssigen Beweise dafür, dass sie besser wirken als sich dahin zu wünschen, wo der Pfeffer wächst; aber ein paar dieser Dinge machen wenigstens Spaß und sind auf alle Fälle sinnvoller, als frustriert herumzusitzen und allmählich wahnsinnig zu werden.

Sex

Das gute alte Liebemachen gilt als eine der besten Methoden, um Wehen auszulösen. Sperma enthält nämlich eine hormonähnliche Substanz namens Prostaglandin, durch die der Muttermund weicher wird. Außerdem kann Sex die Ausschüttung von Oxytocin auslösen, was zu Gebärmutterkontraktionen führt.

ABER: Ich habe damit keine so guten Erfahrungen gemacht. Klar macht Sex Spaß und bewahrt Ihren Partner davor, mit Wassermelonen im Schritt durch die Gegend zu laufen. Aber Sie bekommen davon höchstens falsche Wehen (Seite 109) und Leistenschmerzen. Ihr Partner schläft vielleicht jeden Abend mit einem Lächeln auf den Lippen ein; aber ich hatte danach jedes Mal vier bis fünf Stunden lang schmerzhafte, anstrengende Gebärmutterkontraktionen, die wieder abebbten, ohne dass sich irgendetwas tat. Hinterher war ich erschöpft und fühlte mich hundeelend. Außerdem wird Sex zur lästigen Pflicht, wenn man ihn als Weheneinleitungsmethode praktiziert, das wird ihn vermutlich nicht unbedingt antörnen. Aber Moment mal – warum kümmert es mich in dieser Situation eigentlich, was ihm guttut? Schließlich kriegt er jeden Abend Sex – er sollte verdammt noch mal dankbar sein!

Currypulver

Schmeckt toll, ist aber absolut wirkungslos. Ich habe keine Ahnung, woher diese Idee stammt (wahrscheinlich wurde das Gerücht vom Besitzer

eines indischen Restaurants in die Welt gesetzt). Viele meiner Freundinnen und auch ich selbst aßen wochenlang jeden Abend Madras-Hähnchen und Lamm-Vindaloo, ohne dass sich auch nur die leiseste Wehe eingestellt hätte. Lecker, aber eben wirkungslos.

Himbeerblättertee
Dieses Kraut, das es in Naturkostläden und Apotheken gibt, schmeckt wie Schafsurin und enthält irgendein köstlich klingendes Tonikum, das die Gebärmuttermuskulatur auf die Wehen vorbereitet.

Mhhhmmm ... Sie dürfen den Tee aber erst ab dem siebten Monat trinken. Danach sollen ein bis zwei Tassen pro Tag angeblich die Wehen beschleunigen und erleichtern. Ich würgte dieses ekelhafte Gebräu in den letzten zwei Wochen meiner drei Schwangerschaften jeden Abend gewissenhaft herunter und lag trotzdem jedes Mal stundenlang in den Wehen und hatte entsetzliche Schmerzen. Da sehen Sie, wozu er taugt ...

Sich in die Brustwarzen kneifen
Wie bitte ...? Bei mir hat das gar nichts gebracht; ich merkte nur, dass sich mein Bauch danach ein bisschen zusammenzog. Aber irgendwie lustig war es schon.

Die Treppe runterfallen
Nein, nein und nochmals nein. Verstanden?

Rizinusöl
Nein. *Eine sehr schlechte Idee.* Hebammen benutzten dieses Hausmittel ganz früher, als die Leute noch von nichts eine Ahnung hatten; doch inzwischen wird dringend davon abgeraten. Ich war irgendwann so verzweifelt, dass ich mir tatsächlich eine Flasche gekauft habe; aber nachdem ich sie ein paar Stunden lang angestarrt hatte, dachte ich mir: Wenn ich schon neun Monate lang auf dieses Baby gewartet habe, dann warte ich eben noch eine Woche länger.

SIND DAS JETZT SCHON
WEHEN?

Folgendes Gespräch führte ich mit einer Freundin, als ihr erstes Baby unterwegs war. Wir unterhielten uns gerade über die Geburt (was ich immer möglichst zu vermeiden versuche, weil ich dabei immer viel zu ehrlich bin, mich zu anschaulich ausdrücke und die Frauen dann reihenweise in Ohnmacht fallen); und sie hatte »ein paar Fragen« dazu. Offenbar war sie überzeugt davon, als Mutter dreier Kinder müsste ich ihr Auskunft geben können – was ja im Grunde plausibel ist. Aber wahrscheinlich hatte sie doch etwas anderes erwartet.

Gespräch unter Freundinnen

Freundin: Sag mal, wie ist das eigentlich mit den Wehen, Liz. Woran merkt man, wann's losgeht?

Ich: Mhmmm ... Keine Ahnung. Nach einer Weile kriegt man einfach mit, dass das wohl Wehen sind.

Freundin: Ja, aber woran? Wenn die Fruchtblase platzt oder was?

Ich: Weiß nicht. Meine Fruchtblase ist nie geplatzt.

Freundin: Nie? Wie kann man denn Wehen bekommen, ohne dass die Fruchtblase platzt?

Ich: Keine Ahnung; aber bei mir war es so. Ich hatte drei Wochen lang Vorwehen ...

Freundin: Was ist das denn?

Ich: Na ja, das sind keine richtigen Wehen, aber so ähnlich. Fühlt sich wie Wehen an, sind aber keine.

Freundin: Oh.

Ich: Also, eines Tages waren die etwas stärker als sonst und taten auch mehr weh. Und da dachte ich mir: Das müssen jetzt wohl die richtigen Wehen sein.

Freundin: Na gut. Und woher weiß man dann, wann man in die Klinik muss? Ich habe es immer noch nicht kapiert.

Da blieb mir nichts anderes übrig, als meiner verwirrten, besorgten Freundin zu berichten, dass ich gar nicht in die Klinik fuhr, als meine richtigen Wehen einsetzten. Stattdessen beschloss ich, um mich von den Schmerzen abzulenken, mir im Kino *Der talentierte Mr. Ripley* anzuschauen (das war im Jahr 1998). An ihrer Miene konnte ich ablesen, dass das auch nicht die gewünschte Antwort war.

Vielleicht sollte ich mal ein paar Dinge klären. Wehen sind ziemlich merkwürdig und absolut unberechenbar. Wann und wie sie einsetzen und dann zum glorreichen Ende führen, diese Entscheidung liegt einzig und allein bei Ihrem Baby und Ihrem Körper – **wobei das Baby eindeutig das letzte Wort hat.**

Wehen und Geburt verlaufen bei jeder Frau anders: Keine kann sich aussuchen, wie es bei ihr sein wird, egal, wie viele schlaue Bücher sie gelesen und wie viele teure Spezialisten sie um Rat gefragt hat. Nur einer Sache können Sie sich hundertprozentig sicher sein: Ihre Geburt verläuft mit Sicherheit nicht so, wie Sie sie erwartet oder geplant haben.

Falsche Wehen

Wenn die Natur das lustig findet, verstehe ich den Witz daran nicht. Es ist nämlich alles andere als lustig und führt höchstens dazu, dass Sie völlig von der Rolle, nervös und erschöpft sind, bevor es richtig losgeht. Eigentlich sind falsche Wehen so eine Art Mittelding zwischen Übungswehen und echten Wehen; genauer lässt sich das leider nicht erklären. In den letzten Wochen meiner Schwangerschaften hatte ich alle zehn Minuten sehr starke Kontraktionen; das ging stundenlang so und legte sich dann allmählich, nur um anderntags wieder loszugehen. Langsam bekam ich schon im Voraus Angst vor der nächsten »Trainingseinheit«, denn das tat richtig weh und war sehr anstrengend. Damals wusste ich ja noch nicht, dass das ein Klacks war im Vergleich zu dem, was noch kommen sollte ... Und als die Wehen dann tatsächlich losgingen, glaubte ich nicht mehr daran, weil ich schon so daran gewöhnt war, dass mein Körper mich an der Nase herumführte.

Echte Wehen

Jetzt signalisiert das Baby, dass es keine Lust mehr hat, Sie mit falschen Wehen auf den Arm zu nehmen, und bald raus will. Bei folgenden Anzeichen könnte es sich um echte Wehen handeln:

Zeichnungsblutung

So eine Art dickflüssiger Schleim mit Blut dabei. Igittigitt ... Sollten Sie einen kleinen Pfropfen aus rosafarbenem oder bräunlichem, geleeartigem Schleim in Ihrem Höschen entdecken, geht es wahrscheinlich demnächst los. ABER nicht unbedingt gleich: Es kann schon noch ein paar Tage dauern, bis das Baby endlich kommt. Also bleiben Sie ruhig und rennen nicht gleich los zu Ihrer Kliniktasche.

Ein plötzliches Gefühl der Erleichterung

Das passiert manchmal schon ganz am Anfang der Wehen: Plötzlich haben Sie das Gefühl, dass Ihr Bauch sich abgesenkt hat. Das bedeutet, dass Sie leichter atmen und endlich auch mal wieder mehr als zwei Bissen zu sich nehmen können, ohne sich knallvoll zu fühlen. Das kommt daher, dass der Kopf des Babys sich jetzt ins Becken (also in die Geburtsposition) schiebt. ABER: In Folgeschwangerschaften kann das Kind seine Position danach auch wieder ändern. Falls Sie nicht zum ersten Mal schwanger sind, freuen Sie sich also nicht zu früh, wenn Sie merken, dass der Kopf Ihres Babys nach unten gerutscht ist. Ihr kleiner Schlingel kann es sich immer noch anders überlegen.

Die Fruchtblase platzt

Typische Hollywood-Szene: Sie sitzen mit Ihrem Partner bei einem romantischen Abendessen, und plötzlich rauschen gefühlte 20 Liter Flüssigkeit an Ihren Oberschenkeln herunter, das Ganze untermalt von einer Fanfare. Richtig? Falsch. Meine Fruchtblase ist noch nie von selbst geplatzt – kein einziges Mal! –, und ich war darüber immer bitter enttäuscht. Falls sie doch platzen sollte, fühlt es sich aber wohl eher so an, als hätten Sie in die Hose gemacht, und ist längst nicht so dramatisch.

Kontraktionen

Es sind nur dann echte Wehen, wenn sie regelmäßig kommen und häufiger werden. Sie merken es schon, wenn Sie richtige Wehen kriegen. Mehr kann ich dazu nicht sagen – außer: Wenn Sie es nicht merken, haben Sie ein Riesenglück und sollten das unbedingt vor den Freundinnen verschweigen, die bei der Geburt ihrer Babys 30 Stunden lang Höllenqualen durchstanden. So wie ich. Irgendwann merken Sie, dass die Wehen ziemlich regelmäßig kommen und immer stärker werden. Vielleicht überlegen Sie dann, ob Sie die Zeitabstände zwischen den Wehen messen sollen. Aber das ist gar nicht so einfach, wie man denkt: Denn vor lauter Erleichterung vergisst man, sobald der Schmerz nachlässt, sich die Uhrzeit aufzuschreiben, und fängt hinterher wild an herumzuschätzen, was nur zu Verwirrung und Panik führt. A propos …

Panik

So gehen Sie »Tank leer, Kliniktasche nicht gepackt, kein Plan«-Katastrophen aus dem Weg: In den meisten einschlägigen Ratgebern steht, dass man einen Testlauf machen sollte: Messen Sie genau, wie viel Zeit Sie ab dem Startschuss (ein gellender Schmerzensschrei in der Küche) brauchen, um sich die Tasche zu schnappen, ins Auto zu springen, 20 Minuten lang im Stau zu stecken, sich zu streiten und schließlich am falschen Eingang der Klinik anzukommen.

Im Grunde macht das aber kaum Sinn, weil Ihr Baby mit ziemlicher Sicherheit mitten in der Nacht kommt, wenn Sie sowieso nicht klar denken, die Hälfte Ihrer Sachen vergessen und auf den Straßen kein Verkehr ist, was die Fahrzeit erheblich verkürzt (und das Bußgeld wegen einer Geschwindigkeitsüberschreitung drastisch erhöht).

Ja, Vorbereitung ist das halbe Leben!

Aber an ein paar Dinge sollten Sie vielleicht doch denken, damit die letzten hektischen Minuten zu Hause etwas reibungsloser ablaufen:

- Packen Sie Ihre Kliniktasche schon ein paar Wochen vor dem voraussichtlichen Geburtstermin.

- Überprüfen Sie, ob Sie noch genügend Benzin im Tank haben. Und Öl. Und zwar jeden Tag.

- Besprechen Sie den Ablauf mit Ihrem Partner. Was tun, wenn er noch im Büro ist? Weiß er, wo die Kliniktasche steht? Denkt er daran, den Babysitz mitzubringen? Weiß er, dass Sie es in Wirklichkeit gar nicht so meinen, wenn Sie ihm sagen, dass Sie ihn hassen?

- Stellen Sie einen Notfallplan für die Fahrt in die Klinik auf. Für den Fall, dass Ihr Mann nicht da sein sollte, planen Sie als eiserne Reserve ein oder zwei Freunde ein, die Sie fahren können. Am besten jemanden mit wasserdichtem Bezug auf dem Beifahrersitz und einem dicken Fell, damit er Ihre Flüche und Beschimpfungen erträgt.

IHR GEBURTSPLAN:
IMPROVISIEREN IST ALLES

Von dem schottischen Dichter Robert Burns stammen die berühmten Worte: »Der beste Plan, ob Maus, ob Mann, geht oftmals ganz daneben.« Im übertragenen Sinne heißt das: »Vergiss den Geburtsplan – es kommt, wie es kommt.«

Ein Geburtsplan ist tatsächlich ein guter – sagen wir – Plan, solange Sie nicht vorhaben, sich auch daran zu halten. Es gibt schon einen guten Grund, diesen Plan mit Ihrer Hebamme und Ihrem Partner durchzusprechen: Dadurch wird Ihnen bewusst, was alles passieren könnte und welche Entscheidungen Sie unter Umständen treffen müssen. Außerdem können Sie bei dieser Gelegenheit alles fragen, was Sie auf dem Herzen haben. Zum Beispiel: »Was kann man tun, damit das Baby möglichst schnell und schmerzlos kommt?«

Doch egal, wie genau Sie alles vorausgeplant haben – welche Arzneien, Gebärpositionen oder Begleitmusik Sie bevorzugen –, die Geburt läuft mit ziemlicher Sicherheit nicht so wie geplant. Der beste Überlebenstipp, den ich Ihnen geben kann, lautet:

Rechnen Sie nicht damit, dass irgendetwas planmäßig läuft. Machen Sie sich darauf gefasst, Ihren Plan immer wieder ändern zu müssen.

Wenn Sie mit dieser Einstellung an die Geburt Ihres Kindes herangehen, geraten Sie nicht mehr so aus der Fassung, wenn etwas schiefläuft.

Wie meine Geburten völlig aus dem Ruder liefen

Meine erste Geburt

Der Plan: So schnell wie möglich; keine Medikamente; Baby nicht allzu groß.

Die Realität: 36 Stunden Wehen; Pethidin, PDA, Lachgas (gibt es in Großbritannien); Baby 4200 Gramm schwer (das ist ziemlich viel). Hebammen hervorragend – totales Glück!

Geburt Nummer zwei

Der Plan: So schnell wie möglich; sofort PDA; Baby nicht zu groß.

Die Realität: 17 Stunden Wehen; keine Medikamente (es war keiner da, der mir eine PDA setzen konnte); Baby 3700 Gramm schwer. Hebamme gnadenlos.

Geburt Nummer drei

Der Plan: Keine langen Wehen; sofort PDA; kleineres Baby. Eine nette Hebamme.

Die Realität: Neun Stunden Wehen (inklusive Familienausflug ins Kino, um »Pippi Langstrumpf« anzuschauen); keine Medikamente; Baby 4000 Gramm schwer. Hebamme ein Engel.

Sie sehen: Der beste Plan geht tatsächlich fast immer daneben. Sie hatten ja so recht, Mr. Burns!

WAHL VON GEBURTSORT
UND -ART

Das bedeutet leider nicht, dass Sie zwischen »leicht« und »schwer« aussuchen können. Wenn das so wäre, gäbe es wahrscheinlich einen ziemlichen Run auf die leichten Geburten, und die schweren würden den Laden hüten. Es bedeutet nur, dass Sie vorher versuchen zu entscheiden, wie und wo Sie Ihr Baby zur Welt bringen möchten. Natürlich hat man am Ende oft doch keine Wahl, weil Komplikationen auftreten, weil man vergessen hat, eine Badewanne in der Klinik zu reservieren, oder weil sich Ihr Junior ausgerechnet auf der Fahrt anmeldet, sodass Ihnen nichts anderes übrig bleibt, als ihn auf dem Rücksitz des Autos Ihrer besten Freundin zur Welt zu bringen.

Aber warum sollen Sie sich nicht den Spaß gönnen, wenigstens einen Plan für Ihre Geburtsmethode aufzustellen? Das lenkt Sie ein wenig ab.

Zu Hause

Ich persönlich – und das Folgende ist wirklich nur meine persönliche Meinung – würde niemandem zu einer Hausgeburt raten. Es kann zwar durchaus sein, dass Sie Ihr Kind dann doch zu Hause zur Welt bringen müssen; aber aus verschiedenen Gründen meine ich, dass Sie diese Entscheidung sehr sorgfältig überdenken sollten. In praktischer Hinsicht kann eine Hausgeburt sehr viel umständlicher sein als eine Entbindung in der Klinik.

Folgende Punkte sollten Sie berücksichtigen:

● Sie werden ungefähr 20 Handtücher und Laken für Schweiß und Blut benötigen; das alles muss hinterher wieder gesäubert werden, und dazu haben Sie selbst sicherlich nicht die Kraft, wenn Sie sich um ein Neugeborenes kümmern müssen. Das müssen Ihr Mann, die Hebamme, eine Freundin oder wer auch immer erledigen.

● Außerdem klingelt während der Geburt bestimmt das Telefon, und irgendjemand hört Sie kreischen wie eine Katze, die gerade stranguliert wird.

● Eine Hausgeburt kommt nur infrage, wenn unter den bei Hausgeburtshebammen üblichen Kriterien keine Risiken für Schwangere und Baby bestehen. Wenn die Hebamme bemerkt, dass bei der Geburt etwas nicht regelrecht laufen wird, wird sie die Mutter sofort in die Klinik verlegen. Meine Bedenken dabei: Falls Sie plötzlich dringend medizinische Hilfe benötigen, sind Sie und Ihr Baby in erheblicher Gefahr, wenn man Sie nicht umgehend in die Klinik bringen kann.

Dieser letzte Punkt ist sehr, sehr, SEHR wichtig. Ja??!
Zwei meiner Kinder wären unter Umständen in ernste Lebensgefahr geraten, wenn ich nicht innerhalb von Minuten – und ich meine Minuten – medizinisch versorgt worden wäre. Bedenken Sie das. Warum sollte man sein Kind einem Risiko aussetzen? Ja, ich weiß, in der Klinik ist es nicht schön, es ist umständlich hinzukommen, man muss sein Kind vor lauter Leuten zur Welt bringen, und der Tee schmeckt einfach widerlich. Aber eine Geburt ist nun mal eine sehr riskante Angelegenheit; warum also sollten Sie Ihr Baby nicht da bekommen, wo Sie beide am besten medizinisch versorgt sind?

Natürlich kenne ich viele Frauen, bei denen die Hausgeburt wunderbar lief und die heute noch davon schwärmen. Aber die möglichen Risiken sollten doch sehr genau erwogen werden; und für mich persönlich wiegen sie schwerer als die Vorteile.

Wassergeburt

Viele Frauen finden die wohltuende, beruhigende Atmosphäre einer Geburt in der Badewanne verlockend. Aber seien Sie gewarnt:
● Falls Sie lange im Wasser bleiben möchten, sehen Sie bei der Geburt aus wie eine 90-jährige sonnengetrocknete Tomate.

● Während der Wehen verlieren Sie unter Umständen die Kontrolle über Ihren Darm und sitzen dann in einer Wanne, in der allerlei Unappetitliches herumschwimmt. Die Hebamme ist darauf vorbereitet.

● Im Wasser wird man Ihnen weder eine PDA legen noch Dolantin spritzen können.

Aktive Geburt

Möglichst viel Bewegung während der Wehen kann die Schmerzen lindern und hilft Ihrem Baby außerdem, in die richtige Richtung zu rutschen. Babys haben nämlich die unangenehme Eigenschaft, immer wieder zu vergessen, was sie tun sollen (Du sollst da raus, Dummerchen! Komm endlich raus!), und dadurch können sich die Wehen zwischendurch verlangsamen. Wenn Sie herumlaufen und aktiv bleiben, unterstützen Sie es dabei, sein konfuses kleines Gehirn auf seine Aufgabe zu fokussieren. Gleichzeitig lenken Sie sich dadurch von der unglaublichen Tatsache ab, dass Sie gerade ein Kind zur Welt bringen. Wenn Sie eine PDA brauchen oder Sie überwacht werden müssen, können Sie vielleicht nicht so aktiv sein, wie Sie gerne möchten. Also bestehen Sie darauf, dass die Hebamme Ihnen alles erklärt, was gerade mit Ihnen passiert, und sagen Sie ihr, dass Sie so viel wie möglich auf den Beinen sein möchten.

Ein Wort zur Hebamme

Die meisten Hebammen, die ich kennenlernte, waren äußerst liebevolle Frauen mit viel Humor, die den Schwangeren gern zu einer angenehmen und sicheren Geburt verhelfen wollten – soweit das unter den Umständen eben möglich ist.

Sie (oder er – meistens ist es auch heute immer noch eine Sie) betreut Sie während der Wehen bis zum Schluss: Sie achtet darauf, dass alles gut läuft, tröstet Sie, hilft Ihnen, erklärt, was für Schmerzmittel Sie bekommen dürfen, sagt Ihnen, wie weit das Baby schon ist, und holt einen Arzt, wenn Sie einen brauchen.

Sie ist aber NICHT dazu da, sich beschimpfen oder schlecht behandeln zu lassen. Vielleicht erstaunt es Sie, dass ich das überhaupt erwähne; aber glauben Sie mir: Wenn ein 4000 Gramm schweres Baby und eine 3000 Gramm schwere Plazenta Ihnen fast die Eingeweide aus dem Leib reißen, tun Sie unter Umständen Dinge, die Sie vorher für unmöglich gehalten hätten. Auch ich habe schon Hebammen angeschrien, und es soll sogar Frauen geben, die in besonders schmerzhaften Augenblicken nach ihrer Hebamme schlugen. Leider sind selbst extreme Schmerzen keine annehmbare Entschuldigung für so ein Verhalten. Wenn Sie in der Lage dazu sind, denken Sie bitte daran, wie viel Mühe sich diese Frau für Sie gibt und dass sie wirklich ihr Bestes tut, um Ihr Baby möglichst schnell und sicher auf die Welt zu holen.

Es gibt allerdings auch Alptraum-Hebammen. Sollten Sie das Pech haben, an einen dieser bereits erwähnten unsensiblen, unattraktiven, matronenhaften Drachen zu geraten – der Ihnen rät, auf Schmerzmittel zu verzichten, oder Sie darauf aufmerksam macht, dass Sie etwas aufgeschwemmt wirken, dann dürfen Sie ihm ruhig die Meinung geigen. Ich hatte bei meiner zweiten Entbindung so eine Hebamme und bin bis heute davon überzeugt, dass mir diese Frau die Geburt meines Kindes sehr schwer und stressig machte.

DIE WAHRHEIT TUT WEH (DAS IST DIE REINSTE WAHRHEIT, ALSO …)

Mein Lebensweg führte mich durch die »Gut-informiert-ist-gut-vorbereitet«-Schule. Insofern ist es mir eine innere Verpflichtung, Sie darüber aufzuklären, wie es ist, ein Kind zu bekommen. Das dauert sicher nicht lange, kann aber wehtun …

Für mich verhält es sich dabei so, als würde Mutter Natur einem den Stinkefinger zeigen und sagen: »Tja, meine Damen, ich habe euch Kurven, Intelligenz, Sensibilität, große Schönheit, Sinnlichkeit und multiple Orgasmen beschert; aber jetzt bin ich echt fertig und habe null Lust, mir auch noch den Kopf darüber zu zerbrechen, wie ihr auf möglichst angenehme Art eure Kinder zur Welt bringt. Ich weiß, es ist ein ziemlicher Blödsinn: Aber ich habe beschlossen, dass ein Baby neun Monate lang in euren Körpern wachsen soll, bis es eine unhandliche Größe erreicht hat; und dann soll es rauskommen. Ob das wehtut? Ja aber klar, tut das weh; aber ich habe euch ja schon gesagt: Ich bin jetzt wirklich hundemüde, also müsst ihr damit leben.« Na denn prost.

Ein Kind zu bekommen tut tatsächlich weh. SEHR WEH. Eigentlich unbeschreiblich weh. Aber schließlich stehen das Tausende von Frauen jeden Tag durch, also schaffen Sie es auch!

Ein paar Tatsachen über Geburtsschmerzen

Wenn Sie es noch nie durchgemacht haben, können Sie sich gar nicht vorstellen, wie schmerzhaft es ist. Und so sorgt Mutter Natur dafür, dass wir nicht binnen einer Generation aussterben:

Sobald es vorbei ist, hört der Schmerz fast sofort auf, und Sie wären bereit, das Ganze eine Woche später wieder durchzumachen. Seltsam, oder? Und danach haben Sie ein Baby. *Ihr* Baby. Ihr ganz eigenes, winziges, vollkommenes, schönes, wunderbares, unglaubliches, unvergleichliches Baby. Es gibt auf der ganzen Welt keinen Schmerz, den es sich dafür nicht zu ertragen lohnte. Dafür könnte man das Ganze glatt noch eine

Million Mal durchstehen. Ehrlich. Nun, da Sie das alles wissen, haben Sie wahrscheinlich noch mehr Angst vor der Geburt als vor fünf Minuten (tut mir wirklich leid, meine Damen); aber ich hoffe, dass Sie sie jetzt wesentlich besser *überleben*. Und darum geht es in diesem Buch schließlich – ums Überleben! Außerdem gibt es auch eine gute Nachricht: Wahrscheinlich wird es gar nicht so schlimm, und Sie sind hinterher angenehm überrascht, wie gut alles gelaufen ist. Egal was kommt – ich wünsche Ihnen alles Glück der Welt!

Bitte beachten Sie:
Was ich Ihnen gerade erzählt habe, beruht auf *meinen* Erfahrungen bei den Geburten meiner drei Kinder. Meinem Empfinden nach tat es weh. ABER es gibt auch Frauen, die dabei gar keine so großen Schmerzen haben. Es ist wirklich ein großartiges Ereignis; also rechnen Sie bitte nicht mit Höllenqualen. Und wenn es dann doch anfängt, richtig weh zu tun, können Sie mich immer noch verfluchen und Schmerzmittel nehmen.

Kostenlose Schmerzmittel! Kostenlose Schmerzmittel! (Immer her damit ...)

Es gibt keinen Preis für das Durchstehen einer schmerzhaften Geburt. Vielleicht wurde den stoischen Müttern, die eine natürliche Geburt über sich ergehen lassen mussten, früher glühende Bewunderung zuteil; aber heutzutage muss keine Frau mehr Komplexe entwickeln, nur weil sie versucht, sich das Leben so angenehm wie möglich zu machen.
Deshalb will ich Ihnen nun einen TIPP geben: NEHMEN. SIE. DIE. MEDIKAMENTE. Es hat absolut keinen Sinn, sie abzulehnen, wenn man sie Ihnen anbietet; und sobald Ihre höllischen Schmerzen etwas nachlassen, werden Sie froh über sie sein. Hier eine kurze Erklärung des À-la-carte-Menüs im Kreißsaal.

PDA

Ich will Ihnen die Details lieber ersparen, weil ... Okay, okay, hier sind sie: Man steckt Ihnen eine gebogene Hohlnadel zwischen die unteren Rückenwirbel, injiziert ein Betäubungsmittel, und Ihr ganzer Unterleib fühlt sich taub an. Sehen Sie? Es macht schon etwas Angst, lohnt sich aber: Eine Periduralanästhesie fühlt sich nämlich so an, als erlebten Sie die besten, längsten, intensivsten Orgasmen Ihres Lebens alle noch mal nacheinander. Wirklich. Dieses Gefühl der Erleichterung, Ekstase, Ruhe, Freude und Liebe – die Quintessenz aller herrlichen, glücklich machenden Empfindungen – stellt sich genau in der Sekunde ein, in der das himmlische Betäubungsmittel in Ihrem Blut kursiert, und es hält so lange an, wie der Nachschub reicht.

ABER eine PDA hat auch ein paar Nachteile, über die Sie sich im Klaren sein sollten:

● Nach der Injektion müssen Sie wahrscheinlich liegen, was den Verlauf der Wehen etwas verlangsamen kann.

● Wenn das Baby schon kurz vor dem Rauskommen ist, wird man Ihnen vermutlich raten, darauf zu verzichten, damit die Wehen sich nicht wieder verlangsamen.

● Der Herzschlag des Babys muss ständig überwacht werden. Manche Frauen empfinden das als unangenehm und beengend.

● Man spürt zum Schluss den Pressdrang nicht, was sehr frustrierend sein kann.

● Es besteht ein höheres Risiko, dass das Baby per Zange oder Saugglocke geholt werden muss.

Aber abgesehen davon ist die Aussicht, sämtliche Orgasmen Ihres Lebens unmittelbar hintereinander zu genießen, doch immer noch sehr verlockend, oder nicht?

Mobile PDA

Bei dieser noch relativ neuen Technik sind Sie zwar völlig schmerzfrei, können aber trotzdem herumlaufen. Genial. Das ist die beste Betäubungsmethode für das Anfangsstadium der Wehen. Leider bieten viele Krankenhäuser sie noch nicht an, also erkundigen Sie sich lieber vor Ihrer Anmeldung.

Pethidin oder Dolantin

Wenn Sie noch nie halluzinogene Drogen genommen haben und Lust auf einen kostenlosen Trip haben, ist Pethidin oder Dolanthin die Lösung. Dabei handelt es sich um ein Schmerzmittel, das so ähnlich wirkt wie Morphin und außerdem einen entspannenden Effekt hat. Sogar sehr entspannend: Ich nahm unter Einwirkung dieses Zeugs ein Bad und hörte zwei Stunden lang Radio ... Kann mich aber an nichts mehr erinnern, weil ich auf einem Trip war. Super.

Hier die Nachteile:

● Man kann von dem Mittel sehr müde werden; vielleicht wird Ihnen sogar schlecht.

● Das Mittel wandert in die Plazenta; manche Babys werden davon nach der Geburt atemdepressiv und müssen dann kinderärztlich versorgt werden.

● Es kann die Wehen verlangsamen.

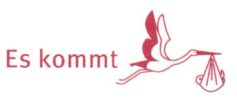

ES KOMMT

Der Augenblick, in dem Ihr Kind auf die Welt kommt und plötzlich kein Bauch mehr ist, sondern ein Baby, entspricht nie so ganz den eigenen Erwartungen oder Hoffnungen. Babys schweben nur selten wie Engel durch den Kreißsaal und sehen auch weder hübsch noch rosig aus, wenn sie rauskommen. Der Moment der Geburt fühlt sich so an, als würde Ihnen jemand einen heftigen Hieb in die Magengrube verpassen. Vielleicht fühlen Sie sich dabei auch völlig leicht und leer und bekommen kaum ein Wort heraus.

Manche Frauen beschreiben den Moment so, als hätten sie gerade eine Melone herausgequetscht. Die Erleichterung danach ist so intensiv, dass ich jedes Mal ein bis zwei Minuten lang einfach nur lachte.

● **Wenn Ihr Kind per Kaiserschnitt auf die Welt kommt,** ist das Geburtsgefühl vielleicht etwas weniger befriedigend; trotzdem ist es wunderbar, dass das Baby jetzt da ist und die Wehen vorbei sind.

● **Machen Sie sich keine Sorgen, wenn Sie hinterher einfach nur benommen daliegen möchten,** statt Ihr Baby gleich anzuschauen und in den Arm zu nehmen. Das ist gar nicht so selten und bedeutet nicht, dass Sie Ihr Kind nicht lieben. Nachdem Sie sich ein paar Minuten lang von der Geburt erholt haben, sind Sie dann auch bereit, Ihrem Kleinen hallo zu sagen.

● **Neugeborene sind bei der Geburt leicht bläulich,** bis der Sauerstoff ihre Lungen und ihr Blut erreicht. Kein Grund zur Panik! (Vor allem Väter sollten darauf vorbereitet sein, denn sie sehen ja oft, wie das Baby herauskommt. Manche kriegen bei diesem Anblick einen Riesenschrecken.)

● **Geraten Sie nicht in Panik, wenn Ihr Baby nicht sofort schreit!** Ich kann mich nicht daran erinnern, dass irgendeines meiner Kinder nach der Geburt überhaupt geschrien hätte – wahrscheinlich waren sie alle noch viel zu erschöpft. Auf mich machten sie immer einen sehr ruhigen und friedlichen Eindruck.

● **Vielleicht merken Sie nicht mal, dass das Baby schon draußen ist.** Wenn Sie genauso durcheinander sind wie ich zum Schluss, wären Sie wahrscheinlich auch nicht verwundert, wenn Sie einen Flamingo geboren hätten. Ich musste immer mehrmals nachfragen, ob jetzt alles vorbei war und was ich bekommen hatte.

Nach der Geburt

Auch wenn Sie glauben, jetzt alles hinter sich zu haben, passiert gleich nach der Entbindung noch eine ganze Menge:

● Die Plazenta kommt in einer Wehe heraus. Ich habe sie jedes Mal völlig vergessen, weil ich zu beschäftigt damit war, mein Baby anzugucken und so weiter. Es tut ziemlich weh, aber längst nicht so wie die Geburt.

● Jemand schneidet die Nabelschnur durch. Das muss nicht unbedingt Ihr Partner sein; denn manchmal ist das etwas kompliziert, oder vielleicht musste er gerade mal rausgehen, um die Fußballergebnisse zu hören. Wenn Sie beide sich nicht sicher sind, ob er das wirklich tun soll, versuchen Sie nichts zu erzwingen. Manche Männer sind etwas zartbesaitet; und manche jungen Mütter sind der Meinung, für den Rest ihres Lebens genug ertragen zu haben.

● Nach einem Dammschnitt oder Dammriss müssen Sie vielleicht genäht werden. Das kann ziemlich schmerzhaft sein, ist aber vor allem lästig: Da freuen Sie sich nun, dass die Geburt endlich vorbei ist, und jetzt stochert schon wieder jemand an Ihnen rum und tut Ihnen weh.

● Vielleicht zittern Sie wie Espenlaub. Das liegt am Adrenalin, das Ihr Körper nach der Geburt ausschüttet. Ich habe jedenfalls immer gezittert, mich schwach gefühlt und erbärmlich gefroren.

● Aus dem gleichen Grund wird Ihnen jetzt vielleicht auch wieder schlecht. Bei mir war das jedes Mal so.

● Sie nehmen Ihr Baby in den Arm. Und Ihr Leben ändert sich für immer. Aaaaaaah.

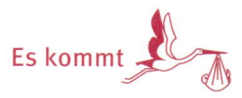

Das war's: Jetzt sind Sie dran

»3. Januar. In der Klinik.

Ich liege in einem großen Krankenhausbett. Einen halben Meter von mir entfernt schläft mein Baby in seinem Bettchen, atmet schnell und seufzt ab und zu. Sie ist viel größer, als ich gedacht hatte, hat rote, fleckige Haut und jede Menge Kratzer im Gesicht. Das schwarze, verstrubbelte Haar klebt an ihrem Kopf; sie hat große dunkelblaue Augen, ein niedliches Stupsnäschen und runde Backen. Die Haut an ihren Händen ist schuppig, und ihre Fingernägel sind richtig lang und scharf. Sie ist wunderschön – vollkommen. Aber ich weiß eigentlich noch gar nicht richtig, wer sie ist. Kennt sie mich? Kann sie mich schon erkennen? Wird sie mich mögen? Ich würde sie am liebsten dauernd ansehen, beschnuppern und küssen. Hoffentlich hat sie mich auch lieb. Ich will alles tun, um sie glücklich zu machen, und immer für sie da sein. Ich kann es gar nicht erwarten, dich kennenzulernen, meine kleine Emily.«

Sobald Sie es endlich hinter sich haben, **sind Sie von einer Sekunde zur anderen plötzlich Mutter!** Herzlichen Glückwunsch, lassen Sie sich umarmen, gut gemacht und so weiter. Der einfachste Teil liegt hinter Ihnen. Jetzt müssen Sie nur noch da sein, alles Nötige tun und Ihr Kind für den Rest Ihres Lebens jeden Tag liebhaben. Eigentlich ein Kinderspiel.

Falls das nicht der Fall sein sollte, will ich Ihnen nun ein paar Tipps geben, wie Sie die beglückendste Reise Ihres Lebens überstehen, ohne allzu oft vom Pferd zu fallen – und ohne den Verstand zu verlieren. Das ist doch echt nett, oder?

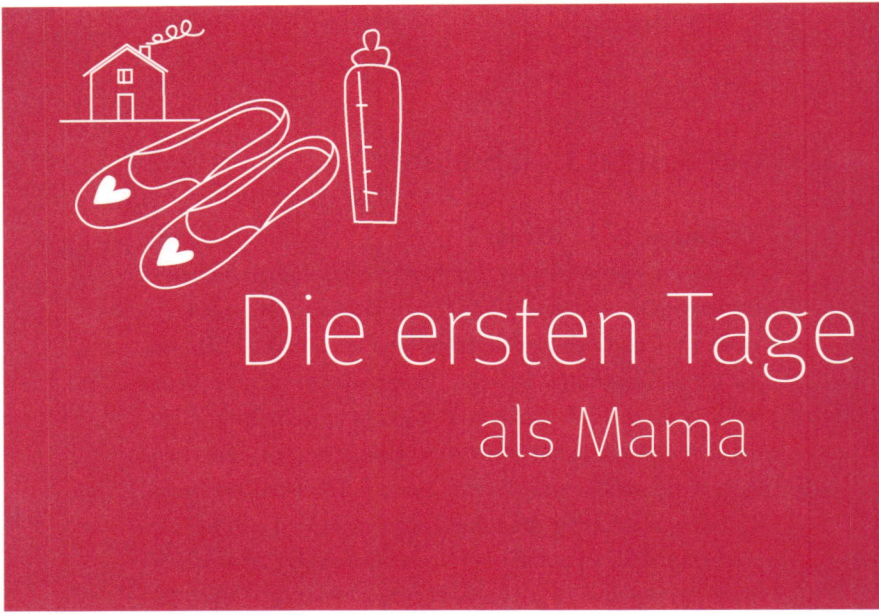

Die ersten Tage
als Mama

Die ersten Wochen im Leben einer jungen Mama sind zu verwirrend, als dass ich sie Ihnen aufschlüsseln könnte. Außerdem hat es jetzt sowieso noch nicht viel Sinn, ins Detail zu gehen. Denn der Anfang bedeutet eine enorme Umstellung, ein Wechselbad der Gefühle und erfordert großes körperliches Durchhaltevermögen.

Der Anfang ist am allerschwersten. Falls Ihnen irgendjemand weismachen will, dass von jetzt an alles immer noch anstrengender wird, machen Sie sich bewusst:

Es wird nicht noch anstrengender.

Es ist die anstrengendste Phase des Mama-Seins. Also halten Sie durch, und klopfen Sie sich auf die Schulter, sobald Sie es hinter sich haben. Danach wird es leichter; und das geht los, sobald Ihr Baby ungefähr ein halbes Jahr alt ist.
Ich rege mich immer ziemlich auf, wenn ich höre, wie erfahrene Mütter von drei oder vier Kindern einer Erstlingsmutter selbstgefällig erklären,

»wie einfach mein Leben war, als ich nur eins hatte«. Natürlich ist es einfach, nur ein Kind zu haben, wenn man an vier gewöhnt ist; aber wenn man bisher gar keins hatte, ist schon dieses eine Baby kaum zu bewältigen!

DIE ERSTEN
24 STUNDEN

Ihre ersten 24 Stunden als Mama sind wahrscheinlich das Durchgeknallteste, was Sie je erlebt haben. Erstens schwirrt Ihnen von Medikamenten und Hormonen vielleicht immer noch der Kopf; zweitens ist alles für Sie noch neu und seltsam.

Keine Mutter sollte Ihnen einreden, dass das Leben mit einem Kind einfach ist. Der Sprung von null Kindern zu einem Kind ist der größte Umbruch, den Sie je erleben. Wenn Sie das überstanden haben, spielt es kaum eine Rolle, wie viele Babys Sie noch aus sich rausquetschen – das Schwierigste haben Sie hinter sich.

Nun will ich ein paar Dinge mit Ihnen besprechen, die Sie in Ihren ersten Tagen und Wochen als Mama möglicherweise erleben werden. Manches davon ist fantastisch, manches furchtbar – aber es ist alles völlig normal.

Auf Folgendes sollten Sie gefasst sein:

● **Nachblutungen:** Vielleicht haben Sie Glück und keine Blutungen; aber die meisten Frauen bluten in den ersten ein bis zwei Tagen jede Menge dieser Riesenbinden und dazu auch noch den größten Teil des Bettzeugs durch – und das wahnsinnig schnell.

● **Schwäche:** Ich weiß noch, wie ich mich stoisch auf den Weg zur Toilette machte, entschlossen, keine Hilfe zu brauchen – pah! – und nach zehn Schritten zusammenbrach. Niederschmetternd? Kann man wohl sagen.

● **Schweißausbrüche:** Als ob Sie nicht schon fertig genug sind, werden Sie nach der Entbindung vielleicht auch viel schwitzen. Mir lief der Schweiß in Bächen herunter. Deshalb ist es sinnvoll, Waschzeug und Feuchtigkeitscreme in die Klinik mitzunehmen – und Shampoo.

● **Vielleicht vergessen Sie, dass Sie ein Baby haben:** Momentan kommt Ihnen das wohl eher unwahrscheinlich vor; aber schließlich haben Sie vor der Geburt drei Tage lang nichts Ordentliches gegessen und kaum geschlafen und liegen schon wieder in so einem seltsamen, hässlichen, ungemütlichen Klinikzimmer; außerdem sind Sie immer noch erschöpft und irgendwie nicht ganz da. Da vergisst man vielleicht schon ab und zu mal, dass man jetzt ein Baby zu versorgen hat. Das bedeutet nicht, dass Sie eine Rabenmutter sind; außerdem sind zum Glück immer Krankenschwestern da, die Sie daran erinnern.

● **Alle möglichen Leute nerven Sie jetzt:** Hebammen, Kinderärzte, Besucher, Ihr Baby, noch mehr Hebammen – die Liste der Leute, die nach der Geburt etwas von Ihnen wollen, ist sehr lang; also sagen Sie ihnen offen und ehrlich, wenn Sie etwas Ruhe brauchen. Schließlich müssen Sie sich erst mal erholen und mit dem klarkommen, was in Ihrem Leben gerade passiert ist.

● **Vielleicht fühlen Sie sich jetzt himmelhoch jauchzend,** euphorisch, stark, unverwüstlich und rundum zufrieden. Das kommt sehr häufig vor und ist auf den Schwall an Glückshormonen zurückzuführen, die Ihr Körper nach so einer Tortur ausschüttet. Genießen Sie es!

● **Vielleicht beschleicht Sie aber auch ein überwältigendes Gefühl der Angst.** Diese Panik kann schon sehr bald einsetzen – vor allem, wenn Sie eine Nacht allein mit Ihrem Neugeborenen im Klinikzimmer verbringen. Ich rief meinen Mann in der ersten Nacht fünfmal an, nur um eine vertraute Stimme zu hören und mir versichern zu lassen, dass letztlich alles gut wird.

Tipp

Der erste Mama-Tag

Um ehrlich zu sein: Sie können nicht viel tun, um sich auf diesen ersten Mama-Tag vorzubereiten. Es ist alles so merkwürdig und beängstigend und schön und erstaunlich und anstrengend, dass Sie davon wie benebelt sein werden. Lassen Sie sich einfach darauf ein. Es ist der Anfang von – allem.

JETZT SIND WIR
EINE FAMILIE

Vielleicht müssen Sie sich erst mal daran gewöhnen, kein Paar mehr zu sein, das abends gemeinsam vor der Glotze sitzt, sondern eine richtige Familie. Bei mir hat es fünf Jahre gedauert, bis das Wort »Ehemann« sich für mich nicht mehr komisch anhörte (ehrlich gesagt: Ich finde es immer noch komisch). Und ich brauchte noch viel länger, um mich daran zu gewöhnen, dass ich jetzt die Mama von jemandem war und im Internet nach »Familienhotels«, »Familienautos« und »familienfreundlichen Restaurants« googelte.

Es ist schon ein großartiges Gefühl; aber es stellt sich nicht unbedingt gleich in den ersten 24 Stunden ein.

Instinkt? Von wegen!

Die Vorstellung, dass wir »instinktiv« wissen müssen, wie man als Mama ist, und dass uns das von Anfang an Spaß machen muss, nur weil wir über eine Gebärmutter verfügen, ist eines dieser empörenden Ammenmärchen, die extra erfunden wurden, damit wir Frauen uns hundeelend fühlen. Als ob wir nicht schon genug Gründe hätten, dass es uns richtig mies geht ...

Woher sollen Sie wissen, wie man Mutter ist?? Und warum sollte Ihnen das Spaß machen?? Woher sollen Sie wissen, wie man ein Baby stillt und wickelt und was man ihm erzählt? Nur weil Sie eine Gebärmutter haben?? Das ist absoluter Quatsch, also lassen wir das.

> *Eva, Mutter von Chloé (2):*
> *Der Druck, mütterliche Gefühle entwickeln und gleich auf Anhieb wissen zu müssen, wie man als Mama zu sein hat, war fast unerträglich. Dabei hatte ich keine Ahnung, wie ich das alles hinkriegen sollte. Das Erstaunliche ist, dass ich*

es doch geschafft und mich selber damit überrascht habe.
Ich hätte mir viele Falten ersparen können, wenn ich ein-
fach ein paar Wochen abgewartet hätte, wie sich die Sache
entwickelt.

Die meisten befreundeten Mütter sorgten sich genau wie ich darüber, nicht so toll mit einem kleinen Baby zurechtzukommen wie vermutlich eine »geborene Mutter«. Wir hatten Angst davor, uns unzulänglich, einfach dumm und wie Vollversagerinnen zu fühlen. Ich bin inzwischen schon seit 13 Jahren Mama und immer noch nicht sicher, ob ich irgendetwas richtig mache.

Als ich mein erstes Baby zum ersten Mal im Arm hielt, wusste ich nicht mal, wie ich die Kleine tragen sollte. Aber da war sie: winzig klein, samtweich, warm, in eine dicke Decke gewickelt. Sie schniefte ein bisschen, öffnete und schloss ihre kleinen Fäuste mit den zerbrechlichsten Fingerchen, die ich je gesehen hatte – und schaute mich aus ihren großen dunkelblauen Augen ruhig und aufmerksam an. Und das war es. **Von da an bedeutete Mama-Sein für mich einfach, jede Situation irgendwie hinzukriegen und immer das zu tun, was mir gerade richtig erscheint.** Wenn das »Mutterinstinkt« ist, habe ich vielleicht doch einen; aber ich kann mich nicht daran erinnern, ihn jemals gespürt zu haben oder mir seiner bewusst gewesen zu sein.

Selbst nach langjähriger Übung geben die meisten meiner Freundinnen zu, dass das Eltern-Sein für sie immer noch ein Buch mit sieben Siegeln ist; und wir haben alle unsere eigenen, sehr unterschiedlichen Methoden darin entwickelt. Es gibt nur eines, worüber wir uns alle einig sind, und das dürfte Sie aufheitern: Sie können nicht mehr tun als Ihr Bestes. Egal, wie wunderbar, instinktiv, katastrophal oder wechselhaft Ihre Mütterlichkeit ausgeprägt sein mag – Sie werden auf jeden Fall eine Menge falsch und eine Menge richtig machen, und Ihr Kind wird Sie lieben und hassen, egal was Sie anstellen.

So ist das nun mal mit dem Elternsein, und es wird im Lauf der Zeit nur selten einfacher oder übersichtlicher. Also versuchen Sie bitte einfach, sich keine Sorgen mehr zu machen. Es wird schon gut gehen!

Tipp

Die wichtigsten Überlebenstipps

- Denken Sie nicht mehr darüber nach. Das ist für Sie alles noch neu, verwirrend und beängstigend; also lassen Sie sich einen Monat Zeit, und warten Sie ab, wie es Ihnen dann geht.

- Achten Sie nicht zu sehr auf andere »perfekte Mütter«, denen alles leicht und locker von der Hand zu gehen scheint. Diese Frauen können sich einfach nur besser verstellen als Sie.

- Stellen Sie sich das Ganze vor wie einen Master-Abschluss in einem Fach, von dem Sie keine Ahnung haben. Wenn Sie nicht erwarten, auf das Muttersein *programmiert* zu sein, können Sie nur positiv überrascht werden, sobald sich herausstellt, dass Sie *doch* einiges wissen.

- Betrachten Sie alles, was Ihnen gelingt, als großen Erfolg und nicht für selbstverständlich.

- Denken Sie daran, dass Liebe Zeit braucht: Liebe auf den ersten Blick gibt es bei einem Baby genauso wenig wie bei einem Mann. Natürlich waren Sie und Ihr Baby vor der Geburt schon neun Monate »zusammen«; aber in Wirklichkeit sind Sie zwei einander völlig fremde Menschen, die jetzt miteinander auskommen müssen. Also lassen Sie sich Zeit mit dem Kennenlernen.

- Wenn Sie nach ein paar Tagen immer noch keine Liebe oder Verbundenheit zu Ihrem Baby spüren, sprechen Sie so bald wie möglich mit Ihrem Arzt oder Ihrer Hebamme. Es ist zwar normal, am Anfang nicht zu wissen, wie das mit dem Mama-Sein funktioniert; aber eine Abneigung gegen sein Baby zu haben, das ist nicht ganz so normal. Holen Sie sich Hilfe.

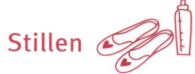

STILLEN

Stillen ist auch so etwas, das man angeblich »instinktiv« richtig macht, das in Wirklichkeit aber sehr kompliziert ist und gar nichts mit Instinkt zu tun hat. Ich hatte KEINE AHNUNG davon, bevor ich mein erstes Baby zu stillen versuchte; deshalb war ich sehr geschockt, als ich feststellte, dass es a) am Anfang äußerst schmerzhaft, b) ermüdend und c) gar nicht so einfach ist. Außerdem bekleckert man dabei alles mit Milch. Hier erst mal die gute Nachricht: Stillen ist die gesündeste, praktischste und wirksamste Methode, Ihr Baby zu ernähren. Wenn Sie stillen können, gibt es keinen vernünftigen Grund, es nicht zu tun. »Ja, aber das ist so unappetitlich« oder »Ich will hinterher keinen Hängebusen haben« sind unsinnige Ausreden, dumm und egoistisch.

● **Stillen ist die gesündeste Ernährungsweise, die es gibt.** Muttermilch enthält genau die Nährstoffe, die Ihr Baby braucht; und die Nährstoffzusammensetzung verändert sich genau seinen Bedürfnissen entsprechend. Das Beste daran ist, dass Sie nicht groß darüber nachdenken müssen – es geht alles von selbst! Wunderbar.

● **Durch das Stillen zieht sich Ihre Gebärmutter nach der Geburt schneller wieder zusammen.** Das ist gut, denn dadurch wird Ihr Bauch (etwas) flacher.

● **Es gibt nichts Besseres für eine enge Beziehung zu Ihrem Baby.** Wenn Ihr Baby beim Trinken zu Ihnen aufschaut, liegt in diesem Blick mehr Vertrauen, Liebe und Zusammengehörigkeit, als Sie sich vorstellen können. Das schweißt Sie beide fürs ganze Leben zusammen. Und die Erinnerung an solche Augenblicke kann über vieles hinweghelfen, zum Beispiel, wenn Ihr Dreijähriger den DVD-Spieler schrottet ...

● **Es ist einfach und geht schnell.** Sie müssen dazu nichts vorbereiten und auch nichts sauber machen: Muttermilch ist steril, warm und immer da für Ihr Baby. Falls Sie mit Ihrem Kind verreisen möchten, ist Stillen das Praktischste, was es gibt.

● **Männer können es nicht.** Zugegebenermaßen nicht gerade der beste Grund; aber je mehr Dinge uns das Gefühl geben, etwas Besonderes zu sein und gebraucht zu werden, umso besser. Vielleicht verdienen Sie nicht die Brötchen – aber dafür können Sie ein Baby ernähren.

ABER … Stillen kann sich sehr schwierig und stressig gestalten, und manchmal geht es auch gar nicht.

Es gibt verschiedene Gründe, warum manche Frauen ihr Baby nicht stillen können. Zum Beispiel:

● **Komplikationen** während oder nach der Geburt, durch die Sie von Ihrem Baby getrennt werden oder Medikamente einnehmen müssen, die in die Muttermilch übergehen.

● **Körperliche Einschränkungen.** Manche Frauen haben besonders geformte Brustwarzen, sodass das Baby keinen richtigen Halt findet. Nicht Ihre Schuld – einfach nur schade.

● **Ihre körperliche und seelische Verfassung.** Wenn Sie zu erschöpft sind, nicht richtig essen können oder an einer schweren postnatalen Depression leiden, kann die Milch ausbleiben. So etwas geht manchmal erstaunlich schnell und ist mir auch schon öfter für kurze Zeit passiert. Wenn Sie sich genügend Ruhe gönnen und sich gut ernähren, setzt der Milchfluss vielleicht wieder ein, aber leider nicht immer. Manchmal ist endgültig »der Hahn zu«.

Manche Babys bekommen den Dreh einfach nicht heraus, was die Situation nicht gerade vereinfacht: Da sitzen Sie mit nackter Brust, bereit zum Stillen; und Ihr Baby reckt nur vage den Hals in Richtung Ihres wogenden Busens, denkt aber gar nicht ans Trinken. Das Schlimmste daran: Je nervöser Sie dabei werden, umso schlechter stehen die Chancen, dass Ihr Baby es hinkriegt. Wenn es wirklich gar nicht klappt und Sie sich deshalb Sorgen machen oder ärgern, sprechen Sie so bald wie möglich mit Ihrem Arzt oder Ihrer Hebamme.

Hannah, Mutter von Rachel (4) und Ben (2):
Mich hat es sehr gewundert, wie schwierig so etwas im
Grunde doch ganz Natürliches ist. Aber meine Hebamme
sagte nur: »Warten Sie erst mal drei Wochen ab«; und sie
hatte recht. Am Anfang bluteten meine Brustwarzen, und es
tat furchtbar weh; doch irgendwann hatte ich den kritischen
Punkt überschritten, und es tat nicht mehr weh. Von da
an war das Stillen für mich ein ganz besonderes Erlebnis:
kuschelig, wunderschön und kinderleicht. Ich kann es jeder
Frau nur empfehlen. Versuchen Sie es immer wieder!

Eva, Mutter von Billy (11 Monate):
Ich weiß nicht, ob ich je darüber wegkommen werde, dass
ich Billy nicht stillen kann. Ich wollte es von Anfang an;
und als es dann nicht ging, weil ich eine schlimme Brust-
drüsenentzündung bekam und er es auch irgendwie nicht
richtig lernte, hatte ich das Gefühl, die erste Hürde auf dem
Weg zum Mama-Sein verfehlt zu haben. Man kann zwar
nichts dafür, wenn es mit dem Stillen nicht klappt; aber die
Enttäuschung ist trotzdem schwer zu verkraften.

Ein paar Tipps und Fachbegriffe

Vormilch
In den ersten Tagen produziert Ihr Körper keine richtige »Milch«, sondern eine dünne, wässrige Flüssigkeit namens Vormilch.

Milcheinschuss
Das geschieht normalerweise am dritten Tag nach der Geburt gleichzeitig mit einer großen hormonellen Umstellung. Jetzt sitzen Ihnen die Tränen wahrscheinlich sehr locker; außerdem leiden Sie vielleicht unter Stimmungsschwankungen und fühlen sich ziemlich »down«. Dass Sie jetzt plötzlich so viel Milch haben, kann sehr verunsichern. Toll ...

Milchflussreflex
Dies ist eine sehr erstaunliche automatische Reaktion auf ein Kommando Ihres Gehirns: »Kabinenpersonal – bitte zum automatischen Milch-Check. Fütterung beginnt in 30 Sekunden.« Daraufhin strömen Hunderte von Botenstoffen in Ihre willenlosen Brüste und befehlen ihnen, steinhart zu werden. Jetzt fangen Ihre Brustwarzen an zu kribbeln und zu schmerzen und stoßen schließlich unter Hochdruck Milch aus. Fantastisch. Ist kein Babymündchen in der Nähe, um den Milch-Wasserfall in Empfang zu nehmen, haben Sie hinterher ein nasses T-Shirt (es sei denn, Sie sind schlau und tragen Stilleinlagen und haben auch immer ein paar Ersatzeinlagen griffbereit). Normalerweise kommt die Milch nur dann, wenn Sie es wollen (das heißt, wenn Sie sich hinsetzen oder -legen, um Ihr Baby zu stillen); aber seien Sie auch auf falschen Alarm gefasst, zum Beispiel, wenn ein fremdes Baby schreit oder Sie beim Durchblättern der »Gala« auf ein Bild des aktuellen Babys von Heidi Klum stoßen. Wie peinlich!

Manchmal lässt Sie der Milchflussreflex auch im Stich. Das kann sehr frustrierend sein. Wenn das passiert, versuchen Sie sich zu entspannen und an etwas anderes zu denken, während Sie Ihr Baby weiterhin an

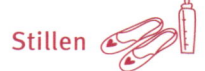

Ihre Brust halten. Vielleicht kommt die Milch, wenn Sie gerade einmal nicht hinschauen.

Das Baby anlegen

Dabei legen Sie Ihr Baby so an die Brust, dass sich seine Lippen fest um die Brustwarze schließen, damit es trinken kann. Das ist Ihre wichtigste Lernaufgabe; denn wenn Sie es nicht richtig machen, rutscht das Baby immer wieder ab und bleibt hungrig, Ihre Brustwarzen schmerzen, die Milch läuft über, und Sie werden beide nervös. Auf der Neugeborenenstation kommen dann Stillschwestern, um Ihnen zu zeigen, wie man ein Baby richtig anlegt; aber das ist immer ziemlich unangenehm. Vielleicht sind Sie versucht, der Schwester zu sagen: »Verschwinden Sie, und lassen Sie mich in Ruhe«. Bitte versuchen Sie, das zu lassen, und denken Sie daran, dass die Frau nur ihre Pflicht tut und Ihnen helfen will.

Wenn Sie ein bisschen herumexperimentieren, finden Sie schon heraus, was bei Ihnen und Ihrem Baby am besten funktioniert. Drücken Sie einen Tropfen Milch auf die Lippe Ihres Babys, oder streicheln Sie seine Wange an der Brustseite, an der es trinken soll, so dreht es vielleicht den Kopf zu Ihnen und kapiert, was es tun soll. Wenn alles nichts hilft, schieben Sie ihm einfach irgendwie Ihre Brustwarze in den Mund und hoffen das Beste.

Vormilch und Nachmilch

Die ersten Schlucke, die aus Ihrer Brust herauskommen, sind dünn und wässrig und dazu da, den Durst Ihres Babys zu stillen. Nach ein paar Minuten kommt die dicklichere Nachmilch, die mehr Zucker und andere Köstlichkeiten enthält. Ihr Baby braucht genug von beiden Milchsorten, sonst trocknet es entweder aus oder bekommt zu wenig Energie. Wenn Ihr Kind beispielsweise am Anfang gut trinkt, aber nach zwei Minuten aufhört, füllt es nur seinen Flüssigkeitsspeicher auf und hat hinterher Hunger.

Rückkoppelung

Ein sehr cleveres System, nach dem Sie umso mehr Milch produzieren, je öfter Sie stillen, und umgekehrt. Wenn Sie Ihr Baby also sehr oft anlegen und nur kleine Mengen trinken lassen, läuft Ihre Milchproduktion bald auf Hochtouren; aber die Milch wird dadurch immer dünner und weniger gehaltvoll, weil Ihrem Körper in den kurzen Pausen keine Zeit oder Energie bleibt, qualitativ hochwertige Milch zu produzieren. Auf diese Weise bekommt Ihr Baby ständig Hunger, also stillen Sie es noch öfter und produzieren noch mehr dünne Milch. Sehen Sie? Versuchen Sie diesen Feedback-Alptraum nach Möglichkeit zu vermeiden, indem Sie Ihrem Kind nicht so oft, aber dafür reichhaltigere Mahlzeiten anbieten.

Versuchen Sie, ruhig und entspannt zu bleiben. Das ist unglaublich schwer, aber Sie sind ja auch eine unglaubliche Frau, also schaffen Sie es schon. Ich heulte beim Stillen meiner Babys oft verzweifelt darüber, dass etwas doch so Natürliches so schwierig sein kann. Manchmal wurde ich sogar richtig wütend auf mich und das Baby. Mit anderen Worten: Ich habe genau das getan, was man nicht tun soll. Es ist schwer, Ruhe zu bewahren, wenn es mit dem Stillen nicht klappt; aber Babys sind sensible kleine Geschöpfe, und wenn sie spüren, dass Sie sich verkrampfen, versuchen sie, Sie auf ihre Art zu trösten – indem sie sich ebenfalls verkrampfen. Also beruhigen Sie sich, atmen Sie tief durch, machen Sie sich keinen Kopf, und versuchen Sie es immer wieder.

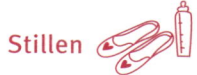

Tipp

Pflege für die Brustwarzen

An dieser Stelle noch ein paar Anmerkungen zum Thema Brustwarzen. Das Stillen nimmt sie ganz schön mit; aber zum Glück gibt es für die meisten Probleme eine Lösung. Risse kommen oft einfach nur daher, dass Ihr Baby nicht richtig »andockt«; also versuchen Sie es anders anzulegen. Es kann aber auch sein, dass das Baby Soor im Mund hat (keine Sorge: das kommt ziemlich häufig vor) oder dass Sie ein Ekzem haben. Das beste Heilmittel gegen wunde Brustwarzen ist Muttermilch; aber wenn es ganz schlimm wird, probieren Sie es mal mit einer Brustwarzencreme. Nach so etwas zu fragen ist 2000-mal peinlicher, als Kondome zu kaufen. Aber es hilft, also tun Sie es. Falls Sie sich nicht trauen, können Sie auch Vitamin-E-Öl verwenden.

Häufige Sorgen stillender Mütter

Ich habe nicht genug Milch!

Doch. Natürlich haben Sie genug Milch. Jede junge Mutter ist ein- oder mehrmals in der Stillzeit überzeugt davon, nicht genug Milch für ihr Baby zu haben. Sie glaubt, dass ihr Kind jeden Augenblick verhungern kann und dass sie dann daran schuld ist. Das liegt daran, dass wir nicht SEHEN, wie viel Milch unsere Brüste produzieren – woher sollen wir dann wissen, ob es genug ist? Machen Sie sich keine Sorgen! Das ist eines der Wunder der Natur: Ihr Körper stellt genau die richtige Menge Milch in genau der richtigen Temperatur und mit genau den richtigen Inhaltsstoffen her, um Ihr Baby satt und gesund zu machen. Das ist ein großes Glück; denn wenn wir uns selber darum kümmern müssten, würden wir es garantiert vermasseln und panisch werden.

Aber: Wenn Ihr Baby plötzlich öfter gefüttert werden will und Sie das allmählich Ihre letzten Reserven kostet; wenn Sie wirklich glauben, nicht genug Milch zu haben, oder aus irgendeinem anderen Grund davon überzeugt sind, dass es mit dem Stillen nicht richtig klappt, sprechen Sie mit Ihrem Arzt oder Ihrer Hebamme. Vielleicht müssen Sie dem Kind dann zwischendurch ab und zu ein Fläschchen geben.

Wo stille ich mein Kind am besten?

Die meisten Bücher zum Thema Babypflege empfehlen, sich ein ruhiges, bequemes Plätzchen zu suchen, wo Sie Ihr Baby ungestört und entspannt stillen können. Doch in Wirklichkeit werden Sie immer dann stillen müssen, wenn Ihre Stunde schlägt: im Café, an der Bushaltestelle, auf einer Parkbank oder (hin und wieder) vielleicht tatsächlich an einem ruhigen, bequemen Platz. Das gilt vor allem für das zweite oder dritte Kind, sofern es – um ehrlich zu sein – überhaupt noch das Glück hat, gestillt zu werden, nachdem das bei Baby Nummer eins immer so ein Chaos war. Aber zumindest ist es sinnvoll, sich zu Hause ein gemütliches Stillplätzchen einzurichten.

Stillen vor Publikum

In meinem Heimatland England ist es vielen Müttern immer noch peinlich, ihr Baby in aller Öffentlichkeit zu stillen. Und das ist auch kein Wunder: In Großbritannien sind die Menschen diesbezüglich auch heute noch ziemlich prüde. Frauen wurden schon aufgefordert, Restaurants zu verlassen, nur weil sie ihr Kind stillten! Je mehr man sich derlei lächerlichen, veralteten Vorstellungen beugt, dass das Natürlichste von der Welt als anstößig und unappetitlich darstellt, desto mehr gewinnen die aufgeblasenen, oberflächlichen, ungebildeten, egozentrischen, prüden Spießer, die solches Gedankengut verbreiten, die Oberhand. Wenn Ihr Baby Hunger hat, holen Sie Ihre Brust heraus, und füttern Sie das arme Ding! Und wenn irgendein Idiot das peinlich findet, ist das schließlich nicht Ihr Problem. Sie müssen ja nicht unbedingt eine große Sache daraus machen und mit heraushängendem Busen herumlaufen. Tun Sie es unauffällig, niemand muss etwas davon merken – aber TUN SIE ES. Seien Sie mutig und stolz, und zeigen Sie den Leuten, wo der Hammer hängt – auch wenn Ihnen das tief in Ihrem Inneren peinlich ist. Es geht ums Prinzip.

Tipp

Was Sie beim Stillen beachten sollten

Legen oder stellen Sie Folgendes bereit:

- **Ein großes Glas Wasser** – Sie werden großen Durst bekommen.

- **Ein zusätzliches Kissen** zum Abstützen Ihres Arms: Nach etwa einer Viertelstunde wird der Kopf eines Babys sehr schwer.

- **Schnurloses Telefon und Handy** – Stillen ist die beste Gelegenheit, Ihre Freunde und Verwandte mit den letzten Neuigkeiten zu versorgen, und Ihre Mutter ruft garantiert immer dann an, wenn Sie gerade mit dem Stillen begonnen haben.

- **Die Fernbedienung** des Fernsehers/ein Radio.

- **Ein Magazin oder Buch,** das sich in Zehn-Minuten-Portionen lesen lässt (am besten das hier).

- **Ein Spucktuch** für danebengelaufene Milch.

- **Etwas zu essen** – Sie werden beim Stillen auch Hunger kriegen.

- **Etwas zum Füßehochlegen.** Gleichzeitig etwas gegen Krampfadern zu tun, während man sein Baby stillt, das ist wahres Multitasking. Jetzt sind Sie ein echter Profi!

Die richtige Stillernährung

Der Grundsatz »Man ist, was man isst« gilt auch für Ihre Milch. Sollten Sie den Eindruck haben, dass Ihrem Baby die Milch nicht schmeckt, denken Sie einmal über Ihre Ernährung nach, und überlegen Sie, ob Sie dabei vielleicht irgendetwas falsch machen. Hier ein paar Denkanstöße:

Worauf Sie verzichten sollten

● **Koffein.** Wenn Sie Lust haben, machen Sie einmal folgendes kleines Experiment: Trinken Sie vor dem Stillen ein paar Tassen Kaffee, und achten Sie darauf, ob Ihr Baby hinterher ein bisschen überdreht wirkt. Daran sehen Sie sofort, dass alles, was Sie essen oder trinken, sofort in Ihre Muttermilch übergeht. Sie können mir natürlich auch einfach glauben, und damit basta.

● **Alkohol.** Nach neunmonatiger Abstinenz ist es verständlich, dass Sie sich ab und zu ein Gläschen gönnen möchten! Ihrem Baby zuliebe sollten Sie jedoch möglichst darauf verzichten.

● **Lebensmittel, die Blähungen verursachen.** Einigen meiner Freundinnen fiel auf, dass ihre Babys besonders schlimme Blähungen bekamen, nachdem Mama Brokkoli, Knoblauch, Zwiebeln, Kohl oder Äpfel gegessen hatte. Die »Kohlsuppendiät« ist vielleicht ganz gut gegen den Schwabbelbauch, kann aber auch entsetzliche Bauchschmerzen machen.

● **Würzige Speisen.** Bei mir war das nie ein Problem; ich konnte in der Stillzeit weiterhin Curry, Chilis und alle möglichen anderen würzigen Sachen essen. Aber ich habe gehört, dass es Babys gibt, die den Geschmack von Mamis Milch nach dem Genuss würziger Speisen nicht mögen. Wenn das bei Ihrem Kind auch so ist, werden Sie sich eine Zeit lang mit eher faden Mahlzeiten begnügen müssen.

.

 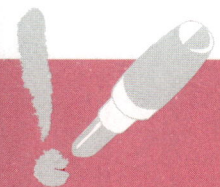

WICHTIG

Das sollten Sie jetzt besonders viel zu sich nehmen:

- **Eisen:** Lebensmittel mit hohem Eisengehalt oder Eisenpräparate (falls der Arzt Ihnen sein Okay dazu gibt) können während der Stillzeit sinnvoll sein, denn vielleicht sind Ihre eigenen Eisenvorräte aufgebraucht. Eisenmangel macht sehr müde; und qualitativ hochwertige Muttermilch zu produzieren ist schwierig, wenn Mami total kaputt ist.

- Vom Eisen einmal abgesehen, gilt auch in der Stillzeit wieder die übliche Spielregel: **Qualität statt Quantität**. Wenn Sie sich an die gute alte »gesunde, ausgewogene Ernährung« halten, dann wird auch Ihr Baby aufs Vorzüglichste gedeihen.

- **Wasser:** Falls Sie es bisher noch nicht mitbekommen haben sollten, lege ich es Ihnen jetzt noch einmal ans Herz: Stillen macht sehr durstig und müde. Wasser füllt Ihre Flüssigkeitsspeicher wieder auf; dann sind Sie auch gleich viel munterer. Trinken Sie. Das ist wirklich einfach.

SO BAUEN SIE EINE BINDUNG
ZU IHREM BABY AUF

Katherine, Mutter von Max (2):
»Ich hatte nicht gleich von Anfang an eine enge Bindung
zu meinem Kleinen und war sehr besorgt darüber, was
das heißen sollte – für mich, für uns beide und für unser
zukünftiges Glück als Mutter und Sohn. Hätte ich doch nur
in aller Ruhe abgewartet – ich liebe Max heiß und innig
und kann es kaum ertragen, von ihm getrennt zu sein. Ich
glaube, ich stand nach einer ziemlich traumatischen Geburt
zunächst einfach noch unter Schock. Aber das war mir
damals leider nicht bewusst.«

Auch die Entstehung der Bindung zum eigenen Kind gehört unter die
Kategorie »Mutterinstinkt«. Die meisten Mütter stehen extrem unter
Druck, von der Geburt an (wenn nicht sogar schon lange vorher) eine
»tiefe Bindung« zu ihrem Nachwuchs haben zu müssen. Sie müssen in
der Sekunde, in der sie erschöpft in die Augen ihres Babys blicken, eine
große, einmalige, ewige Liebe zu ihm empfinden. Scheitert der Aufbau
dieser »engen Bindung« zum Kind – so raunt es aus der Mami-Gerüch-
teküche –, greift es später garantiert zu Drogen, und zwar schon in einem Alter, in dem es in der Bahn noch zum Kindertarif mitfahren darf.
Außerdem muss man sich dann das Wort »Rabenmutter« quer über den
Oberkörper tätowieren lassen.

Das ist natürlich völlig idiotisch; also räume ich diesen Irrglauben gleich
hier und jetzt aus der Welt. Eine »Bindung« zu einem Baby aufzubauen
kann viel bedeuten. Zum Beispiel, dass Sie sich einfach wohl mit ihm
fühlen (wenn Sie es im Arm haben und zwar nicht so, als versuchten
Sie ein Fabergé-Ei mit Essstäbchen festzuhalten, dann sind Sie auf dem
richtigen Weg), dass Sie lernen, miteinander zu kommunizieren (irgend-

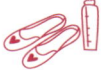
wann werden Sie tatsächlich jeden Schrei, jedes Gurgeln, jede Grimasse und jedes Strampeln Ihres Babys richtig deuten), oder dass Sie es lieben. Ein Neugeborenes ist fast immer vom ersten Moment an ganz und gar verliebt in seine Mutter, und zwar hauptsächlich deshalb, weil sie ihm alle paar Stunden ihren Busen gibt. Bingo!

Komplizierter wird es, wenn eine Mutter gar keine Nähe oder Verbundenheit zu ihrem Baby aufbauen kann. Das ist für viele junge Mütter äußerst traumatisch: Sie werden panisch und fühlen sich als Komplettversagerinnen. Diese Schuld- und Versagensgefühle schaden der Psyche der Mutter und ihrer Bindung zum Kind extrem. Wer das mitmachen muss, tut mir von Herzen leid.

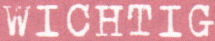

WICHTIG

Erschrecken Sie nicht, wenn sich die Bindung zu ihrem Kind nicht sofort einstellt. Sprechen Sie mit Ihrem Arzt oder Ihrer Hebamme darüber, und **machen Sie sich keine Sorgen.** So etwas kann nach einer schwierigen Geburt oder einer sehr belastenden Schwangerschaft passieren oder eben einfach – darum.

Sobald Sie sich unter Druck setzen, eine Bindung zu Ihrem Kind aufbauen zu müssen, ist dieser Prozess mit ziemlicher Sicherheit zum Scheitern verurteilt. Meiner Erfahrung nach schweißt es Sie am meisten zusammen, wenn Sie möglichst viel Zeit mit Ihrem Baby verbringen und dabei gar nichts Besonderes anstellen. Halten Sie es einfach, schauen Sie es an, beschnuppern und spüren Sie es, achten Sie auf all seine Laute und Reaktionen. Und lassen Sie Ihr Kind das Gleiche tun – Ihr Gesicht anfassen, an Ihrer Haut riechen, Ihr Lächeln, Ihr Lachen und Ihre Grimassen beobachten und so weiter. Es wird Sie dann zwar für ein bisschen bekloppt halten, aber Sie kommen sich auf diese Weise sehr viel näher.

Postnatale Verwirrung

Sie verlieren nicht automatisch den Verstand, wenn Sie ein Kind zur Welt bringen.

Das mag Ihnen nicht weiter erwähnenswert erscheinen; aber glauben Sie mir: Es gibt erstaunlich viele intelligente, kompetente, vernünftige Frauen, die nach der Geburt schlagartig ihr gesamtes Urteilsvermögen einbüßen, sobald es um die Versorgung ihres Kindes geht. Mir ging es ebenfalls so. Und bei Ihnen wird es wahrscheinlich auch eine Weile so sein.

Meiner persönlichen Theorie zufolge steckt dahinter nichts weiter als Angst. Angst davor, Mist zu bauen, alles falsch zu machen und hinterher Vorwürfe zu hören zu bekommen (oder sich selbst welche zu machen), wenn bei unseren Kindern irgendetwas schiefgeht. **Wir sind eine Elterngeneration, die vor lauter Angst vor Fehlern völlig gelähmt ist.** Unsere Kinder könnten ja später total verkorkst sein – und wir müssen dann die Rechnungen für ihre Psychotherapeuten bezahlen. Das Einzige, wozu derlei Befürchtungen mit Sicherheit führen, sind tatsächlich total verkorkste Kinder – und Eltern.

Natürlich ist es wichtig, sich gut beraten zu lassen: Je mehr Tipps, Anregungen und Erfahrungsberichte Sie von anderen Eltern bekommen, umso besser ist es. Denn vielleicht hat eine dieser Mütter ja tatsächlich eine Lösung für Ihr aktuelles Baby-Problem. Aber Sie verfügen schließlich auch noch über ein eigenes Gehirn und wissen, was für Sie und Ihr Baby am besten ist. Deshalb habe ich eine vielleicht etwas schulmeisterliche, aber hoffentlich hilfreiche Liste von Dingen zusammengestellt, die Sie beherzigen sollten, wenn Sie gerade Mama geworden sind und

spüren, wie sich der undurchdringliche Mutterschaftsnebel in Ihre Gehirnwindungen senkt und Ihr normalerweise ausgezeichnetes Urteilsvermögen umwölkt.

Nicht vergessen!

- Verlassen Sie sich auf Ihren Instinkt.

- Was bei anderen funktioniert, muss bei Ihnen oder Ihrem Kind noch lange nicht gehen.

- Seien Sie flexibel. Wenn irgendetwas nicht klappt, probieren Sie etwas anderes aus.

- Machen Sie nichts, was sich für Sie falsch anfühlt. Wenn Sie tatsächlich das Gefühl haben, dass Ihr Gehirn zusammen mit der Plazenta Ihren Körper verlassen hat, geben Sie die Hoffnung auf und warten Sie ab, bis Ihre Kinder aus dem Haus sind.

STIMMUNGSTIEFS

Wir alle wissen, dass das Leben aus Höhen und Tiefen besteht. In Ihrem Fall besteht der »Tiefpunkt« vielleicht darin, dass Sie mehrere Tage im Bett liegen und heulen, weil – ja, *warum eigentlich*? Weil es ganz normal ist, nach einer Phase der Euphorie in ein tiefes Loch zu fallen. Auf das Hochgefühl, das Sie nach der Geburt Ihres Kindes vielleicht empfinden, folgt mit ziemlicher Sicherheit eine ebenso intensive Phase der Schwermut und Traurigkeit. Es ist wie auf der Achterbahn – und ebenso wie eine Achterbahnfahrt kann das ganz schön aufreibend sein. Dieses posteuphorische STIMMUNGSTIEF heißt auf Englisch »Baby Blues«.

Meiner Theorie zufolge ist das darauf zurückzuführen:
⊖ **Sie sind jetzt wahnsinnig müde.** Jeder Mensch kann ein paar Tage mit wenig Schlaf überstehen. Aber nach vier Wahnsinnstagen, die Ihr ganzes Leben auf den Kopf gestellt haben, fünf schlaflosen Nächten, der ständigen Angst: »Stimmt mit meinem Baby auch wirklich alles?« und dem Geburtsschock ist man jetzt einfach fix und fertig. Die meisten Frauen schaffen es in diesem Stadium nicht mal mehr, sich eine Tasse Tee zu kochen, geschweige denn, sich 24 Stunden am Tag um ein hungriges, hilfloses Baby zu kümmern.
⊖ **Der Reiz des Neuen ist verflogen.** Das halten Sie für eine gemeine Unterstellung? Warten Sie ab! Die ersten Tage mit einem Baby sind so wie mit dem schönsten neuen Spielzeug der Welt. Aber wenn Sie alle Knöpfe gedrückt, es allen gezeigt haben und wissen, wie es funktioniert, ist es eine Weile nicht mehr ganz so spannend. Zum Glück wird es aber eine Million Möglichkeiten finden, Sie immer wieder neu zu begeistern, und das für die nächsten 20 Jahre …
⊖ **Sie möchten auf den Pausenknopf drücken.** Das war bei mir jedes Mal das größte Problem. Nach mehrtägiger pausenloser – und ich meine wirklich PAUSENLOSER – Babypflege lechzte ich einfach nach einer kleinen Pause. Nicht unbedingt gleich nach einem verlängerten Wochenende, aber wenigstens nach einer winzigen Atempause für eine

schnelle Tasse Kaffee im nächsten Stehcafé oder um ein paar E-Mails zu beantworten. Aber irgendwann an Tag vier oder fünf dämmert einem plötzlich die niederschmetternde Erkenntnis: DU KANNST NICHT AUF DEN PAUSENKNOPF DRÜCKEN! Weder heute noch morgen noch im nächsten Jahr – und in den vier, fünf oder sechs Jahren danach auch nicht. Dein Kind ist immer da, jeden Tag, jede Nacht, jedes Wochenende und in jedem Urlaub. Selbst wenn du ab und zu mal für ein paar Stunden einen Babysitter engagierst und wenigstens deinem Körper eine Pause gönnst, bist du in Gedanken doch immer irgendwie bei deinem Baby. Wenn Ihnen klar wird, wie gigantisch die Aufgabe ist, die Sie sich da aufgeladen haben, erscheint mir so ein kleiner Nervenzusammenbruch fast ein bisschen wenig.

● **Sie vermissen Ihr früheres Leben.** So schön Ihr neues Mama-Dasein auch sein mag; manchmal fühlt es sich trotzdem so an, als sei Ihr altes Leben bei einem Atomschlag untergegangen. Nach etwa einer Woche wird Ihnen wahrscheinlich klar: »Jetzt kann ich nicht mehr in die Kneipe, ins Kino oder mit Freunden ins Restaurant, in einen Club oder eine Galerie gehen. Eigentlich kann ich nirgendwo mehr hin« – und dann beginnen Sie, Ihr altes Leben entsetzlich zu vermissen.

Sobald Sie den absoluten Tiefpunkt erreicht haben, können Sie Ihre Laune mit verschiedenen Maßnahmen wieder heben:

● **Seien Sie nicht deprimiert** darüber, dass Sie so deprimiert sind. Das geht allen so und zeigt eigentlich nur, dass Sie das mit dem Mama-Sein richtig machen. Gut so! Dafür haben Sie eine Medaille verdient.

● **Lassen Sie es raus.** Verdrängen, dass Ihnen alles über den Kopf wächst und Sie am liebsten Rotz und Wasser heulen würden, hilft Ihnen auf die Dauer gar nicht weiter. Also kümmern Sie sich um möglichst viel Hilfe und Zuwendung.

● **Reden Sie mit Ihrem Partner, Freunden und Angehörigen darüber.** Das klingt zwar logisch; aber viele neue Mamis kämpfen einfach verbissen weiter. Sie wollen nicht zeigen, wie schwer ihnen alles fällt – weil sie eben Frauen sind und glauben, ihr Leben als Mutter in vollen Zügen genießen und hervorragend damit zurechtkommen zu müssen. Ha! Niemand denkt deshalb schlecht über Sie; und jede Unterstützung wird Ihnen eine ungeheure Hilfe sein.

Retten Sie sich für ein paar Stunden in die reale Welt. Ich erinnere mich noch an meinen ersten Stadtbummel ohne eines meiner drei Babys: Den halben Weg in die Stadt hüpfte ich vor Freude, weil all meine aktuellen Babysorgen und -einschränkungen plötzlich von mir abfielen. Und das Beste daran: Hinterher konnte ich mich wieder richtig aufs Stillen freuen.

Gehen Sie ein paar Mal früher zu Bett. Nichts bringt unsere Stimmung so sehr in den Keller wie Schlafentzug. Und in der Glotze kommt garantiert nichts, was es wert wäre, eine Stunde länger wach zu bleiben.

Verwöhnen Sie sich ein wenig. Selbst wenn es nur ein heißes Bad und ein Glas Wein ist – nehmen Sie sich Zeit, es zu genießen. *Das ist sehr, sehr wichtig!*

Denken Sie daran, dass diese Phase nur etwa sechs Monate dauert. Was, sechs Monate?! Momentan kommt Ihnen das vielleicht ewig vor, aber die Zeit wird im Nu vorübergehen. Sogar noch schneller, wenn Sie **für die kommenden Wochen irgendetwas planen,** worauf Sie sich freuen. Das braucht nichts Besonderes zu sein: einfach nur ein Tagesausflug an einen schönen Ort, ein Mittagessen mit einer Freundin oder eine Verwöhnmassage. Schon das kann Ihrer Psyche den Auftrieb geben, den Sie jetzt brauchen.

Als selbstbewusste Frau, die alles im Griff hat, werden Sie wahrscheinlich die Hälfte meiner Vorschläge verschmähen und stattdessen den »Mit mir ist alles in Ordnung, ich schaff das schon«-Weg gehen. Alle jungen Mütter aus meinem Bekanntenkreis bereuten das später und wünschten sich im Nachhinein, sie wären vernünftiger gewesen und hätten sich lieber für die »Nimm alles locker und tu auch mal was für dich«-Methode entschieden. Tun Sie, was Sie für richtig halten; aber ich kann Ihnen gar nicht dringend genug ans Herz legen, sich in den ersten Monaten zu schonen. Ich wünschte, ich hätte das auch getan.

SEXY MAMA:
SO KOMMEN SIE IN FORM

Wenn Sie mal genau hinschauen, fällt Ihnen vielleicht auf, dass Ihr Körper nicht mehr ganz so aussieht wie in der Zeit, bevor sich ein vier Kilogramm schweres Wesen häuslich in Ihrem Bauch eingerichtet und danach an Ihren Busen gehängt hat. Nun: Sie haben den Sehtest bestanden.

Hierzu gibt es eine gute und eine schlechte Nachricht.
Die schlechte: Sie werden nie wieder eine Figur haben wie vorher. Nehmen Sie sich ruhig Zeit, das zu lesen und zu verarbeiten. Und dann lesen Sie weiter, denn …
Die gute Nachricht lautet: Sie können Ihren Körper mit etwas Mühe beinahe wieder in die Form bringen wie vorher. Wenn Sie die Sache langsam angehen und dabei Ihren Verstand einschalten, dürfte sich das sogar ganz einfach gestalten.

Bevor wir loslegen, möchte ich ein paar Dinge klarstellen:
● **Jede Frau hat andere Vorstellungen davon, wie sie aussehen muss, damit sie sich wohlfühlt.** Manche lieben Rundungen. Andere sind lieber schlank. Und das ist auch in Ordnung. Aber wir sollten uns auf ein Prinzip einigen: Nur weil Sie jetzt Mama sind, müssen Sie noch lange nicht wie ein gestrandeter Wal aussehen.
● **Rechnen Sie nicht damit, dass es schnell geht.** Viele junge Mütter sehen auch einige Wochen nach der Geburt immer noch so aus, als wären sie mindestens im fünften Monat schwanger. Das liegt nicht daran, dass sie nichts für sich tun, sondern daran, dass sie gerade ein Baby bekommen haben. Mir rutschte einmal der schlimmste Fauxpas heraus, der einer Frau nur passieren kann, als ich mich bei einer Mutter vor der Schule erkundigte, wie viele Wochen sie noch bis zur Geburt hätte. Daraufhin erklärte sie mir, dass ihr Kind bereits seit vier Wochen da sei. Oh je!

● **Vielleicht mögen Sie Ihre neue Figur.** Viele Frauen sehen Ihren Körper nach der Geburt mit anderen Augen und stellen plötzlich fest, dass es ganz schön ist, etwas »weiblicher« auszusehen. Dann: hurra!

● **Fragen Sie auf jeden Fall Ihren Arzt oder Ihre Hebamme,** wenn Sie nicht sicher sind, ob Sie Ihre Sportschuhe schon wieder rausholen dürfen.

● **Spezialregion Brüste:** Ihre Brüste werden von nun an immer etwas mehr hängen und – na ja, auch nicht mehr ganz so straff sein wie vorher, es sei denn, Sie legen sich unters Messer. Ansonsten besorgen Sie sich einfach Push-ups und fertig.

● **Spezialregion Po:** Alle Neugeborenen haben Mamis mit Wabbel-Popo. Sie können Ihre Rückseite durchaus wieder in die Form bringen, die sie haben sollte. Sie müssen nur Ihren inneren Schweinehund überwinden und den Po richtig trainieren.

ABER jetzt legen Sie bitte erst mal die weizen-, gluten-, fett-, zucker- und kohlenhydratfreien Wundersnacks beiseite! Am Tag nach der Geburt sollten Sie sich nicht gleich in ein Rund-um-die-Uhr-Abnehmprogramm stürzen. Vielleicht meinen Sie, jetzt tun und lassen zu können, wonach Ihnen ist; aber Sie müssen immer noch auf drei Personen Rücksicht nehmen:

● **Sich selbst.** Schließlich erholen Sie sich gerade von einer enormen körperlichen und seelischen Tortur. Außerdem brauchen Sie genügend Energie, um den wirklich enorm anstrengenden Aufgaben einer Mutter gewachsen zu sein.

● **Ihr Baby,** das – wenn Sie stillen – jetzt alle seine Nährstoffe aus Ihrer Muttermilch bekommt.

● **Ihren Partner,** der mit Ihnen zusammenleben muss. Während einer Diät werden Sie furchtbar gereizt und abgespannt sein. Nicht so gut ...

Wenn Sie wie 99 Prozent aller jungen Mütter Ihren »Babyspeck« loswerden und zumindest halbwegs wieder so aussehen möchten wie vor der Schwangerschaft, sollten Sie ein paar Dinge beachten:

● **Haben Sie Geduld.** Crash-Diäten und Fastenkuren sind jetzt absolut fehl am Platz – und wenn Sie dauernd hungrig sind, haben Sie auch nicht genug Energie, um Ihr Baby zu versorgen.

● **Machen Sie sich keinen Kopf.** Dass Sie den Speck nicht von heute auf morgen loswerden, bedeutet noch lange nicht, dass Sie ihn gar nicht wegkriegen. Viele Mamis sagen: »Man braucht neun Monate, um zuzulegen, und neun Monate, um wieder abzunehmen« – aber das gilt nur, sofern Sie sich während der Schwangerschaft in eine Elefantin verwandelt haben. Solange Sie mit dem Essen aufgepasst haben, über genügend Selbstdisziplin verfügen, um sich nicht gleich zum Frühstück drei Schokoriegel reinzuschieben, und sich etwas bewegen, dann sind vier oder fünf Monate durchaus ein realistischer Zeitrahmen, um wieder in Ihre Jeans zu passen. Sie sehen: Es gibt Hoffnung!

● **Bewegen Sie sich.** Durch körperliche Aktivität werden Sie sich nicht nur großartig *fühlen*, sondern auch eine durchtrainierte Figur bekommen – und wie wir alle wissen: dürr = schlecht, durchtrainiert = gut. Also stellen Sie sich ein gutes Trainingsprogramm auf, und heften Sie sich realistische Ziele an die Kühlschranktür. Montag: Po; Dienstag: Beine; Mittwoch: Bauch; Donnerstag: Arme; Freitag seh' ich aus wie Heidi Klum ist KEIN optimaler Plan.

Sobald die Hebamme oder der Arzt Ihnen grünes Licht gibt, können Sie ein paar Wochen nach der Geburt mit ein paar leichten Sit-ups beginnen. Das geht auch mit Baby auf dem Arm; so erhöht sich der Schwierigkeitsgrad. Außerdem trainieren Sie auf diese Weise nicht nur Ihre Bauchmuskeln, sondern stärken gleichzeitig auch noch die Bindung zu Ihrem Kind. Sagen Sie sich von jetzt an immer vor: Bauchgymnastik ist L-A-N-G-W-E-I-L-I-G, aber sie hilft. Und damit basta.

● **Hören Sie auf IHREN Körper.** Manche Frauen werden überschüssige Schwangerschaftspfunde so leicht los wie ich meine Brille verliere; andere kämpfen Jahre, wenn nicht sogar ihr Leben lang damit. Vieles hängt davon ab, wie fit und wie schwer Sie vor der Schwangerschaft waren. Auch Ihre Entschlossenheit, Ihre Gene und Ihr Hang zu Gebäckstückchen spielen eine wichtige Rolle. Aber übertreiben Sie es nicht: Sollte

Ihnen bewusst werden, dass Sie sich bis zur Totalerschöpfung quälen, um ihre Pfunde loszuwerden, dann bleiben Sie normal, und setzen Sie andere Prioritäten.

● **Bitten Sie Ihren Partner um Unterstützung.** Vorschläge, Ideen oder Hoffnung machen nützt alles nichts. Sagen Sie ihm klipp und klar, dass Sie abnehmen wollen – die große Wiedergutmachungs-Chance für ihn dafür, dass er die meiste Zeit während Ihrer Wehen Zeitung gelesen hat. Falls er sich nicht kooperativ zeigen sollte, weisen Sie ihn darauf hin, dass es schließlich auch in seinem Interesse liegt: Je eher Sie Ihren Körper wieder lieben, umso eher werden Sie auch Lust haben, etwas davon mit ihm zu teilen. Das ist zwar Bestechung, aber es funktioniert.

Wenn Sie stillen

Ihr Körper braucht jetzt ausreichend Energie für die Herstellung der Muttermilch. Die Nahrungsaufnahme drastisch einzuschränken ist also keine gute Idee.

Es gilt allerdings genau das Gleiche wie in der Schwangerschaft: Die Mehrkalorien, die Ihr Baby über die Muttermilch aufnimmt, sind nur ein WINZIGER Teil von dem, was Sie normalerweise essen; Sie müssen sich mittags also nicht unbedingt zwei zusätzliche Döner einverleiben. Wenn Sie sich gut ernähren, stellt Ihr Körper genau die richtige Menge Milch für Ihr Baby her, wahrscheinlich sogar eher mehr (deshalb die Stilleinlagen).

In der Stillzeit trickst Sie Ihr Körper garantiert aus und behält einen Teil der gespeicherten Fettreserven ein. Bei manchen Frauen macht das ungefähr zehn Prozent ihres neuen Gewichts aus; bei mir hat das auf jeden Fall immer gestimmt. Diese letzten paar Pfunde loszuwerden ist fast unmöglich, solange Sie stillen; aber Sie können einiges tun, um Ihren Körper zu trainieren und fit zu halten, sodass das gar nicht so schlimm ist. »Moment mal«, werden Sie jetzt einwenden. **»Ich habe immer gedacht, dass man vom Stillen abnimmt?!« Auch wieder so ein Ammenmärchen.**

Genau wie mir wahrscheinlich sind Ihnen aus der einschlägigen Presse diese prominenten jungen Mütter bekannt, die schon eine Woche nach der Geburt wieder gertenschlank sind und dann behaupten, die überschüssigen Babykilos seien einfach auf wundersame Weise von ihnen »abgefallen«, während sie die Straße entlangspazierten. Und das alles nur, weil sie stillen.

Dabei ist das in den meisten Fällen totaler QUATSCH. Sie sind ihr Gewicht deshalb losgeworden, weil diese Frauen nur Staudensellerie geknabbert, einen Personal Trainer engagiert und sich in der Klinik gleich unters Messer begeben haben. Oder weil sie eben einfach von Natur aus dünn sind.

In Wirklichkeit verlieren Sie Ihre Babykilos durch Stillen nicht schneller, weil Ihr Körper dazu viel zu schlau ist. Also bereiten Sie sich seelisch darauf vor, und kämpfen Sie nicht dagegen an. Lassen Sie in diesem Stadium die kleinsten Kleidergrößen, die Sie vor der Schwangerschaft trugen, noch links liegen; denn sonst sind Sie auf dem besten Weg zu verzweifeln. Schauen Sie sich stattdessen lieber ein paar Fotos aus dem neunten Schwangerschaftsmonat von sich an. Und? Wer sieht jetzt wie ein Sumo-Ringer aus?

Wenn Sie nicht stillen

Solange Sie sich keine Sorgen um die Qualität Ihrer Muttermilch zu machen brauchen, haben Sie jetzt mehr oder weniger freie Hand. Trotzdem wäre es dumm, zu hungern. (Ist es eigentlich immer.) Achten Sie darauf, Ihrem Körper genug Energie zuzuführen, auch wenn Sie Ihre Kalorienaufnahme jetzt ein wenig einschränken. Ihr Baby will keine schlanke Mami haben, die zu müde ist, um sich richtig um es zu kümmern. Also seien Sie schlau, und haben Sie Geduld.

Im Grunde verhält es sich genauso wie mit dem Sportprogramm in der Schwangerschaft: Sie kennen sich und Ihre Grenzen am allerbesten. **Also tun Sie das, wobei Sie ein gutes Gefühl haben; fühlt sich irgendetwas nicht gut an, lassen Sie es.**

Viele Mütter warten mit dem Abnehmen, bis sie ihre Abschlussuntersuchung zwischen der sechsten bis achten Woche nach der Entbindung hinter sich haben. Sie bedeutet im Grunde nur ein endgültiges »So, das war's jetzt« von ihrem Arzt. Sollten Sie sich schon vor diesen sechs Wochen »abgeheilt« und gut in Form fühlen, fragen Sie Ihren Arzt, ob Sie wieder trainieren dürfen.

Tipp Die besten Sportarten nach der Geburt

● Pilates, Schwimmen, Trainieren mit leichten Gewichten, Radfahren und leichte Sit-ups sind gute Methoden, allmählich wieder in Ihr altes Fitnessprogramm reinzukommen.

● Mit dem Joggen müssen Sie vielleicht noch etwas länger warten – aber auch das werden Sie bald wieder dürfen!

Wie soll ich denn jetzt die Zeit finden, um zu trainieren?

Zeit dafür zu finden wird tatsächlich das Schwierigste an Ihrem ganzen Fitnessprogramm sein, sobald Sie ein Baby haben: Das Kind ist schon vor Tagesanbruch wach; wenn es tagsüber einmal schläft, müssen Sie tausend andere Sachen erledigen; und abends sind Sie zu erschöpft.

Also versuchen Sie es einmal so:
● Werden Sie Mitglied in einem Fitnessstudio mit Kinderbetreuung.
Immer mehr Studios kapieren allmählich, dass Mütter mit Babys eine ihrer wichtigsten Zielgruppen sind, und bieten Kinderkrippen an. Ich

habe viele junge Mütter, die inzwischen meine besten Freundinnen sind, im Fitnessstudio kennengelernt.

● **Wechseln Sie sich mit anderen Müttern beim Babysitten ab.**
Wahrscheinlich wohnen in Ihrer Nähe jede Menge anderer Mamis, die endlich auch mal wieder für eine Stunde an die frische Luft kommen und Sport treiben wollen. Versuchen Sie, sich mit ihnen abzusprechen, damit Sie abwechselnd trainieren können. Das ist vor allem dann sinnvoll, wenn Sie alleinerziehend sind oder Ihr Partner oft unterwegs ist.

● **Nehmen Sie das Baby mit.** Ich war zwar noch nie mit einem meiner Babys joggen; aber das lag vor allem daran, dass es damals noch keine so guten Kinderwagen gab wie diese modernen hydraulischen, supertoll gefederten Formel-eins-Vehikel. Meine Babys hätten dabei schon nach ein paar Metern ein Schleudertrauma bekommen. Wenn Sie einen guten Kinderwagen haben und Ihr Baby schläft, dann nichts wie los und ab in den Park. Hopp, hopp!

● **Schließen Sie sich an eine Müttergruppe an.** Erstens sind Sie dann gezwungen, regelmäßig hinzugehen, und zweitens haben alle Verständnis dafür, wenn Sie Ihre Hampelmannsprünge kurz unterbrechen müssen, um Ihr Baby zu stillen. (PS: Sofern Sie schon zu Hampelmannsprüngen in der Lage sind, ohne in die Hose zu machen, sind Sie sehr, sehr gut in Form! Die meisten Frauen brauchen Jahre, um nach der Geburt so weit zu kommen.)

Viel Glück, nehmen Sie die Sache LOCKER, und denken Sie daran: Es dauert LANGE, bis Sie wieder richtig in Form sind. Also haben Sie Geduld, aber bleiben Sie dran, wenn das Ihr Ziel ist. Und bis dahin tragen Sie einen Body Shaper, ziehen den ganzen Tag lang Ihren Bauch ein und halten sich gerade. Das kaschiert einiges.

HILFE, ICH HAB'
NICHTS ANZUZIEHEN!

Dass Sie Ihre Figur von vor der Schwangerschaft nicht über Nacht wiederkriegen, haben wir ja inzwischen geklärt. Um den Kleidungsfrust noch zu verschlimmern, bringt ein kleines Baby Ihren Dresscode fast ebenso sehr durcheinander wie ein ungeborenes.

Das Problem: Stillen

Eigentlich sollte Stillen NIEMALS als Problem empfunden werden. Aber es hat nun mal gewisse Auswirkungen darauf, was Sie tragen können (und sollten):

● **Kleider sind out.** Wenn Sie stillen, müssen Sie Ihrem Baby jederzeit eine Brust (oder zumindest eine Brustwarze) in den Mund stecken können, und das ist in einem Kleid unmöglich – es sei denn, Sie legen einen halben Striptease hin. Die meisten Männer werden sich darüber freuen. Aber Sie nicht.

● **Zweiteiler sind in.** Jedes Top, das Sie leicht bis auf Brusthöhe hochziehen können, ohne dass es reißt, ausleiert oder hinterher furchtbar aussieht, sollte jetzt ganz oben auf Ihrer Kleidungsliste stehen.

● **Verzichten Sie auf alles, was schwarz ist.** Das war für mich das größte Opfer: Ich liebe Schwarz, und wir alle wissen, wie schlank es macht – aber Milch, egal ob aus der Brust oder aus der Flasche, ist nun mal weiß. Also werden alle Kleidungsstücke, die dunkler sind als hellcremefarben, hinterher weiß gefleckt. Verzichten Sie entweder ganz auf solche Teile, oder tragen Sie sie zumindest nie ohne ein großes Tuch über der Schulter. Das sieht zwar bescheuert aus, hält aber Ihre Garderobe fleckenfrei.

● **Hemdblusen.** Sehen super aus, müssen aber weit genug sein, damit Sie sie zum Stillen HOCHziehen können (und so weite Blusen sehen normalerweise sackartig aus). Sonst müssen Sie sie nämlich bis zur

Taille *aufknöpfen*, um Ihr Baby stillen zu können – das heißt, Sie stehen oben herum im Freien. Das ist natürlich Ihre Entscheidung, aber nicht gerade die unauffälligste Stillmethode.

● Achtung Beulen und Dellen! Ich wusste das vorher auch nicht; aber wenn man stillt, muss man immer STILLEINLAGEN tragen. Sonst erscheinen an der Stelle, wo Ihre Brustwarzen sind, garantiert irgendwann zwei große, dunkle, feuchte Flecken. Außerdem brauchen Sie die Einlagen zum Wegwischen danebengelaufener Milch. Leider tragen Stilleinlagen aber ziemlich auf und zeichnen sich unter dünnen Tops ab. Das sieht so ähnlich aus wie die Beulen und Dellen bei einem schlecht sitzenden BH. Mit zwei runden Scheiben unter einem engen T-Shirt herumzulaufen ist kein erhebender Anblick. Also werfen Sie sich eine Strickjacke oder Stola über, sofern Ihre Stilleinlagen zu erkennen sind.

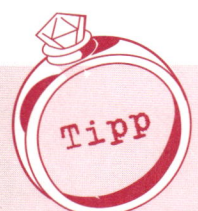

Tipp — Reserve-Stilleinlagen nicht vergessen!

Stecken Sie, wenn Sie aus dem Haus gehen, IMMER ein paar Extra-Stilleinlagen in Ihre Handtasche und deponieren Sie auch an anderen Plätzen welche – zum Beispiel im Handschuhfach Ihres Autos (neben den zerfetzten Papiertaschentüchern, gesprungenen CD-Hüllen und verschimmelten Apfelbutzen), in Ihrer Brieftasche, der Wickeltasche Ihres Babys, sämtlichen Manteltaschen (auch denen Ihres Mannes), allen Taschen, die Sie möglicherweise mitnehmen, wenn Sie das Haus verlassen, und so weiter. Mir gingen die Stilleinlagen Hunderte Male aus, und das ist jedes Mal furchtbar peinlich.

Achten Sie auch darauf, sie immer ordentlich zu entsorgen: Der Freund meiner besten Freundin wird noch heute noch knallrot, wenn er mich sieht; denn als er eines Morgens auf seinem Sofa erwachte, klebte eine meiner benutzten Stilleinlagen an seiner Backe. Dabei wollte ich sie wirklich in den Müll werfen. Ich hatte es einfach nur vergessen.

Das Problem: Auf den Knien rumkrabbeln

Das vergaß ich immer wieder, bis es zu spät war und meine besten Hosen ruiniert waren. Sobald Sie ein Baby haben, werden Sie jede Menge Zeit auf dem Boden verbringen. Sie werden sich hinknien, um es zu wickeln, im Schneidersitz auf dem Boden hocken und es anhimmeln oder andere Dinge tun, die nicht gut für Hosen sind.

Die Lösung: Tragen Sie zu Hause nicht Ihre besten Stücke. Aber lassen Sie sich auch NICHT dazu verleiten, immer nur Jogginghosen anzuziehen – man gerät allzu leicht in diesen Trott, aber so kommen Sie sich bald wie ein hässlicher alter Fettkloß vor. Außerdem geht es von da an immer weiter bergab – bis zu grauer Unterwäsche und ungewaschenen Haaren.

Tipp

Zur Abwechslung top gestylt

Es macht übrigens richtig Spaß, sich einmal pro Woche so richtig in Schale zu werfen. Dann fühlen Sie sich wieder attraktiv und erwachsen und glauben, dass die Zukunft vielleicht doch noch ein paar glanzvolle Tage für Sie bereithält, solange Sie nur durchhalten.

SCHÖNHEITSTIPPS,
WENN DIE ZEIT KNAPP IST

Niemand hat ein größeres Bedürfnis danach, sich schön zu fühlen, als eine junge Mutter. Monatelang gab es für Sie nur Umstandskleidung, geschwollene Knöchel und Gespräche über Ihre Vagina, bei denen jeder mithören durfte. Anschließend bestand Ihr Leben aus ständigem Schlafentzug, einem Baby, das Sie rund um die Uhr braucht, und einem Körper, den Sie nicht mehr wiedererkennen. Da ist es nur logisch, dass Ihr Selbstbewusstsein jetzt einen Kick braucht.

Aber gut auszusehen, wenn man gerade ein Baby bekommen hat, ist gar nicht so einfach: Denn jetzt haben Sie nur noch einen Bruchteil Ihrer Zeit für sich allein; Ihr Badezimmer ist mit Plastikspielzeug anstatt mit Duftkerzen bestückt; und wenn Sie tatsächlich mal ein Make-up entdecken, das wahre Wunder wirkt, werden Sie bald merken, dass es sich kaum auftragen lässt, wenn man dabei ein strampelndes Baby auf der Hüfte herumträgt. Zu allem Überfluss wird sich Ihr Hautbild inzwischen auch ziemlich verändert haben, sodass Sie ganz andere Produkte brauchen.

Aber verzweifeln Sie nicht! Es gibt ein paar einfache Möglichkeiten, Ihre Schönheitspflege zu erleichtern und erfolgreicher zu gestalten. Sie müssen sich nur an Ihre neuen Lebensumstände anpassen, dann werden Sie sich bald wieder großartig fühlen und auch so aussehen.

Frischgebackene Mama, neues Make-up

Für das Make-up einer jungen Mutter gibt es eine goldene Regel: So einfach wie möglich. Nach der Geburt passiert nämlich irgendetwas Seltsames mit dem Gehirn, was das Urteilsvermögen ernsthaft beeinträchtigen kann. Wenn Ihnen leuchtend blauer Mascara schon vor der Geburt Ihres Babys nicht stand, dann steht er Ihnen wahrscheinlich auch hinterher nicht; also bleiben Sie bei Ihrem alten Stil. Ich war nach der Geburt meiner drei Kinder auch felsenfest davon überzeugt, dass pinkfarbener Lipgloss mich gesund und sexy aussehen ließ; heute zucke ich jedes Mal zusammen, wenn ich mir Fotos von damals anschaue.

Tipp — Lassen Sie sich nicht gehen!

Lassen Sie sich nicht gehen. In der ersten Zeit werden Sie sich vielleicht schon hundeelend fühlen. Nehmen Sie sich trotzdem etwas Zeit, um sich zu verschönern und gut zu fühlen. Das gibt Ihrem Selbstwertgefühl den Auftrieb, den Sie brauchen, und Sie überstehen die schwierigen ersten Monate viel leichter. Glauben Sie mir: Sie sind es wert!

- **Lippenstift** ist meiner Meinung nach keine gute Idee, wenn Sie ein Baby haben; denn wahrscheinlich werden Sie es (genau wie ich) ständig abküssen, und dann sieht es aus, als ob es Masern hätte. Lippenbalsam ist die optimale Lösung.
- Außerdem rate ich Ihnen, in den ersten Monaten auf **Parfüm** zu verzichten; denn Ihr Baby erkennt Sie an Ihrem Geruch und baut auf diese Weise eine Bindung zu Ihnen auf. Wenn Mama nach Chanel Nr. 5 duftet, dann riechen auch alle anderen Frauen mit Chanel Nr. 5 nach Mami. Sehr verwirrend.
- **Make-up** aufzutragen, während ein Baby nach dem Mascara grapscht und Ihnen an den Haaren reißt, kann sich ganz schön schwierig gestalten. Ich hatte am Ende mehr Foundation auf dem T-Shirt als im Gesicht, denn die winzigen Babyfinger kamen immer irgendwie in die Flasche und verschmierten das Make-up überall.

Wenn Sie Ihr Gesicht nicht total verhunzen wollen, nehmen Sie sich für Ihr Make-up viel Zeit, und versuchen Sie es aufzutragen, während Ihr Baby schläft.

Oder setzen Sie das Kind in die Wippe, während Sie sich schön machen. Das ist besser, als es auf der Hüfte zu tragen – es sei denn, es macht Ihnen nichts aus, wenn das Baby von Ihrem Eyeliner probiert.

Haare

Ihr Haar sieht in den ersten Monaten nach der Geburt wahrscheinlich ganz schön fertig aus: Die Müdigkeit macht es matt und strähnig; nach der Geburt fallen einem die Haare oft büschelweise aus; und ich schwitzte in den ersten Monaten jede Nacht wie verrückt, sodass meine Haare am nächsten Morgen total fettig waren. Sah echt super aus. Zum Glück können Sie Ihr Haar ohne viel Mühe wieder gut in Form kriegen. Das ist die beste Methode, sich einen peppigen »Ich bin eine Wundermami«-Look zu verleihen.

● Lassen Sie sich die Haare beim Friseur föhnen. Das verwandelt Sie am schnellsten aus einem Putzlumpen in eine atemberaubende Schönheit. Das ist zwar der schiere Luxus – aber den haben Sie sich verdient!

● Als vielbeschäftigte Mutter brauchen Sie eine Frisur, die sich leicht und schnell in Form bringen lässt. Am besten, Sie tragen Ihre Haare so lang, dass Sie sie zu einem Pferdeschwanz zusammenbinden können: Das macht ÜBERHAUPT keine Mühe; außerdem fallen die Haare dann weder in Ihre Augen noch Ihrem Baby in die Hände.

● Ändern Sie Ihren Stil nicht radikal. Die meisten jungen Mamis, die so etwas tun, bereuen es spätestens nach 48 Stunden. Warten Sie damit lieber ein halbes Jahr, bis Sie wieder zu vernünftigen Gedanken in der Lage sind.

Zeit für sich:
Wenn Ihr Kind schläft

Babys schlafen in den ersten Wochen fast ständig. Das ist eine wunderbare Gelegenheit, einige Dinge zu erledigen; denn wenn Ihr Baby erst mal so weit ist, dass es tagsüber meistens wach bleibt, kommen Sie zu gar nichts mehr.

● Gehen Sie einkaufen. Denn das wird sehr schwierig, sobald Ihr Baby seinen eigenen Stil entwickelt, zum Beispiel: »Dieser Laden wäre viel schöner, wenn ich alle Shampooflaschen auf den Boden schmeiße.« Also gehen Sie jetzt.

● Lassen Sie sich die Haare machen. Ein Neugeborenes verschläft mühelos einen Haarschnitt und eine Tönung samt Föhnen; also lassen Sie sich beim Friseur verwöhnen, und verlassen Sie den Salon so schick wie eines von diesen Models in der Werbung, die dauernd ihre Haare schütteln und feste, elastische Brüste haben. Auch wenn Sie sich vielleicht nicht so fühlen – Haare können wunderbar lügen.

● Setzen Sie sich in ein Café. Die meisten Cafés sehen eigentlich eher aus wie Kinderkrippen. Das liegt daran, dass alle Mütter ab und zu mal aus dem Haus wollen, um eine Tasse Kaffee zu trinken und sich wieder wie ein Teil der Welt zu fühlen. Das kann Sie in Ihrem schwankenden Glauben bestärken, dass das Leben tatsächlich weitergeht und dass auch für Sie irgendwann wieder schöne Tage kommen.

● Machen Sie zu Hause etwas Kreatives. Wenn Sie künstlerisch begabt sind, ist das Ihre einzige Chance, Ihr Talent zu nutzen, denn Leim + Tacker + waches Baby = Besuch im Krankenhaus.

● Beschäftigen Sie Ihr Gehirn. Lesen Sie, lernen Sie Italienisch, lösen Sie Kreuzworträtsel, schreiben Sie ein Gedicht, machen Sie Ihre Steuererklärung – egal was. Ihr Gehirn dürstet danach, sich zur Abwechslung mal mit etwas anderem zu beschäftigen als mit Babys.

● Beantragen Sie für Ihr Baby einen Kinderausweis. Am besten, Sie erledigen diesen Papierkram jetzt gleich, solange Ihr Kind noch so viel schläft.

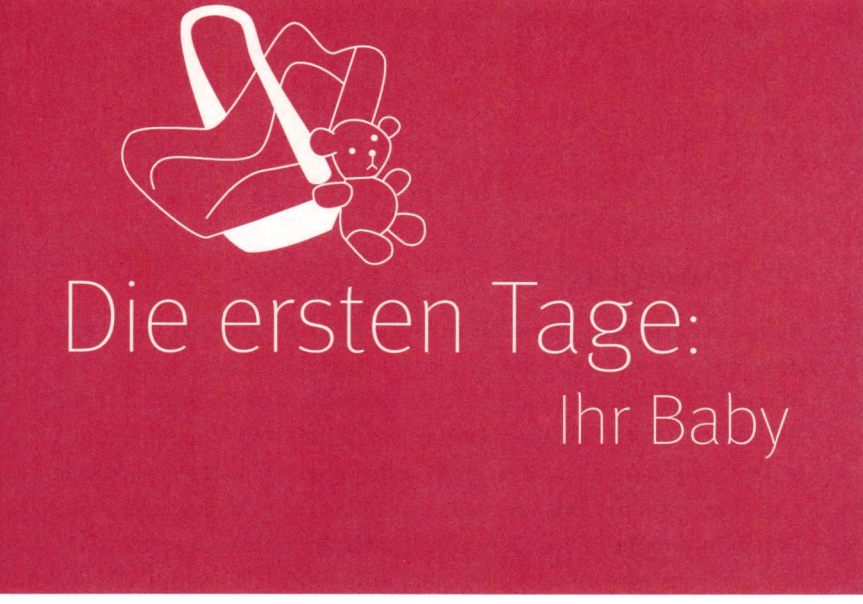

Die ersten Tage:
Ihr Baby

Ein Baby zu versorgen ist ungefähr so, wie ein Ikea-Möbel zusammenzubauen – nur ohne Anleitung. Denn Babys kommen nun mal nicht mit Handbuch auf die Welt, und Sie bekommen von ihnen auch weder Unterstützung noch irgendwelche hilfreichen Tipps. Und da Sie bei Ihrem Baby nicht immer wieder von vorn anfangen können, haben Sie relativ wenig Spielraum, um Unsinn anzustellen.

Sollten Sie bereits zu wissen glauben, wie man ein Neugeborenes versorgt, dann sind Sie entweder ein einsames Genie, oder Sie täuschen sich gründlich. Da ich davon ausgehe, dass Sie sich mit den täglichen Anforderungen eines zarten, anspruchsvollen Babys noch nicht so gut auskennen (mir ging es schließlich auch so), möchte ich Ihnen nun eine kleine Einführung in dieses Thema geben. Falls Ihnen das alles zu banal und schulmeisterlich vorkommt, kann ich nur sagen: »Warten Sie ab ...«

BABYPFLEGE:
DER GRUNDKURS

Ein Baby wickeln

Betrachtet man Körperausscheidungen als unschöne Begleiterscheinung des Lebens, dann ist es definitiv eine unschöne Begleiterscheinung des Mama-Seins, Babypopos abwischen zu müssen. Und Sie werden Ihrem Baby jeden Tag zigmal den Popo abwischen und volle Windeln entsorgen müssen (wesentlich öfter, als Sie es bei so einem kleinen, süßen Geschöpf erwartet hätten), aber ganz so schlimm ist es auch wieder nicht. Windelnwechseln ist immer noch appetitlicher als manch anderes.

In den ersten Wochen verändert sich der Stuhl eines Babys auf seltsame Weise: Am Anfang ist er teerartig schwarz und heißt Kindspech; später wird er gelb mit weißen Sprenkeln, weil sich die Zusammensetzung Ihrer Milch ändert. Das alles kommt zwar etwas überraschend, ist aber völlig normal. Wie »richtiger« Stuhl sehen die Ausscheidungen Ihres Babys erst aus, sobald Sie zufüttern. Wenn Sie Ihr Kind stillen, riecht sein Stuhl gar nicht so unangenehm; doch sobald Sie ihm Fläschchen geben, sollten Sie sich beim Wickeln auf üble Gerüche gefasst machen.

Tipp

Auf eine ausreichende Flüssigkeitszufuhr achten

Flaschenkinder trocknen leichter aus als gestillte Babys und neigen daher auch zu Verstopfung. Wenn Sie den Eindruck haben, dass der Stuhl Ihres Babys zu trocken ist und dass es manchmal – na ja, ziemlich fest drücken muss, geben Sie ihm zusätzlich zur Milch abgekochtes, abgekühltes Wasser, damit der Stuhl dünnflüssiger wird.

Aber zurück zum Thema: Mit etwas Übung geht Ihnen das Wickeln genauso in Fleisch und Blut über wie das Auftragen Ihres Eyeliners: Nach den ersten hektischen Versuchen erledigen Sie es mit links, sogar mit Telefonhörer zwischen Ohr und Schulter, wenn Sie mit der Reinigung telefonieren. Baby-Aa? Kein Problem.

Doch bis Sie so weit sind, bringt Sie das Wickeln an die Grenzen Ihrer Feinmotorik. Überall Babybeinchen, Hautfalten, Aa, Feuchttücher, noch mehr Aa, Gestank, noch mehr Beinchen, zusätzlich auch noch Ärmchen – oh Gott, wie krieg' ich die Windel in den Eimer –, verschüttetes Wasser, Babylotion … Und die Kleine schreit mal wieder wie verrückt.

Und das geht alles dabei schief

● Ihr Baby macht genau in dem Augenblick Pipi, in dem Sie die Windel abnehmen. Wenn es ein Junge ist, steht Ihnen jetzt eine kleine Dusche bevor – die hat zwar eine ziemliche Reichweite, trifft aber meistens nicht.

● Ihr Baby winkelt seine Beinchen an und tunkt dabei seine Fersen in sein Aa, um das dann auf der Wickelauflage zu verschmieren. Deshalb ist eine möglichst lange Auflage so praktisch. Versuchen Sie, die Füße des Babys festzuhalten und über seinen Kopf zu heben. Ja, es ist wirklich so gelenkig.

● Sie kippen die Wasserschüssel um und machen alle Sachen Ihres Babys nass, sodass Sie es nicht nur wickeln, sondern auch noch umziehen müssen. Also achten Sie darauf, dass Sie beim Wickeln möglichst viel Platz haben, und halten Sie die sauberen, trockenen Sachen Ihres Babys vom Wickelbereich fern.

● Sie wenden Ihren Blick für eine Nanosekunde von der Wickelauflage ab und sind voller Aa. Niemals. Behalten Sie die Gefahrenzone IMMER im Blick!

● Sie legen die schmutzige Windel in die Nähe seiner Füßchen, und während Sie die Hand nach einem Waschlappen ausstrecken, fängt es an zu strampeln, verwickelt sich in der Stinkewindel und … Nicht sehr schnuckelig, also legen Sie die schmutzige Windel immer außerhalb der Reichweite zappelnder Gliedmaßen.

Diese Liste hat keinen Anspruch auf Vollständigkeit. Selbst mich über-raschten nach siebenjähriger Wickelerfahrung (das heißt, ich muss in meinem Leben über 10 000 Windeln gewechselt haben) immer wieder ungeahnte Komplikationen.

In vielen Babybüchern wird die Anschaffung eines Wickeltischs emp-fohlen; ich habe immer nur eine Wickelauflage auf den Boden gelegt. In ein paar Monaten kann Ihr Baby sich schon umdrehen und wegkrab-beln. Wenn es dann auf dem Boden liegt – kein Problem; bei einem Wickeltisch kann das böse enden.

Tipp

Legen Sie vor dem Wickeln Folgendes bereit

- Wickelauflage.
- Wattebäusche. Ich bin mit den kleineren besser zurechtgekommen; und sie reichen auch länger.
- Frisches, warmes Wasser in einer Schüssel.
- Feuchte Tücher. Kaufen Sie sie am besten immer im Sonderangebot; aber versuchen Sie, so lange wie möglich mit Wattebäuschen auszukommen, die Sie in warmes Wasser tauchen. Das ist billiger und sanfter, und mit den Wattebäuschen lässt sich auch gut Babys Gesicht reinigen. Je weniger Chemikalien, umso besser. Armer Babypopo.
- Papiertücher. Günstig und praktisch – Sie brauchen sie massenweise.
- Eine saubere Windel. Ausgepackt und einsatzbereit.
- Einen Windelmülleimer oder eine Plastiktüte, in die Sie das Stinkeding versenken können.
- Ein Spielzeug, um Ihr Baby abzulenken und seine Hände zu beschäftigen.

Selbst wenn Sie alles griffbereit haben, sind immer noch jede Menge Pannen drin. Aber es hilft wenigstens etwas. Sie kriegen das schon hin!

Ein Baby baden

Die ersten Versuche enden normalerweise in einer ziemlichen Katastrophe, weil die meisten Mütter dazu eine Babybadewanne benutzen. Schlechter. Plan.

Ich kann Ihnen auch sagen, warum: Stellen Sie sich vor, Sie sind ein kleines Baby und waren monatelang in einer warmen, geschützten, dunklen Umgebung. Und jetzt sind Sie plötzlich in einer kalten, hellen, verwirrenden, lauten Welt. Und nun stellen Sie sich vor, man zieht Sie splitternackt aus und taucht Sie in lauwarmes Wasser, gehalten von zwei ungeschickten Händen, deren Besitzerin offensichtlich panische Angst davor hat, Sie fallen zu lassen, weil Sie dann womöglich auf der Stelle ertrinken. Erfolgsrezept für ein ziemlich unangenehmes Badeerlebnis für Mami und Baby, stimmt's?

Die Lösung: Baden Sie zu zweit

Wir haben unsere funkelnagelneue Babybadewanne nur zweimal benutzt und dann für immer ausrangiert; und das war die beste Entscheidung unseres Lebens. Statt Geschrei, Gerutsche, Geplansche, Hektik und Panik gab es nun beruhigende, harmonische, himmlische Badezeiten. Wenn Sie mit Ihrem Baby in die Wanne steigen, können Sie es viel besser halten, und es fühlt sich in Ihren Armen sicher – die optimale Gelegenheit, die liebevolle Beziehung zu Ihrem Kind zu verstärken. Ich kann Ihnen das nur wärmstens empfehlen.

Vielleicht haben Sie auch schon vom »Ellenbogentest« gehört: Wenn man den Ellenbogen ins Badewasser taucht, sollte sich das weder zu heiß noch zu kalt anfühlen. Wahrscheinlich werden Sie das auch ein paar Tage lang machen, weil Sie felsenfest entschlossen sind, alles »richtig« anzustellen; irgendwann merken Sie dann, dass das ziemlich blöd ist, und streichen dann einfach nur ein paar Mal mit Hand und Unterarm durchs Wasser – das reicht, um festzustellen, ob das Wasser okay ist. Das Badewasser Ihres Babys sollte nur etwas wärmer sein als seine Körpertemperatur – für Sie fühlt sich das lauwarm an. Lassen Sie Badezusätze in den ersten Monaten lieber weg. Sie sind jetzt überflüssig.

● **Haarewaschen.** Falls Ihr Baby Haare hat (viele sind im ersten Jahr kahl), müssen Sie sie lange Zeit nicht richtig »waschen«. Shampoo ist überflüssig; es reicht, wenn Sie die Haare kurz mit sauberem Badewasser abwaschen.

● **Rutschfeste Bademattte.** Wenn Sie mit dem Baby in die Wanne steigen, brauchen Sie so etwas erst mal nicht. Doch sobald das Baby sitzen kann (mit etwa fünf Monaten) und Sie es allein in die Badewanne setzen, während Sie nervös über dem Wannenrand lehnen, ist so eine Matte sehr sinnvoll.

● **Badespielzeug.** Anfangs brauchen Sie nur einen Plastikbecher zum Gießen – Babys sehen und hören gerne zu, wie Wasser neben sie in die Wanne oder über Ihren Körper gegossen wird. Weitere Tophits bei meinen Babys waren eine leere Schaumbadflasche und ein Sieb: billig und effektvoll!

● **Nach dem Baden.** Das ist die goldene Zeit, in der Ihr Baby ganz entspannt, schläfrig, verschmust und aufmerksam ist. Lassen Sie jetzt am besten alle Spielsachen und sonstige Ablenkungen weg und reden Sie einfach mit ihm, lesen oder singen Sie ihm etwas vor. Falls Ihr Baby nach dem Baden brüllt wie am Spieß, werden Sie sich sicher fragen, wovon ich eigentlich rede; aber es schreit bestimmt nicht nach jedem Bad, und Sie werden genauso viele schöne Stunden mit ihm erleben. Geben Sie nicht auf!

● **Handtücher.** Weich, weich, weich. Und warm – legen Sie Babys Handtuch auf einen warmen Heizkörper im Badezimmer, und den Schlafanzug und die Windel am besten auch. Babys kühlen nach dem Baden stark aus; Sie haben es leichter, wenn alles angewärmt und griff-bereit daliegt.

● **Hautpflege.** Lassen Sie die Haut Ihres Babys am besten so wie sie ist, sofern es keine Hautprobleme hat. Es kommt noch früh genug mit Chemikalien und Pflegeprodukten in Berührung; je länger es davon verschont bleibt, umso besser. Wenn seine Haut schuppt oder das Kind an einem Ekzem leidet, hilft eine Babylotion. Erkundigen Sie sich bei der Hebamme oder beim Kinderarzt nach passenden Produkten.

Schlafenszeit

Babys sind etwas Wunderbares: lustig, hübsch und faszinierend. Aber nach 14 Stunden lustig, hübsch und faszinierend finden Sie Ihr Baby vielleicht nur noch anstrengend, nervig und viel zu wach. Ich hatte immer ein entsetzlich schlechtes Gewissen, wenn ich mir am Ende eines Tages wünschte, dass mein Baby gefälligst EINSCHLÄFT; dabei ist das nur verständlich. Jeder Mensch braucht Zeit, um sich auszuruhen und neue Energie zu tanken.

Das Ins-Bett-Bringen kann sehr anstrengend sein. Sie sind todmüde, Ihr Baby ist todmüde, und Sie verwandeln sich in eine böse, gereizte Hexe. Unter solchen Umständen ist es fast unmöglich, ruhig und geduldig zu bleiben und Ihr unwilliges, hellwaches Kind sanft in den Schlaf zu lullen.

Ich erlebte schon furchtbare Abende, an denen ich – wie mir schien, stundenlang – vergeblich versuchte, meine Babys zum Schlafen zu bewegen. Dabei probierte ich die verschiedensten Techniken und Tricks und wünschte mir nichts sehnlicher als endlich Ruhe. Ich versuchte es mit der kontrollierten Schreimethode (die ich schrecklich fand und die bei keinem meiner Kinder half), sang mein Baby sanft in den Schlaf, ließ ein Lämpchen an, schaltete alle Lichter aus, versuchte es mit Schnuller, ohne Schnuller, mit Teddybär, unter einer Decke, ohne Decke, zum Fenster hin, zur Wand hin – es gab nichts, was ich unversucht ließ!

Meistens enden solche Abende in Tränen, Wut, Hoffnungslosigkeit und dem Gefühl, total versagt zu haben. Bitte, bitte, bitte versuchen Sie in solchen Situationen nicht zu wütend auf sich, Ihr Baby oder die ganze Welt zu sein. Warten Sie einfach ab, und fangen Sie morgen wieder von vorn an. Alle Babys werden irgendwann so müde, dass sie von allein einschlafen; aber natürlich sind solche Abende trotzdem eine Qual. Hoffentlich helfen folgende Tipps Ihnen ein wenig:

Routine, Routine, Routine

»Liz Frazers Babyschlaf-Theorie« zufolge sind Babys eigentlich nichts anderes als kleine Tiere, so ähnlich wie Hündchen (obwohl manche Hunde auch groß sind, aber egal ...). Und wenn es Pawlow schaffte, seinen Hunden beizubringen, dass der Klang einer Glocke Essenszeit bedeutete (oder was auch immer), dann meine ich, dass auch Babys lernen können, wann Schlafenszeit ist, indem man einfach ein paar Signale setzt. Das ist nichts anderes als Lernen durch Wiederholung, also ziemlich eintönig – aber es funktioniert hervorragend.

Also führen Sie gleich an dem Tag, an dem Sie Ihr Baby mit nach Hause nehmen, ein Einschlafritual ein, und halten Sie sich eisern daran. Das mag öde und monoton sein; aber der Aufwand lohnt sich wirklich.

Theoretisch legt man das Baby hinterher einfach ins Bett, und es schläft ein. Erstaunlicherweise funktioniert das tatsächlich an 70 Prozent aller Abende. Die anderen 30 Prozent sind einfach nur schrecklich, nervenaufreibend und eine Qual. Das kann die verschiedensten Ursachen haben: eine Kolik, eine Erkältung, Alpträume, Ohrenschmerzen, Blähungen, eine feuchte Windel – oder vielleicht hat das Baby tagsüber zu viel geschlafen, der Nachmittag war zu aufregend und so weiter. Und ab und zu ist es auch einfach nur bockig.

Verzweifeln Sie nicht, wenn Ihr Baby absolut nicht einschlafen will. Bleiben Sie ruhig, und versuchen Sie es zehn Minuten später noch einmal – nachdem Sie ihm noch mehr erzählt oder ein bisschen mit ihm geschmust haben. Versuchen Sie das Gleiche morgen wieder; vielleicht klappt es dann. Aber es ist schon echt schwierig, stimmt's?

Tipp

So funktioniert es

- **Ruhig.** Mir fällt es sehr schwer, gleich einzuschlafen, wenn ich mit Freunden aus war, mir einen Film angeschaut habe oder in einem hell erleuchteten, geräuschvollen Zimmer liege; man kann wohl davon ausgehen, dass es einem Baby genauso geht. Es muss vor dem Zubettgehen auch erst mal »runterkommen«. Also lenken Sie die spielerische Beschäftigung mit Ihrem Baby ungefähr eine Stunde vor der gewünschten Zubettgehzeit allmählich in ruhigere Bahnen. Lesen Sie ihm vor, singen Sie ein paar leise Lieder und so weiter. Außerdem ist es sinnvoll, abends mit tieferer, ruhigerer Stimme zu Ihrem Baby zu sprechen, ihm mehr Körperkontakt anzubieten und viel mit ihm zu kuscheln. Tun Sie einfach alles, was Ihr Kind beruhigt; so verlangsamt sich seine Gehirnaktivität, und es wird schläfrig.

- **Dunkel.** Wenn Sie möchten, dass dunkel für Ihr Baby »Nacht« und »Schlafenszeit« bedeutet, dann machen Sie es auch dunkel! Deshalb zogen wir im Sommer abends immer schon lächerlich früh die Vorhänge zu, einfach damit es im Haus dunkler und ruhiger wurde. Die Hauptbeleuchtung wird AUSGESCHALTET; nur gedämpftes Licht ist erlaubt. Tun Sie es. Es wirkt.

- **Baden.** Das Bad vor dem Schlafengehen war uns heilig. Nach diesem wunderbaren Einschlafritual ist Ihr Baby müde, warm und entspannt. Es muss gar nicht unbedingt ein ausgedehntes Bad sein – Hauptsache, Sie baden Ihr Baby. Anschließend sollten Sie ihm immer etwas erzählen, ihm seine letzte Mahlzeit geben und es ins Bett bringen. Das ist ein festes Muster, das die Kinder erlernen; und es funktionierte nicht nur bei uns, sondern auch bei den Babys fast aller unserer Freunde.

- **Gutenachtgeschichte.** Jeden, aber wirklich jeden Abend! Bitte lesen Sie Ihrem Kind jeden Abend etwas vor. Bitte. Danke. Selbst das bescheidenste Bilderbuch ist besser als gar nichts – die entspannte Zeit nach dem Bad eignet sich am besten, denn dann hat das Kind am meisten Spaß daran, sich die Bilder anzusehen und Ihrer Stimme zu lauschen.

Und wenn ich das nicht jeden Abend einhalte?

Oh nein. Sie gehören doch wohl nicht zu diesen unengagierten Müttern, die das Einschlafritual manchmal einfach weglassen?

Hoffentlich gehören Sie doch dazu; denn eine Mutter, die auf jedes bisschen Spaß verzichtet, nur um sich gewissenhaft an irgendwelche Einschlafrituale zu halten, hat völlig den Sinn dafür verloren, worum es sich im Leben dreht. Ich kenne mehrere solche Mütter, die sich völlig von den Ansprüchen und Bedürfnissen ihres Babys beherrschen lassen und niemals fünf gerade sein lassen können. Und dann beklagen sie sich darüber, dass sie nichts mehr machen und nie ausgehen können!

Ein fester Tagesablauf ist wichtig; aber Leben ist auch wichtig. Wenn Sie also abends etwas vorhaben, gehen Sie einfach. Sie müssen es zwar an den nächsten Abenden büßen; aber dann haben Sie wenigstens Ihren Spaß gehabt.

Wann soll ich mein Baby ins Bett bringen?

Das fragen mich viele Mütter, und es fällt mir dann immer wieder schwer, mein »Wie bitte?«-Gesicht im Zaum zu halten. In manchen Eltern-»Ratgebern« wird tatsächlich jede wache Minute des Tages-ablaufs genau festgelegt. Das sind die Bücher, die ich sofort aus dem Fenster schmeiße oder auf denen ich herumtrample, denn sie richten enormen Schaden an. Ein Baby ist nun mal keine Maschine und wird nie genau das tun, was Sie ihm anschaffen. Niemals. Und ebenso wie es keine »richtige« Zeit für das Füttern Ihres Babys gibt, gibt es auch keine »richtige« Zubettgehzeit. Wann Sie Ihr Baby ins Bett bringen möch-ten, entscheiden Sie und Ihr Partner (und bis zu einem gewissen Grad natürlich auch das Baby), aber kein Buch. Tun Sie einfach das, was am besten in Ihren Tagesablauf passt, stellen Sie ein festes Programm auf, und seien Sie bereit, es ab und zu ein bisschen zu modifizieren.

Wir brachten unsere Babys immer um halb acht ins Bett – nicht später. Kinder brauchen Schlaf, und Mami braucht ihren freien Abend.

Zudecken oder nicht?

Viele Mütter sorgen sich um die richtige Schlaftemperatur für ihr Baby. Sie haben Angst, dass das Kind entweder erfriert oder überwärmt. Die ideale Lösung: Sommer- und Winterschlafsäcke. In denen hat Ihr Baby Bewegungsfreiheit, warme Füße und friert weder noch überhitzt es.

Welche Schlaflage?

Die offizielle Empfehlung, ob man sein Baby auf dem Bauch, dem Rücken, der Seite, dem Kopf oder wo auch immer schlafen lassen soll, lautet heute: Rückenlage. Studien haben bewiesen, dass die Häufigkeit des plötzlichen Kindstods sehr zurückging, seit man in Aufklärungskampagnen die Rückenlage propagierte. Später, wenn Ihr Kind älter ist, wird es seine Lieblings-Schlafpositionen einnehmen.

»Mein Baby will nicht schlafen«

Neugeborene haben noch keinen festen Schlaf-wach-Rhythmus; für sie ist Tag und Nacht ein und dasselbe. Genial. Aber im Lauf der ersten sechs Wochen sollte sich allmählich schon ein Schlaf-wach-Rhythmus einstellen, der zwischen Ruhe und Aktivität unterscheidet: Jetzt sollte Ihr Baby nachts mehr schlafen als tagsüber. Wenn es in der Nacht immer noch alle drei Stunden aufwacht, müssen Sie ihm ein paar neue Spielregeln beibringen. Zum Beispiel: »Jetzt ist es Nacht, also schlaf' bitte noch drei Stunden, sonst dreht Mami durch.« Das ist leichter gesagt als getan; aber es gibt dazu ein paar hilfreiche Strategien:

● **Zeigen Sie Ihrem Baby, wann Tag und wann Nacht ist.** Wie bereits erwähnt: Tag steht für Tageslicht, Geräusche, Aktivität und Erlebnisse. Nacht steht für Dunkelheit, Ruhe und Frieden.
● **Halten Sie Ihr Baby tagsüber wach.** Nach ein paar Monaten kann ein Baby mindestens zwei Stunden am Stück wach bleiben.
● **Jetzt sind weniger und längere Nickerchen angesagt.** Nicht für Sie, sondern für Ihr Baby. Im Lauf der ersten zwei Monate sollte es sich an

zwei längere Schläfchen pro Tag gewöhnen (Dauer: eine bis eineinhalb Stunden, je nachdem, wie müde das Kind ist), statt sechsmal am Tag 20 Minuten.

● **Versuchen Sie, ihm größere Mahlzeiten mit längeren Pausen dazwischen zu geben.** Babys trinken sich nur selten richtig satt, wenn man sie alle zwei Stunden stillt. Also warten Sie lieber, bis Ihre Brüste kurz vor dem Explodieren sind und Ihr Baby wirklich Hunger hat; und gönnen Sie ihm eine richtig lange, sättigende Mahlzeit. Dann sollte es bis zur nächsten länger durchhalten. Ständig zwischendurch zu futtern ist eine teuflische Angewohnheit, die sich nur schwer wieder ablegen lässt.

»Ich kann mein Baby nicht wach halten!«

In den ersten Monaten ist es normal, dass das Baby den ganzen Tag schlafen will und dafür nachts alle drei Stunden aufwacht. Das sollte es sich aber nicht angewöhnen; wenn Sie es nicht schaffen, Ihrem Baby den Unterschied zwischen Tag (»Das ist, wenn du wach bist, Schatz, okay?«) und Nacht (»In den nächsten sechs Stunden schläfst du einfach.«) beizubringen, werden Sie bald furchtbar unter Schlafmangel leiden.

Um diesen Teufelskreis zu durchbrechen, müssen Sie versuchen, Ihr Baby tagsüber möglichst wach zu halten; das ist gar nicht so einfach. Wenn Sie mit ihm spazieren gehen, wird es fast sofort einschlafen, ebenso beim Autofahren, Füttern und Musikhören oder wenn Mami sich zusammenrollt und in Tränen ausbricht.

Bei meinen Kindern hat nur eins geholfen: viel Abwechslung. Dauert eine Beschäftigung länger als zehn Minuten, fallen die Augen sofort zu (ich meine die des Babys, nicht meine – mir fielen die Augen in den ersten sechs Monaten ständig zu). Nur ein ständiger Ortswechsel, immer wieder neue Reize und Aktivitäten hielten meine Babys wach. Wenn alles nichts half, tat ich einfach so, als würde ich meine Kleine schon wieder wickeln – dann blieb sie normalerweise noch zehn Minuten länger wach. Der absolute Hit war es, wenn ich mit ihr im Garten herumlief und sie die vielen Blumen bewunderte – bis das grelle Sonnenlicht sie wieder müde machte. Harte Zeiten!

Schnuller

Vielleicht gefällt Ihnen die Vorstellung nicht. Auch ich fand Schnuller ABSCHEULICH und war am Anfang hundertprozentig dagegen. Aber ein Schnuller kann ungeheuer hilfreich sein. Denn manchmal schreit ein Baby eben einfach ununterbrochen. Sie versuchen alles, um es aufzuheitern, und es schreit trotzdem weiter. Aber mit einem Schnuller im Mund beruhigt es sich innerhalb von zwei Sekunden und schläft ein. Erstaunlich. Natürlich funktioniert das nicht immer; aber es kann Wunder wirken.

ANDERERSEITS gibt es kaum einen unangenehmeren Anblick als ein Baby, das ständig am Schnuller hängt. Schnuller erfüllen einen Zweck, und der besteht nicht darin, Ihr Kind für die nächsten fünf Jahre zum Schweigen zu bringen. Der Schnuller soll Ihr Baby bei Bedarf für kurze Zeit beruhigen.

Um einer Abhängigkeit und späteren Entzugssymptomen vorzubeugen, gaben wir unserem Baby nur den Schnuller:

- um es zum Einschlafen zu bringen oder
- um es zu beruhigen, wenn es sich über irgendetwas so aufgeregt hatte, dass es trotz aller Ablenkungsversuche weiter schrie.

Wenn Sie Ihrem Kind den Schnuller immer gleich wieder wegnehmen, sobald es sich beruhigt hat, werden Sie wahrscheinlich keine großen Kämpfe deswegen auszustehen haben. Und: Manche Babys *wollen* keinen Schnuller, auch wenn Sie sich noch so große Mühe geben. Also erzwingen Sie es nicht! Zwei meiner Babys mochten Schnuller, das dritte nicht. C'est la vie.

Babymassage

Eine Babymassage kann eine ungeheuer positive Wirkung haben – nicht nur auf das Kind, sondern auch auf Ihre Beziehung. Anfangs besteht eine solche Massage eigentlich aus nichts anderem als Streicheln; aber es ist eine wunderbare Möglichkeit, den Körper Ihres Kindes zu erforschen und zu beobachten, wie es auf Ihre Berührungen reagiert. Außerdem werden Sie so im Umgang mit Ihrem Kind sicherer; und das Baby gewinnt Vertrauen darin, dass Sie auch wirklich wissen, was Sie tun.

Tipp

So geht's

- Beginnen Sie damit nach dem Baden, wenn Ihr Baby wohlig und entspannt ist, in einem warmen Zimmer mit gedämpfter Beleuchtung, wo es sich wohlfühlt. Also nicht auf dem Küchentisch mit Radiogeplärre.

- Seit der letzten Mahlzeit sollte mindestens eine halbe Stunde vergangen sein, ansonsten kann es passieren, dass diese Ihrem Baby während der Massage wieder hochkommt ...

- Achten Sie auf warme Hände. Sie würden es auch nicht mögen, wenn Ihre Masseurin ihre eiskalten Hände auf Ihren warmen Bauch legt.

- Halten Sie möglichst viel Blickkontakt zu Ihrem Baby, lächeln Sie es an, und sprechen Sie dabei mit ihm, oder singen Sie ihm etwas vor. Manche Babys sind lieber angezogen. Wenn das bei Ihrem Baby auch so sein sollte, entblößen Sie nur die Körperteile, die Sie massieren möchten.

- Üben Sie bei der Massage keinen zu starken Druck aus! Sie sollen Ihr Baby streicheln.

- Massieren Sie Gesicht, Kopf und Nacken (aber vorsichtig!).

- Der Bauch soll immer im Uhrzeigersinn massiert werden.

- Massieren Sie niemals direkt die Wirbelsäule – legen Sie Ihre Finger rechts und links daneben an.

- Wenn es dem Baby keinen Spaß macht, hören Sie auf. Klar, oder?

Wenn das Baby schreit: ein Notfallplan

Manchmal schreit Ihr Baby. Das gehört dazu, selbst wenn Sie die beste Mami der Welt sind; Außerdem muss Ihr Kind üben, seine noch winzigen, aber doch schon perfekten Stimmbänder zu benutzen. Wenn Ihr Baby *tatsächlich niemals* weint, sollten Sie sich nicht mit einem Wellness-Wochenende belohnen, sondern unbedingt einen Arzt aufsuchen. Babygeschrei ist eines jener eigenartigen, in unserer Biologie verankerten Signale, das jeden kinderlosen Menschen total nervt; am liebsten würden sie ihm den Mund zustöpseln. Wer aber selbst ein Baby hat oder hatte, für den ist dieses Geräusch extrem alarmierend. Seit ich Mutter bin, bekomme ich jedes Mal Schweißausbrüche, wenn ein Kind weint; und wenn ich ihm nicht irgendwie helfen kann, gehe ich aus dem Zimmer, weil ich dann selber weinen muss. Jetzt weinen wir dann also beide. Na prima ...

Aber warum weinen Babys eigentlich? Schließlich kümmert man sich den ganzen Tag um sie, erfüllt ihnen jeden Wunsch und sorgt für jedes Bedürfnis; warum dann trotzdem dieses entsetzliche Geschrei? *Warum?* Können sie denn nicht – ach, ich weiß auch nicht –, können sie nicht mit den Fingerchen darauf zeigen, was ihnen fehlt?

Nein. Weinen ist erstaunlich wirksam, bedenkt man, wie hilflos so ein neugeborenes Menschenbaby ist. Bitte verstehen Sie mich nicht falsch: Ich finde Babys toll; aber im Vergleich zu den übrigen Vertretern des Tierreichs sind unsere Nachkommen doch eher armselig und sind jahrelang unselbständig. Bis zum Alter von etwa fünf Monaten können sie nicht mal sitzen; und die meisten brauchen bis zu ihrem 30. oder 40. Lebensjahr regelmäßig Rat und Hilfe.

Aus dieser Hilflosigkeit in Kombination mit ihrer Unfähigkeit, einem mitzuteilen, was sie brauchen, entwickelte sich der wirksame Warnmechanismus namens Weinen. Wenn Sie Ihr Baby zum ersten

Mal weinen hören, kann das ähnlich elektrisierend wirken wie ein Stromschlag.

Gründe fürs Weinen

Denken Sie daran: Ihr Baby weint nur, weil es etwas Bestimmtes braucht und Sie sein Problem nicht in den Griff kriegen. Solange ihm nicht geholfen wird, schreit Ihr schlaues Baby weiter, während Sie verzweifelt bemüht sind, alle Ursachen für seinen Kummer auszuschließen. Die gute Nachricht: In der Regel lässt sich das Weinen Ihres Babys sehr leicht abstellen, denn meistens:

- hat es einfach nur Hunger,
- oder es hat eine nasse oder volle Windel,
- oder es ist müde.

Manchmal schreit es auch aus allen drei Gründen. Dann sollten Sie sich vielleicht doch lieber um eine Haushaltshilfe kümmern, denn offensichtlich wächst Ihnen zurzeit alles über den Kopf.

Und noch mehr Gründe

Sobald Sie diese drei Möglichkeiten ausgeschlossen haben (angenommen, das Baby hat zwei Stunden geschlafen und Sie haben es gerade gefüttert und gewickelt), gibt es noch folgende Möglichkeiten:

- Es muss nach dem vielen Essen beziehungsweise der vielen Milch erst mal ein Bäuerchen machen. Tragen Sie Ihr Baby deshalb nach dem Füttern *immer* fünf Minuten lang auf der Schulter herum, gehen Sie langsam auf und ab, und klopfen Sie ihm auf den Rücken. Luft im Bauch tut furchtbar weh, und ein Baby kann schon ziemlich beachtlich rülpsen.
- Es schwitzt/friert.
- Es zahnt.
- Es hat Durst.
- Irgendetwas ist ihm unbequem. (Überprüfen Sie seine Kleidung und Umgebung genau: Haben Sie eine Gabel in seine Schaukelwippe fallen lassen oder so etwas Ähnliches?)

● Es ist frustriert (das kann bei Babys schon ziemlich frühzeitig vorkommen; vielleicht möchte es nach etwas greifen, sich ausdrücken, krabbeln etc.).

● Es ist krank, oder ihm tut etwas weh.

Ein anderer häufiger Grund für Weinen, auf den man oft nicht kommt, ist LANGEWEILE. Als ich das zum ersten Mal bemerkte, kam ich mir richtig doof vor, weil es mir nicht schon früher eingefallen war. Mir macht es ja auch keinen Spaß, lange in derselben Position zu liegen, das Gleiche anzuschauen oder zu tun oder mich auch nur im selben Zimmer aufzuhalten; warum sollte mein Baby das mögen? Babys sind nur Miniausgaben von Erwachsenen und langweilen sich genauso wie wir. Manchmal reicht schon ein Tapetenwechsel oder eine andere Beschäftigung, um ein quengeliges, schlecht gelauntes Baby wieder glücklich zu machen. Und dann bessert sich normalerweise auch Ihr seelisches Befinden; also hören Sie auf Ihren Junior, und gönnen Sie ihm ein bisschen Abwechslung.

Tipp

Mein Favorit zum Aufheitern eines unglücklichen Babys

Schalten Sie Musik ein, und tanzen Sie! Aber achten Sie darauf, dass Ihnen nicht die ganze Nachbarschaft dabei zusieht.

Weint es, weil es Schmerzen hat?

Es gibt unterschiedliche Arten zu weinen; und mit jedem Weinen will Ihnen Ihr Baby etwas anderes sagen. Außer dem stinknormalen Weinen zweiter Klasse können Babys jammern, wimmern, schreien, kreischen, heulen, schluchzen, brüllen und so weiter. Das Erstaunliche daran: Nach einer Weile werden Sie all diese Laute so gut unterscheiden können, dass Sie gleich wissen, ob es Hunger hat, sauer ist oder sich mit dem Fingerchen im Sitzgurtverschluss verhakt hat. Nach ein paar Monaten wissen Sie sofort, ob das Protestgeschrei Ihres Babys sofortige Erste-Hilfe-Maßnahmen erfordert oder ob ein kuscheliges Spielzeug reicht, um es drei Minuten lang abzulenken und zu beschäftigen, während Sie die letzten Einkäufe ausladen, ehe wieder Essenszeit ist.

Mein Baby lässt sich nicht beruhigen.

Manche Babys weinen mehr als andere. Wenn ein Baby weint und weint und weint, macht einem das nicht nur Sorgen. Es kann mit der Zeit so unerträglich und zermürbend werden, dass Sie regelrecht Widerwillen gegen Ihr Kind empfinden und am liebsten nie wieder etwas von ihm sehen oder hören wollen. **Keine Panik, wenn Ihnen das Weinen Ihres Kindes unerträglich ist.** Wenn Sie sich um Gesundheit oder Wohlbefinden Ihres Babys Sorgen machen, müssen Sie ärztlichen Rat einholen; das gilt auch, wenn Sie mit dem Geschrei nicht mehr klarkommen. Ständiges Weinen kann tatsächlich bedeuten, dass mit Ihrem Kind etwas nicht stimmt; also gehen Sie mit ihm zum Arzt, wenn Ihnen das Sorgen macht.

Sind gesundheitliche Probleme ausgeschlossen und es stellt sich heraus, dass Ihr Baby einfach nur sehr unter Drei-Monats-Koliken leidet, überlegen Sie Möglichkeiten, wie Sie diese schwierige Phase überstehen. Sie kann dauern. Freunde und Angehörige sind dann die erste Wahl: Sprechen Sie mit ihnen über Ihr Problem und Ihren Frust, und versuchen Sie, jemanden zu finden, der ein paarmal pro Woche ein paar Stunden lang auf Ihr Baby achtet, damit Sie sich voneinander erholen können. Dieses ständige Weinen kann das Anstrengendste an einem Baby sein; wenn Sie versuchen, sich hier allein durchzuwursteln, ist niemandem geholfen.

Eine Strafe: Koliken

Koliken sind das Übelste auf der Welt. Ihr Baby schreit stundenlang, und Sie fühlen sich beide hundeelend. Die Blähungen können im Alter von etwa drei Wochen einsetzen, und oft zieht sich diese Phase über mehr als drei Monate. In dieser Zeit wird Ihr Baby eigentlich nichts anderes tun als weinen, vor allem abends; und für Sie wird es ebenso quälend sein, zuzuhören, wie es leidet.

Tipp

Alles gegen Koliken

Gegen Koliken gibt es eigentlich kein Mittel mit Erfolgsgarantie; aber ein Versuch lohnt sich immer, sollte es ganz schlimm werden.

Teelöffelweise Wasser einflößen: Bei unseren Babys half das. Wir nahmen dazu einen Teelöffel mit abgekochtem Wasser und versuchten, ihn unter Einsatz von vier Armen und 20 Fingern irgendwie in das Schnäbelchen einzuträufeln. Zuerst hustete und spuckte das Baby fürchterlich, dann rülpste es einmal laut und gab normalerweise innerhalb von fünf Minuten Ruhe.

Legen Sie das Baby mit dem Bauch auf Ihre Oberschenkel und reiben ihm den Rücken. Wir gaben ihm dabei einen Schnuller oder die Finger zum Nuckeln.

Halten Sie das Baby im Fliegergriff mit dem Gesicht nach unten auf Ihrem Unterarm, und halten Sie es mit der Hand zwischen den Beinen fest. Seine Wange liegt dabei an Ihrer Ellenbeuge (falls Sie sich das vorstellen können). Schaukeln Sie es in dieser Position hin und her. Entweder hilft das tatsächlich gegen die Kolik, oder das Baby bekommt von dem schwankenden Boden so einen Schrecken, dass es verstummt. Jedenfalls funktioniert es, also ist es eigentlich egal, warum.

Bei meinen Babys schienen sich die Koliken zu verschlimmern, wenn ich zu saure Lebensmittel verzehrte; und ich habe gehört, dass auch Kuhmilch Koliken verursachen kann (also, wenn Sie Kuhmilch trinken, nicht das Baby – ist ja klar, oder?).

Geben Sie sich nicht die Schuld am Weinen

Fühlen Sie sich nicht als Versagerin, weil Sie Ihr Baby nicht aufheitern können. Wenn Sie einige der oben stehenden Tricks und vielleicht auch noch ein paar andere Dinge ausprobiert haben, tun Sie wirklich Ihr Bestes und sollten zufrieden mit sich sein. Geben Sie nicht auf: Eines Tages geht die Sonne auf, und Ihr Baby wird auf wundersame Weise ohne jede Vorwarnung plötzlich beschließen, dass es nicht mehr weinen muss. Kein Mensch wird wissen, warum, aber so wird es sein, und von da an verläuft Ihr Leben in ruhigeren Bahnen.

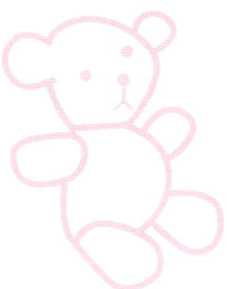

BABYSACHEN

Jede Mami möchte Ihr Baby gern toll anziehen. Das ist nur natürlich, und Babysachen sind ja auch so niedlich! ABER Sie sollten dabei ein paar Dinge beachten:

● **Babys wachsen.** Eigentlich nicht besonders überraschend; aber das Tempo, in dem sie aus ihren Sachen herauswachsen, erschreckte mich immer wieder. Einige besonders schöne Sachen trugen sie tatsächlich nur einmal (oder gar nicht, wenn sie zufällig ein oder zwei Wochen lang ganz unten in der Schublade lagen). Also kaufen Sie Ihrem Baby lieber immer ein wenig zu große Sachen, und widerstehen Sie der Versuchung, zu viel zu kaufen. Die Babykleider mögen noch so todschick aussehen; wenn sie nie getragen werden, ist es nur rausgeschmissenes Geld.

● **Babys krabbeln.** Bei Jungen ist das kein so großes Problem; aber Strumpfhosen sind an den Knien bald durchgewetzt. Kleider rutschen beim Krabbeln weit hoch und sind dem Kind nur im Weg; also sind Hosen fürs Krabbelalter am besten geeignet.

● **Babys spucken.** Immerzu und normalerweise drei Minuten nach dem Anziehen. Sollten Sie (wie ich) immer vergessen, Ihrem Baby ein Lätzchen umzubinden, ziehen Sie ihm am besten abwaschbare Oberteile an. Ich bin nach wie vor davon überzeugt, dass es einen Riesenmarkt für Latex-Babykleidung gibt. Wenn's geht, aber bitte keine Peitschen ...

● **Babys müssen gewickelt werden.** Alle Babysachen sollten zwischen den Beinen Druckknöpfe haben. Meine Eltern brachten unserem Baby einmal eine wunderschöne handgenähte Latzhose aus Peru mit, und ich schwor mir, dass es mir nichts ausmachen würde, sie beim Wickeln jedes Mal ganz auszuziehen. Aber dann habe ich doch jedes Mal geflucht. Keine Druckknöpfe – nicht kaufen!

● **Schlaue Verschlüsse.** Mit der praktischen Seite von Babykleidung befasste ich mich erst, nachdem ich mehrere meiner Babys mühsam in hübsche, aber umständliche Kleidungsstücke hineinmanövriert hatte. Babys zappeln und winden sich, wenn man sie anziehen will, und können sich schon mit ein paar Wochen heftig wehren. Winzige Knöpfe in kürbiskerngroße Knopflöcher zu schieben ist ein absoluter Alptraum, auch wenn die Sachen noch so süß aussehen. Klettverschlüsse sind scheinbar auf den ersten Blick das Beste, aber das Baby kriegt sie viel zu leicht auf; und Bändchen sind zu kniffelig. Bei Mänteln sind Reißverschlüsse ideal; alle anderen Kleidungsstücke sollten Druckknöpfe haben. Ihr Erfinder war ein Genie; man sollte ihm ein Denkmal bauen.

Das werden Sie brauchen

Mit all diesen Fakten sind Sie nun dafür gerüstet, Ihr Baby einzukleiden. Denken Sie immer daran, nicht alle niedlichen Sachen zu kaufen, die Sie sehen; Sie haben dann sicher trotzdem ein gut angezogenes Baby und noch dazu eine glückliche, gesunde Kreditkarte.

Strampler

Sehen ein bisschen wie Overalls aus, aber mit Füßchen dran. Darin schliefen alle meine Babys. Tagsüber ist es ganz nett, ihnen etwas Lustigeres anzuziehen, und wenn auch nur, um etwas zu tun zu haben. Eigentlich brauchen sie gar nichts anderes; aber Babys, die immer nur Strampler anhaben, wirken nicht gerade spektakulär. Prüfen Sie immer mal wieder, ob die Füße Ihres Babys nicht aus dem Strampler herausgewachsen sind, damit seine Zehen genug Platz haben. Wenn es so weit ist, können Sie immer noch die Fußenden abschneiden, ehe Sie einen neuen Strampler kaufen.

Bodys

Kaufen Sie ganz viele. JEDE MENGE! Bodys mit langen und kurzen Ärmeln sind die Grundlage jeder Babygarderobe. Immer wenn ich davon überzeugt war, mit meinen Bodys sämtliche Babys Nordeuropas einkleiden zu können, waren durch einen Mix aus Wickelunfall, Flecken, Gemansche und einer besonders chaotischen Mahlzeit wieder mal alle schmutzig, nass und unbrauchbar, und ich wünschte mir noch viel mehr von ihnen.

Hut und Mütze

Im Sommer braucht Ihr Baby unbedingt einen Hut mit Krempe. Alle UV-Strahlen bannen Sie, indem Sie ihm einen Hut mit Nacken- und Seitenschutz kaufen. Die sehen zwar bescheuert aus, sind aber wohl die beste Methode zur Vermeidung eines Sonnenbrands. Hüte sind ein echter Streitpunkt, weil alle Babys und Kleinkinder sie sich immer wieder vom Kopf ziehen. Meine Lösung: Ich besorgte für den Sommer Hütchen mit Bändern und für den Winter Schlupfmützen. Versuch die mal abzusetzen, junger Mann!

Babyschlafsäcke

Babys strampeln sich 30 Sekunden, nachdem man sie zugedeckt hat, die Decke über den Kopf; deshalb sind Decken beim Einschlafen problematisch. Babyschlafsäcke reichen schlauerweise über die Schultern, so wie Unterhemden, sodass das Kind nicht rauskrabbeln kann. Auf diese Weise bleibt seine Körpertemperatur stets konstant; und der Schlafsack hat keine Ärmel, sodass es ungehindert mit Händen und Armen fuchteln und an seinen Fingerchen lutschen kann, denn das gehört nun mal zum Babysein dazu.

... und sonst noch

Langärmlige Shirts, ein paar Hemden, Hosen, ein oder zwei Pullis, Strumpfhosen, Socken (jede Menge) und eine der Jahreszeit entsprechende Überjacke – damit können Sie mit Ihrem Baby überall hin, und es ist praktisch und bequem.

Schuhe

Bei dieser Gelegenheit gleich noch ein paar Hinweise zum Thema Kinderschuhe, obwohl Sie diese ja erst viel später benötigen werden, nämlich wenn Ihr Baby zu laufen beginnt.
Babys und Kleinkinder ruinieren Schuhe fast so schnell, wie Sie herausfinden, wie man sie ihnen richtig anzieht. Durch das viele Krabbeln, Hinfallen, Ausrutschen, In-Matsch-und-Pfützen-Rumspritzen und

die allgemeine Unachtsamkeit kleiner Kinder sind die schönen Schuhe schon nach ein paar Wochen schmutzig, abgewetzt, zerrissen und löchrig. Leider sind Babyschuhe wahnsinnig teuer, gehören aber zu den Dingen, bei denen man nicht sparen, sondern auf gute Qualität und Passform achten sollte. Für die ersten Krabbelversuche reichen weiche Puschen aus; doch sobald Ihr Baby fest auf seinen Beinchen steht, sehen Sie sich nach stabileren Schuhen um, die den Füßen einen guten Halt bieten.

Kaufen Sie keine Schuhe mit Schuhbändern. Klettverschlüsse sind viel einfacher. Schuhe mit dicken, schweren Sohlen sind ungeeignet, weil Kleinkinder darin schlecht laufen. Suchen Sie für den Winter ein Paar Schuhe, die entweder warm und gefüttert sind oder genug Platz für dicke Strumpfhosen und Socken bieten – Babyfüße frieren sehr schnell, und ohne warme Schuhe werden Sie bald wieder reingehen müssen. Für die Sommermonate sind Sandalen ideal, aber wenn Ihr Baby schon krabbeln kann, sollten diese vorne geschlossen sein: Sonst schrammen sie sich Zehen und Füße auf, was ziemlich wehtut.

Tipp

Passen die Schuhe?

Prüfen Sie ungefähr doppelt so oft, wie Sie es für nötig halten, ob Ihrem Baby die Schuhe noch passen. Ich war häufig erschrocken, weil ich nicht gemerkt hatte, dass meine Kinder in zwei Nummern zu kleinen Schuhen herumliefen – sie wachsen einfach so schnell!

WAS SOLL ICH BLOSS MIT IHM
ANFANGEN?

Wer noch nie 14 Stunden lang mit einem winzigen Menschlein zu Hause saß, das eigentlich gar nichts tut, dem erscheint diese Frage wahrscheinlich sehr dämlich. Aber wenn Sie das schon mal ausprobiert haben, wissen Sie, dass es gar nicht dämlich ist. Also sorgen Sie sich nicht, und kommen Sie sich nicht blöd vor, nur weil Sie keine Ahnung haben, was Sie mit einem Baby anfangen sollen. Woher sollten Sie das denn wissen? Wer hat es Ihnen erklärt? Wenn das erste neugeborene Baby, das Sie zu sehen bekommen, Ihres ist, so wie bei mir, woher sollen Sie dann auch nur einen Funken wissen, was man den ganzen Tag mit ihm anfängt? Kaffee trinken? Sich Musik-Videos auf YouTube anschauen? Regale aufbauen?

Nicht jede Frau findet diese erste Phase des Mama-Seins einfach und macht instinktiv alles richtig. Es hat also nichts mit Ihren mütterlichen Fähigkeiten zu tun, wenn Ihnen das zu schaffen macht.

So ein Tag mit einem Baby ist sehr, sehr lang: Normalerweise fängt er irgendwann zwischen »viel zu früh« und »Das meinst du doch echt nicht ernst?« an und endet – na ja, das spielt eigentlich schon keine Rolle mehr, weil es Ihnen zu diesem Zeitpunkt sowieso egal ist. Also seien Sie darauf gefasst, 13 oder 14 Stunden pro Tag füllen zu müssen. Womit?

Hier ein paar vielfach erprobte und bewährte Ideen, wie Sie das eine Zeit lang aushalten, mit freundlicher Genehmigung der Mamis unter meinen Freundinnen. Es sind auch ein paar Baby-Beschäftigungserfahrungen von mir dabei. Wäre ich da doch nur früher draufgekommen!

Essen, schlafen, Windeln vollmachen

Das sind zwar eigentlich keine Aktivitäten im üblichen Sinne; aber am Anfang kann ein großer Teil des Tages damit draufgehen. Kleine Babys können ungefähr alle vier Stunden etwas essen und tun das normalerweise auch; sie können viel schlafen und tun das normalerweise auch, wenn sie nicht gerade essen; und sie können Windeln vollmachen, was sie in der Regel sowohl während des Essens und Schlafens als auch zwischendurch tun. Essen, schlafen, Windeln vollmachen. Essen, schlafen, Windeln vollmachen.

Anregungen

Babyaugen, -ohren und -münder sind für alles empfänglich. Kleine Babys mögen es, wenn ihre Sinnesorgane angeregt werden. Bunte oder blinkende Lämpchen, das Flimmern von Sonnenstrahlen an der Wand, durch farbiges Glas scheinendes Licht, Reflexionen und Spiegelbilder werden Ihr Baby begeistern. Das Gleiche gilt für Geräusche, vor allem subtile: Glöckchen, raschelndes Papier, plätscherndes Wasser und so weiter. Sie wissen, was ich meine.

Kuckuck!

Ich dachte immer, dass mich das nach ein oder zwei Jahren langweilen würde. Aber ich stand locker sieben Jahre Kuckuck-Spielen durch, ohne dass mir das Lächeln und Glucksen meiner Babys je langweilig wurde. Das Spiel eignet sich auch sehr gut dazu, die hellseherischen Fähigkeiten Ihres Babys auszubauen – ein wichtiger Entwicklungsschritt. Leider bewegen sich diese nur in der Größenordnung »Gleich guckt Mamis Gesicht wieder hinter den Händen vor« und nicht »Die New Yorker Börse bricht zusammen«; aber es ist ein Schritt in die richtige Richtung.

Wiederholung

Auch nicht besonders geistvoll; aber es ist faszinierend, zu beobachten,
wie Ihr Baby durch mehrfache Wiederholung bestimmter Handlungen,
Wörter oder Laute etwas Neues lernt. Man sieht förmlich, wie sich im
Gehirn des Babys Nervenverbindungen bilden. Kinder machen auf diese
Weise oft erstaunliche Fortschritte. Das kann etwas ganz Einfaches sein:
Verstecken Sie zum Beispiel einen Ball unter einer Tasse und lassen das
Baby die Tasse immer wieder abheben.

Vorlesen

TUN SIE ES. Vom ersten Tag an. TUN SIE ES! Legen Sie das Baby auf
Ihre Oberschenkel ab, zeigen Sie ihm ein buntes Bilderbuch, und lesen
Sie ihm jeden Tag vor. Ja, klar kommen Sie sich dabei etwas blöd vor,
weil ein kleines Baby ja noch nichts versteht. Aber Vorlesen hat eine so
wunderbare Wirkung, dass es sich durchaus lohnt, sich dabei wie eine
Idiotin zu fühlen.

Wenn Sie immer wieder dieselben Worte vorlesen und dieselben Laute
formen, ist das für Ihr Baby wie Musik. Diese Musik hört es, prägt sie
sich ein und fängt an, sie nachzuahmen. So lernt es sprechen.
Außerdem ist Vorlesen schön und kuschelig: Es beruhigt und ist eine
gute Ausrede, sich ab und zu mal hinzusetzen, statt immer nur in der
Wohnung rumzulaufen und Spielsachen aufzuräumen.

Singen und Tanzen

Legen Sie zu Ihren Lieblingssongs mit Ihrem Baby eine flotte Sohle aufs
Parkett! Durch den Körperkontakt entsteht eine enge Bindung zwischen
Ihnen beiden; außerdem ist Musik offenbar sehr gut für Babys Ent-
wicklung. Besondere Lieblingsmelodien in meiner Familie waren die
Soundtracks zu sämtlichen Tarantino-Filmen, meiner Meinung nach

ja eher ein Beweis für guten Geschmack und weniger für eine Vorlie-
be für Blutbäder und Drogen. Aber passen Sie auf, dass Ihnen dabei
niemand zuschaut: Mein Postbote hält mich für ziemlich bescheuert,
seit er mitbekam, wie ich mit meiner kleinen Phoebe auf dem Arm
»Uma Thurman als Mia Wallace beim Jack Rabbit Slim's Twist Contest«
nachmachte.

Das mit dem Vorsingen kann sich etwas schwierig gestalten, falls Sie
sich (wie ich bei meinem ersten Baby) nur noch an »Alle meine Entchen« und »Hänschen klein« erinnern. Besorgen Sie sich ein dickes
Kinderliederbuch, dann fallen Ihnen alle Melodien und Texte wieder ein.

Ab nach draußen

Sobald Ihr Baby sein Köpfchen halten kann, ist es alt genug, um mal
zu schauen, was auf dem Spielplatz so alles los ist. Das ist für Sie ein
Geschenk des Himmels: Jetzt können Sie endlich mal draußen spielen.
Außerdem laufen Ihnen dabei mit ziemlicher Sicherheit andere Mütter
über den Weg, die die gleiche Idee hatten.

Ich selbst polsterte immer eine Babywippe mit ein paar Decken oder
sogar einem Kissen – wie weit war es mit mir gekommen, dass ich
Kissen auf den Spielplatz schleppte? – und setzte meine Babys hinein,
sobald sie etwas älter als einen Monat waren. Das Schaukeln schien
sie zu begeistern – oder erschreckte sie so, dass sie verstummten.
Schaukeln sind schon für sehr kleine Kinder geeignet, wenn Sie sie
dabei festhalten; für die meisten anderen Spielgeräte muss Ihr Baby
mindestens ein halbes Jahr alt sein. Und auch wenn das Kleine noch so
hochentwickelt ist – bevor es am Klettergerüst rumturnen darf, muss
es erst mal laufen können.

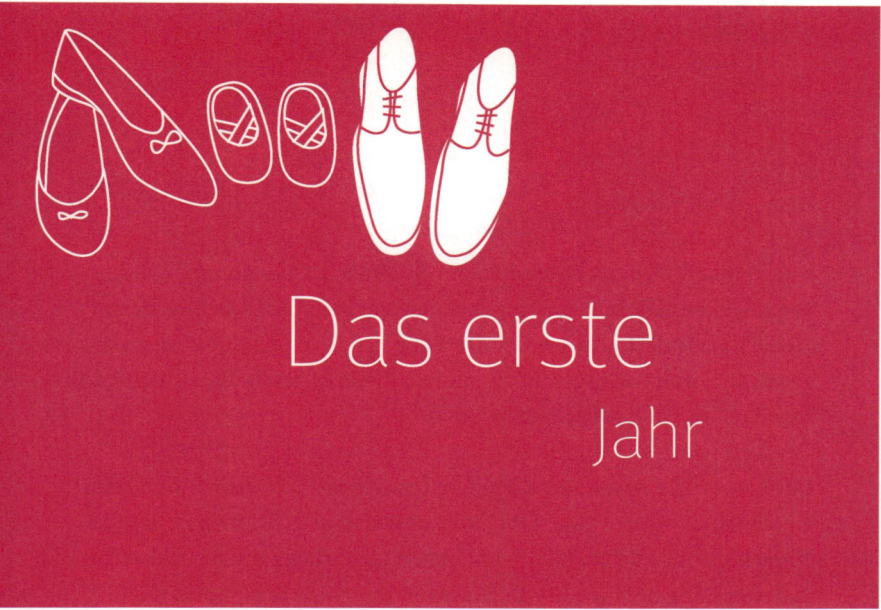

Das erste Jahr

Hoffentlich haben Sie den Schock der Geburt, die ersten Monate und den Mangel an Gelegenheit zum Beine-Enthaaren überstanden. Jetzt sind Sie in der Lage, sich mit voller Kraft in Ihr Mami-Leben zu stürzen. Denken Sie jedoch daran:

Es gibt keinen Grund, warum jetzt alles leichter oder überschaubarer werden sollte.

Ein paar Monate reichen in etwa aus, um sich an ein neues Handy zu gewöhnen, sind aber bei weitem nicht lang genug, um sich aufs Mama-Sein einzustellen oder zu lernen, wie man Verantwortung für ein Kind trägt. Ich habe keine Ahnung, wie lange das dauert, denn ich bin auch nach 13 Jahren immer noch nicht so weit …

BESTANDSAUFNAHME:
WIE LÄUFT ES FÜR SIE?

Nach einem oder zwei Monaten ein Resümee zu ziehen und auf die vergangenen Wochen zurückzublicken ist eine gute Idee: Wie haben Sie sich verändert, wie sehr ist das Baby Teil Ihres gemeinsamen Lebens geworden, und wie erstaunlich gut haben Sie es geschafft, sich eine Milliarde neuer Fähigkeiten anzueignen?

Mir kamen die ersten sechs Monate (oder wenn ich ehrlich sein soll, eigentlich das ganze erste Jahr) immer vor wie ein Tunnel, in dem ich einfach nur überlebte, bis ich am ersten Geburtstag meines Babys am anderen Ende heraustrat – in eine Welt mit mehr Schlaf und mehr Selbstvertrauen, in der sich alles schon etwas besser eingespielt hatte und mein altes Leben allmählich wieder an Boden gewann. Es ist ein herrliches Gefühl. Zu diesem Zeitpunkt trat bei mir immer ein gewisser Gedächtnisschwund ein, und ich wollte noch ein Kind. Genial.

Andererseits ist das erste Jahr aber auch eine tolle Zeit: Sie werden jetzt immer vertrauter miteinander, und Sie werden aus dem Staunen nicht herauskommen, wie schnell Kinder lernen. Letzte Woche konnte sie noch kaum sitzen; und jetzt krabbelt sie, kaum dass Sie ihr den Rücken zukehren, herum und schiebt Legoplättchen in den CD-Player! Es gibt Millionen wunderbarer Momente; sie alle zu genießen kann sich allerdings echt schwierig gestalten, wenn Sie insgeheim immer noch Ihr altes Leben vermissen und sich fragen, wann Sie endlich keine Still-BHs mehr tragen müssen. Wenn Sie können, geben Sie sich noch ein halbes Jahr Zeit.

Das ist übrigens auch ein guter Zeitpunkt, um zu überprüfen, wie Sie und Ihr Partner jetzt miteinander klarkommen. Oft führt der ganze Hype ums Baby nämlich dazu, dass Sie beide kaum noch Zeit haben, um sich Beleidigungen geschweige denn Koseworte an den Kopf zu werfen.

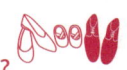
Da bewegen Sie sich auf sehr gefährlichem Terrain. Und einfach nur darauf zu vertrauen, dass sich alles irgendwann wieder normalisiert, ist ungefähr so, wie wenn man damit rechnen würde, dass die Toiletten bei der Deutschen Bahn nicht verstopft sind. Diese Art der Gedankenlosigkeit führt zu Beziehungskatastrophen, tiefen Kummerfalten und globaler Erwärmung. Vermute ich jedenfalls.

Hier eine Checkliste, die Sie aufheitern wird. Wenn Sie nur drei dieser Punkte abhaken können, sind Sie bereits eine Wundermami und verdienen einen dicken Schmatz von jemandem, der älter ist als ein halbes Jahr:

Supermamis Checkliste

- Können Sie in weniger als fünf Minuten eine Windel wechseln?
- Können Sie Ihr Baby anziehen, ohne ihm die Arme zu brechen?
- Sind Sie mit Ihrem Baby schon mal draußen gewesen?
- Haben Sie sich schon mal ein richtiges heißes Aromatherapiebad gegönnt?
- Können Sie Ihr Baby stillen beziehungsweise füttern?
- Können Sie einen Buggy zusammenklappen, ohne zu fluchen?
- Haben Sie mit Ihrem Partner schon mal gemeinsam gegessen, ohne unterbrochen zu werden?
- Waren Sie lange genug in einem Café, um einen Kaffee auszutrinken?
- Gab es einen Tag, an dem Sie nicht am liebsten laut geschrien hätten?

Sehen Sie? Wer sagt denn, dass Sie das mit dem Mami-Sein nicht hinkriegen? Am Anfang hätten Sie sich nie zugetraut, so viele Dinge zu lernen, die mit Babys zu tun haben – und jetzt sehen Sie mal, wie weit Sie schon sind. Natürlich sind Sie immer noch nicht perfekt, und es dauert noch lange, bis Sie alles im Griff haben; aber vorläufig können Sie sich damit trösten, dass Sie gerade eine sehr schwierige Lebensphase durchmachen. Wenn Sie sich dabei auch nur einigermaßen über

Wasser halten, sind Sie schon sehr, sehr gut. Das wird Ihnen niemand anders sagen, also wiederholen Sie es in Gedanken mehrmals am Tag: **»ICH BIN SEHR, SEHR GUT.«**

Wer bin ich?

Achtung! Jetzt kommt die einen in den Wahnsinn treibende Gretchen-frage, mit der man als Mutter immer wieder konfrontiert wird. Ob Sie das Mama-Sein überleben oder nicht, hängt davon ab, ob Sie eine Antwort darauf finden oder nicht:

»Verdammt noch mal, wer oder was bin ich eigentlich?«

Versuchen wir mal, dieses kleine Dilemma zu lösen. Ab auf die Couch! Wahrscheinlich fühlen Sie sich abwechselnd (und manchmal auch gleichzeitig) als:

- Ehefrau/Partnerin
- Tochter
- Mutter
- Kollegin
- Mädchen
- Freundin
- Frau
- Sklavin (hoffentlich nicht die ganze Zeit)
- Sexgöttin (hoffentlich ungefähr einmal im Monat)

Vielleicht sind Sie ja nicht alles. Aber selbst wenn Sie nur vier oder fünf dieser Persönlichkeitsaspekte abhaken können, haben Sie schon einiges, das Sie im Auge behalten müssen.

Kommt jetzt noch eine neue Identität dazu – in diesem Fall die als MUTTER –, dauert es ewig, bis man sich daran gewöhnt.

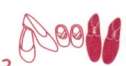

Und das, meine liebe Freundin, ist meiner Meinung nach das Schwierigste am Mama-Werden. Es besteht nicht im Wickeln, im Schlafmangel, in spannenden Brüsten oder der Verantwortung. Und es besteht auch nicht in der Notwendigkeit, sich allzeit zweckmäßig zu kleiden oder einen Kinderwagen durch den Supermarkt zu manövrieren. Das Schwierigste ist, damit klarzukommen, dass Sie – SIE! – jetzt Mutter sind, mit allen furchterregenden Konsequenzen. Das heißt zwar nicht, dass Sie sich unbedingt immer wie eine Mutter fühlen müssen; trotzdem sind Sie es irgendwie, und zwar für immer, und Sie müssen lernen, das mit Ihren anderen Rollen und Aspekten unter einen Hut zu bringen. Anders können Sie das erste Jahr nicht überleben. Sie sind zwar noch lange nicht so weit, dass jemand Sie tatsächlich Mami nennt (was übrigens das großartigste Gefühl der Welt ist!); aber schon allein die Vorstellung, Mami zu sein, verursacht bei vielen Frauen eine monatelange Paralyse, die oft eine ganze Menge zum postnatalen Stimmungstief beiträgt.

So kommen Sie mit Ihrem neuen Ich zurecht

Ich konnte mich am besten aufs Muttersein einstellen, indem ich in meiner neuen Rolle möglichst viel meines alten Ichs am Leben erhielt. Sobald mir klar wurde, dass ich als Mami trotzdem immer noch Freundin, Mädchen, Geliebte, Kollegin und Frau sein konnte, war ich gleich viel glücklicher. Denn jetzt hatte ich nicht mehr das Gefühl, auf alles verzichten zu müssen, was mir früher Spaß gemacht hatte. Mein altes Ich war immer noch quicklebendig, und ich musste lernen, es zu pflegen. Und zwar schnell.

Folgendes kann dabei hilfreich sein:

● **Behalten Sie möglichst viele »normale« Rituale bei:** das Bad am Sonntagabend, das Essen zum Mitnehmen einmal pro Woche, Kaffeetrinken mit der besten Freundin und so weiter. Solange Sie so viel wie möglich beim Alten lassen, wird die gefühlte Änderung, die das Baby in Ihr Leben bringt, nicht so groß sein.

● **Reden Sie nicht DAUERND über Babys.** Die Versuchung ist fast unwiderstehlich; aber Sie müssen mit Ihren Freundinnen auch immer noch darüber reden können, was es an interessanten Büchern gibt, wer sich gerade mit wem trifft, wo man die besten Jeans kaufen kann und was im Kino läuft.

● **Zwingen Sie sich, mit Ihrem Partner nicht über Babythemen zu sprechen.** Wenn Sie nur noch darüber reden, wie oft Baby heute in die Windel gemacht, wie lange das Stillen gedauert oder was für ein süßes Gesicht es gezogen hat, verlieren Sie alle bisherigen Gemeinsamkeiten aus den Augen. Auch wenn es Sie nicht die Bohne interessiert, versuchen Sie, mit ihm trotzdem über seine Arbeit zu reden, über Politik, Sport, den gestrigen Dokumentarfilm über römische Baderituale und so weiter. Alles, nur nicht über Babys und übers Eltern-Sein.

● **Gönnen Sie sich ab und zu eine Auszeit von Ihrem Baby.** Solange Sie stillen, sind das anfangs zwar nur ein paar Stunden; aber selbst wenn Sie mal nur für 20 Minuten weg können, nutzen Sie jede Gelegenheit, Ihrer Mami-Rolle zu entfliehen und wieder in Ihr altes Ich zu schlüpfen.

● **Beginnen Sie mit einem neuen Hobby. Oder belegen Sie einen Kurs.** Das Tolle daran ist, dass Sie in einem neuen Kurs niemand kennt und das »Mami«-Etikett nicht an Ihrer Stirn klebt. Dort müssen Sie nicht über Windeln und Babyspucke reden und können einen Abend lang eine neue Identität annehmen. Ich nahm Ballettstunden, und zwei Jahre lang glaubten dort alle, ich sei unverheiratet und arbeite in einem Möbelgeschäft. Schlau.

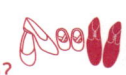

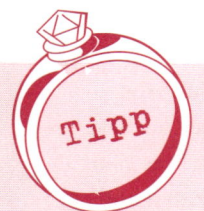

Tipp

Haben Sie kein schlechtes Gewissen ...

... und machen Sie sich keine Sorgen, wenn es Ihnen schwerfällt, sich ans Muttersein zu gewöhnen: Das ist ganz normal, und es ist wichtig, nicht einfach über diese Gefühle hinwegzugehen.

Denken Sie daran, dass es Zeit braucht, sich darauf einzustellen. An manchen Tagen werden Sie das Mama-Sein lieben, an anderen hassen. So ist Ihr Leben nun mal von jetzt an!

Ich werde wie meine Mutter

Diese Wahrheit kann Sie schon sehr frühzeitig treffen und wird Sie einiges an Nerven kosten. (Mir jagte dieser Gedanke einen besonderen Schrecken ein, denn wenn ich wie meine Mutter wurde, hatte mein Mann tatsächlich einige gerechtfertigte Scheidungsgründe.) Glücklicherweise kann ich Ihnen versichern, dass Sie sich nicht unbedingt in *Ihre* Mutter verwandeln, sondern in eine Mutter. Das kommt Ihnen nur deshalb seltsam vor, weil Sie sich eher die Worte und Verhaltensweisen Ihrer eigenen Mutter aneignen werden als die anderer Mütter.

Hier ein paar meiner Eigenheiten, die beängstigend an meine Mutter erinnern:

● Ich spucke in ein Taschentuch und putze meinem Baby damit den Mund ab (dafür hasse ich mich, aber hinterher ist alles schön sauber).
● Ich schiebe meiner Tochter ständig die Haare hinter die Ohren.
● Ich sage »Das leeeetzte Löffelchen ...« und »Wenn du den Löffel noch mal auf den Boden schmeißt, kommst du 20 Minuten in Einzelhaft, junge Dame.« (Na ja, das nicht.)
● Ich veranstalte wegen jeder Kleinigkeit ein Riesentamtam.

Im Laufe der nächsten Monate und Jahre wird die Anzahl der von Ihren Eltern übernommenen Verhaltensweisen exponenziell ansteigen (momentan sind wir gerade bei: »Es *interessiert* mich nicht, was Hannah Morris' Mutter ihrer Tochter alles erlaubt. Ich bin *deine* Mutter, und bei mir gibt's *keine* Chips in die Pausenbrotbox!« Seufz.)

Die einzige Überlebensstrategie besteht darin, alles so zu nehmen, wie es kommt, und es nett zu finden, wenn man ein paar alte Gewohnheiten und Redensarten seiner Eltern bei sich entdeckt. Aber entwickeln auch Sie unbedingt ein paar eigene brillante Einzeiler, die *Ihre* Kinder zum Kotzen finden dürfen. Haben Sie trotzdem immer noch das Gefühl, wie Ihre Mutter zu werden, tun Sie irgendetwas, was *sie* nie getan hätte, um sich von Ihrer Einmaligkeit zu überzeugen. Bei mir hilft jede Form von Maßlosigkeit und Ausschweifung, denn das passt zu mir.

Hilfreich: Unterstützungsnetzwerk

»*November 2004. Charlie: fünf Monate alt.*
Diese Woche ist eine Katastrophe. Ich habe keine einzige essbare Mahlzeit zustande gebracht, keine Wäsche gewaschen, nichts Schönes gespielt und mir nicht mal ein Lächeln abringen können. Wo ich auch hinsehe – überall Unordnung und Arbeit, lauter unerledigte Dinge, zu denen ich nie kommen werde. Es macht mich wahnsinnig. Ich hasse dieses Durcheinander und diese Unordnung; und jedes Mal, wenn ich versuche, etwas wegzuräumen, fängt Charlie an zu weinen, also muss ich mittendrin wieder aufhören und irgendwelche bunten Dinger vor seiner Nase herumbaumeln lassen. Ich schaffe es einfach nicht mehr!«

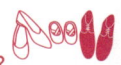
Mit dem Mama-Sein klarkommen – oder eben nicht …

Ich komme normalerweise sehr gut mit dem Leben zurecht. Ich sage immer eher »Ich kann« als »Ich kann nicht«; und auch wenn das Leben mich mit einer Minikatastrophe nach der anderen ins Schleudern bringt, packe ich die Dinge einfach an und schaffe es irgendwie.

Aber auch ich kriege nicht immer alles hin, was meine verschiedenen Rollen als Mami, Ehefrau und Freiberuflerin von mir fordern. Und ich schäme mich auch gar nicht, das zuzugeben. Es gab Tage und Wochen, da ging alles gut: Die Kinder waren glücklich, ich war glücklich, mein Mann schien glücklich zu sein, und wir lebten alle in einem glücklichen Zuhause. Aber es gab auch Tage, ja Wochen, in denen mir alles über den Kopf wuchs: Ich hasste alles, ich kriegte es einfach nicht mehr hin und verwandelte mich in eine gruselige, missgelaunte, keifende, böse alte Hexe. In so einer Phase konnte ich mir beim besten Willen nicht vorstellen, wie ich alles je wieder in den Griff bekommen sollte, und geriet in eine Abwärtsspirale aus Pessimismus und Verzweiflung. Und meistens kriegte dann auch noch irgendjemand, den ich nicht besonders sympathisch fand, eine Mordsgehaltserhöhung oder erbte ein Landhaus in der Toskana.

Um mich aus diesem Strudel des Selbstmitleids herauszuziehen und wieder in die »Ich-schaff'-das-schon«-Spur zu kommen, machte ich von meinem sorgsam zusammengestellten Unterstützungsnetzwerk Gebrauch; alle anderen mir bekannten Mütter machen das auch so. Am besten, Sie entwickeln so bald wie möglich eigene Strategien, damit es Ihnen wieder besser geht; denn Sie werden immer wieder darauf zurückgreifen müssen.

Andere Frauen mit Kindern

Es dauert lange, bis man Freundinnen gefunden hat, denen man wirklich vertraut und denen gegenüber man seine Überforderung eingestehen kann. Wenn Sie so eine gefunden haben (und vielleicht wird es immer nur die eine sein), schätzen Sie sich glücklich, und behandeln Sie diese Freundschaft mit Samthandschuhen – Sie werden sich gegenseitig brauchen, um die düsteren Tage zu überstehen. Mir geht es meistens schon viel besser, nachdem ich jemandem von meinen Kämpfen erzählt habe; danach fasse ich wieder Mut. Und meistens machen meine Freundinnen zu diesem Zeitpunkt gerade noch etwas Schlimmeres durch, sodass ich sie am Ende aufheitern muss und froh bin, weil ich nur mit einem Baby zu kämpfen habe, das nicht in seinem Hochstühlchen sitzen will, und nicht mit einem, das tritt, spuckt und beißt.

Familie

Mit Angehörigen ist es oft schwieriger als mit Freundinnen, weil die Beziehung mit einer Vorgeschichte belastet ist und man auf Vorschläge von dieser Seite eher abwehrend reagiert. Doch Angehörige sind eine wichtige Unterstützung, und viele Großeltern freuen sich, wenn sie wieder eine sinnvolle, beratende Funktion erfüllen dürfen.

Babysitter

Sie sollten einen Babysitter nicht engagieren, um ihm von ihrer anstrengenden Woche zu erzählen und wie oft Sie Ihr Baby am liebsten aus dem Fenster geworfen hätten. (Erzählen Sie einem Babysitter *nie* so etwas, es sei denn, Sie wollen es danach unbedingt der Polizei erklären ...) Nein, engagieren Sie einen Babysitter, und machen Sie, dass Sie rauskommen, weg von Ihrem Baby und zurück in eine Welt mit nicht spuckenden, kontinenten, aufrecht gehenden, sprechenden Menschen. (Also nicht in eine Kneipe nach der Sperrstunde.) Schon nach ein oder zwei Stunden weg von zu Hause sehen Sie alles in einem besseren, glücklicheren, klareren Licht und fragen sich, wo denn nun das Problem war ...

Alte Freunde

Das geht nur, wenn Sie Ihre Treffs mit diesen Menschen nutzen, mal für einen Abend aus Ihrem »Mami«-Leben rauszukommen. Wenn Sie auf hilfreiche Unterstützung und Mitgefühl hoffen, sind Sie auf dem falschen Dampfer: Leute ohne Kinder haben *nicht den geringsten Schimmer* davon,

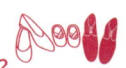

was Sie gerade durchmachen, und finden es wahrscheinlich auch sehr langweilig, wenn Sie dauernd jammern, wie schwer das Elternsein ist.

Postnatale Depression

>*»23. März: Ich habe genug. Ich will das alles nicht mehr. Ich hasse jeden Tag. Ich bin so müde und sehe immer nur wieder einen neuen Tag, eine neue Woche vor mir – Woche um Woche immer dasselbe, dasselbe, dasselbe. Ich bin nicht gut für meine Kinder. Ich hasse mich. Oft habe ich das Gefühl, dass es für alle besser wäre, wenn ich weggehe und nie wiederkomme. Es ist meine Schuld. Ich weiß, dass ich mich zusammenreißen sollte. Aber ich schaffe es nicht. Ich habe so ein schlechtes Gewissen, und je länger das so geht, umso schlimmer wird es.«*

»Postnatale Depression« ist ein so strapazierter und missverstandener Begriff, dass ich immer sehr vorsichtig damit bin. Denn wenn man heutzutage nicht irgendwann an einer leidet, dann wirkt es fast so, als würde man seine Sache nicht richtig machen. Das ist ziemlicher Schwachsinn. Es besteht ein großer Unterschied zwischen einer Erschöpfung, übersteigerten Emotionen und einer richtigen Depression. Aber es ist gut, zu wissen, auf welche Symptome man achten sollte.

Also: Sie leiden wahrscheinlich nicht an einer postnatalen Depression, wenn Sie ...
- sehr müde sind,
- oft traurig sind,
- vergesslich sind,
- sehr emotional reagieren,
- frustriert sind,
- nicht das geringste Interesse an Sex haben,
- sich ärgern, weil Sie eine Kleidergröße mehr auf den Rippen haben.

Das sind ganz normale Reaktionen auf die enorme Veränderung in Ihrem Leben und auf den Schlafentzug, der in den meisten Folterkammern verboten wäre. Natürlich sind Sie erschöpft, launisch, weinerlich und durcheinander. Schließlich haben Sie gerade ein Baby bekommen – was soll man da erwarten?! Die meisten dieser Symptome verschwinden nach ein paar Monaten, wenn Sie wieder regelmäßig (obwohl immer noch viel zu wenig) schlafen und sich allmählich an Ihr neues Leben und Ihre neue Rolle gewöhnen.

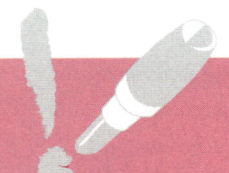

WICHTIG

Sie könnten an einer postnatalen Depression leiden, wenn ...

- Sie mit Ihren Aufgaben als Mutter überhaupt nicht zurechtkommen.

- Sie Ihrem Baby oder sich selbst gegenüber oft negativ eingestellt sind.

- Sie keinen Tag ohne Weinen überstehen.

- Sie nichts mehr von der lustigen Seite des Lebens sehen können.

- Sie keine Lust haben, aus dem Haus zu gehen.

- Ihnen alles egal ist: Ihr Aussehen, der Zustand Ihrer Wohnung, Ihr Baby – einfach alles.

- Ihre Persönlichkeit sich komplett verändert.

- Sie sich von der Realität losgelöst fühlen.

- Sie Ihre Gefühle oder Ihr Verhalten nur selten unter Kontrolle haben.

- Sie an einem der oben genannten Symptome leiden und früher schon mal eine Depression hatten.

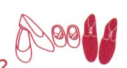

Eine postnatale Depression darf nicht mit postnataler Erschöpfung verwechselt werden. Letzteres ist zu erwarten; ersteres nicht. Wenn man jeden schwierigen oder traurigen Tag gleich als »postnatale Depression« bezeichnet, haben diejenigen Frauen, die wirklich daran leiden, es viel schwerer, ernst genommen zu werden und die Hilfe zu bekommen, die sie jetzt brauchen.

Wenn Sie geschafft, überlastet und unausgeruht sind, versuchen Sie, mehr zu schlafen und sich im Haushalt helfen zu lassen, und warten Sie, bis es wieder vorbeigeht. Aber wenn Sie den Eindruck haben, jedes Gefühl für die Realität zu verlieren; wenn Sie keine vernünftigen Entscheidungen mehr treffen können; wenn Sie sich jeden Tag nur noch wünschen, er wäre endlich vorbei; wenn Sie kein normales Leben mehr führen, sich selbst gefährden oder wenn Ihr Verhalten oder Ihre Launen Ihnen Angst machen, brauchen Sie Hilfe.

Eine solche Depression schlägt auch nicht unbedingt immer gleich nach der Geburt zu. Viele Mamis kommen monatelang gut zurecht, und dann bricht plötzlich alles zusammen. So ging es mir nach meiner zweiten Schwangerschaft: Schon ein paar Tage nach der Geburt lief alles wieder ganz normal, ich kochte, putzte, joggte, lehnte jede Hilfe ab und wehrte die Andeutungen meiner Freunde und Angehörigen ab, dass ich mir zu viel zumutete. Ich redete mir ein, dass es mir die Umstellung erleichtern würde, wenn ich schnell wieder normal weitermachte, und dass ich jetzt wusste, wie man es richtig macht. Sechs Monate lang lief auch tatsächlich alles prima, und ich klopfte mir auf die Schulter, weil ich die fabelhafteste, patenteste Mutter der Welt war; doch dann wurde mir plötzlich alles zu viel, und ich brach zusammen wie ein erschöpftes, verwirrtes Häuflein Elend. Toll.

Darüber reden

Bei meiner zweiten postnatalen Depression war ich schon viel eher bereit, mit anderen Frauen darüber zu reden, was ich gerade durchmachte. Ich staunte, als ich erfuhr, dass etliche von ihnen schon ähnliche Erfahrungen gemacht hatten. Mamis können sich wunderbar gegenseitig unterstützen. Außerdem ist es beruhigend, dass jemand auf Sie achtet und sich vergewissert, ob alles in Ordnung ist.

Antidepressiva

Früher vertrat ich dummerweise die Ansicht, dass Antidepressiva etwas für willensschwache Menschen sind, die ihr Leben einfach nicht auf die Reihe kriegen.

Als ich dann schließlich doch klein beigab und die Pillen nahm, war ich geschockt, wie enorm positiv sich das auf unser Familienleben auswirkte: Ich war zufriedener und weniger labil, gehetzt, hyperaktiv und zwanghaft in meinem Verhalten; wir unternahmen mehr schöne Dinge zusammen; und alles, was mich bisher am Muttersein so frustriert hatte, machte mir plötzlich gar nichts mehr aus.

Alles in allem ist es wahrscheinlich besser, nicht in das Zusammenspiel der neurochemischen Botenstoffe in Ihrem Gehirn einzugreifen; aber wenn ein unerträgliches Leben dadurch wieder stabil und angenehm wird, dann nur her mit den Pillen!

Beratung/Psychotherapie

»Ein Seelenklempner? Für mich?« Ja, vielleicht tatsächlich für Sie. Wenn Sie Hilfe brauchen, lassen Sie sich helfen.

Ich habe in unterschiedlichen Lebensphasen schon die verschiedensten Beratungen/Therapien erhalten und dabei noch nie an Zeitverschwendung gedacht. In fast allen Fällen (wenn auch nicht immer) war es ungeheuer hilfreich.

Es ist nicht beschämend oder peinlich, wenn Sie die Hilfe eines Psychotherapeuten brauchen. Sprechen Sie mit Ihrem Arzt oder Ihrer Hebamme; sie können Ihnen sicher einen guten Therapeuten in Ihrer Nähe empfehlen.

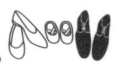
Babysitter

Das war auch so ein Fehler, den wir bei unserem ersten Baby machten und von dem ich hoffe, dass Sie ihn intelligenterweise nicht wiederholen: Wir haben mindestens ein Jahr lang keinen Babysitter engagiert, weil wir Angst hatten, dass ihm das psychisch schaden könnte (dem Baby, nicht dem Babysitter). Mit dem Ergebnis, dass wir nie ausgingen. Niemals. Was dumm und ungesund war.

Nicht alle Babysitter sind Alkoholikerinnen, die Ihr Kind misshandeln, ihren schmuddeligen Freund mitbringen und, kaum dass Sie aus dem Haus sind, Sex auf dem Sofa haben, um das Geschrei Ihres Babys in seinem Bettchen zu übertönen. Die meisten Babysitterinnen sind sehr liebe, kompetente, vertrauenswürdige, erfahrene Kinderbetreuerinnen, die sich genauso gut um Ihr Baby kümmern wie Sie selbst.

Als unsere Kinder Babys waren, engagierten wir immer nur Babysitter, die sie sehr gut kannten. Älteren Kindern macht es wahrscheinlich nicht so viel aus, wenn das litauische Au-pair-Mädchen von Frau Soundso ab und zu abends vorbeikommt, denn man kann es ihnen erklären und sie mit Überraschungseiern bestechen. Aber kleine Babys können sich zu Tode erschrecken, wenn sie mitten in der Nacht aufwachen und ein völlig fremder Mensch in ihr Zimmer kommt, um sie wieder zuzudecken. Sprechen Sie mit Ihren Freundinnen oder den Erzieherinnen im Kindergarten, und suchen Sie jemanden, den Sie mögen und der bereit ist, auf den kleinen Schreihals aufzupassen, während Sie sich irgendwo einen hektischen, nervösen Drink genehmigen, bevor Sie wieder heimrasen, um nachzusehen, ob alles in Ordnung ist. (Was es übrigens *immer* ist; wenn nicht, ruft der Babysitter Sie an.) Lassen Sie Ihrem Baby ein paar Wochen Zeit, diese Person kennenzulernen, und dann nichts wie weg. Schlimmstenfalls kommen Sie nur 200 Meter weit und kehren danach wieder um. Bestenfalls stellen Sie fest, wie einfach und befreiend es ist, ohne Baby auszugehen und wieder ein Paar zu sein.

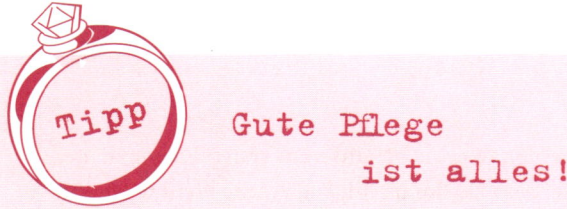

Tipp

Gute Pflege ist alles!

Behandeln und bezahlen Sie Ihren Babysitter immer gut. Ein guter, zuverlässiger Babysitter ist es wert, mit Gold aufgewogen zu werden, auch wenn er noch so mollig sein sollte. Es bringt nichts, jede halbe Stunde abzurechnen und ihn auf den Cent genau zu bezahlen. Geben Sie ihm lieber einen Fünfer extra, dann haben Sie ihn monatelang für sich. Lassen Sie ihm oder ihr ein paar neue DVDs und eine Menge leckere Sachen zu essen und zu trinken da, und natürlich die neuesten, angesagten Magazine zum Durchblättern. Glücklicher Babysitter = glückliche Mami.

Psychische Veränderungen

In dem Jahr nach der Geburt Ihres Babys macht Ihre Psyche vielleicht ein paar seltsame Veränderungen durch. Man merkt es nicht immer gleich, und es kann einen ziemlich beunruhigen.

Ich entwickelte nach der Geburt meines zweiten Babys plötzlich Flug- und Höhenangst, und nach dem dritten Baby hatte ich ein Jahr lang lähmende Panikattacken, die oft durch die Angst vor der nächsten ausgelöst wurden. Sehr lästig. Freundinnen von mir litten phasenweise an Klaustrophobie, Agoraphobie und verschiedenen anderen modernen Phobien (eine hatte plötzlich furchtbare Todesangst, sodass sie kaum noch die Straße überqueren oder in einen Bus steigen konnte, ohne in Panik zu geraten).

Diese neuartigen, offenbar irrationalen psychischen Probleme können sehr ängstigen, frustrieren und verwirren: Warum hat Ihr Baby Sie nur zu einer paranoiden Hypochonderin gemacht? Warum bekommen Sie auf überfüllten Bahnsteigen plötzlich Panikattacken? Warum können

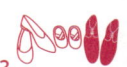
Sie keinen Zug besteigen, ohne dass Ihnen der Schweiß ausbricht? Warum geraten Sie außer sich, wenn die Kassiererin Ihnen das gesamte Wechselgeld in 50-Cent-Stücken herausgibt? Warum brechen Sie beim Anblick eines Regenbogens in Tränen aus?

Ich habe keine Ahnung. Aber ich kenne sehr viele Frauen, deren emotionale Verfassung sich nach dem ersten, zweiten oder dritten Baby drastisch änderte, und wir sind uns alle darüber einig, dass das wohl einfach an den enormen emotionalen, körperlichen und praktischen Umstellungen liegt, die man durchmacht, wenn man Mutter wird: Wir setzen uns so sehr unter Druck, immer alles richtig zu machen; wir tun viel zu viel, ohne uns eine richtige Pause zu gönnen, und scheinen das alles auch prima zu schaffen, während der Stress und die Belastung sich tief in unserem Inneren eben doch rächen und in Form von Wut, Ängsten und übersteigerten Emotionen äußern.

Es kann lange (manchmal sogar jahrelang) dauern, bis diese neuen Gefühle und Reaktionen auftauchen; und wenn es so weit ist, machen Sie sich vielleicht schon Gedanken darüber, was in Ihrem hübschen Kopf so alles vorgeht.

Keine Panik – vor allem nicht, wenn Sie sowieso schon zu Panikattacken neigen! Sprechen Sie mit Ihrem Arzt darüber und überlegen Sie sich, was Sie tun können, um abzuschalten oder sich eine kleine Auszeit zu gönnen. So etwas braucht jeder, und vielbeschäftigte Mamis brauchen es am allermeisten.

Stressbewältigung

Wenn Ihnen alles zu viel wird und Sie das Gefühl haben, gleich zu explodieren, zu implodieren oder noch mehr Haare zu verlieren, nehmen Sie sich etwas Zeit zum Abschalten. Sich zu entspannen und mit wohltuenden Produkten zu verwöhnen gehört zum Wichtigsten, was eine junge Mutter für sich tun kann. Wenn Sie darauf ein wenig achten, stehen Sie alles viel besser durch.

Gönnen Sie sich eine Gesichtsmaske, eine Massage, ein heißes Bad oder ein Gläschen Wein und ENTSPANNEN SIE SICH. Das ist KEIN Egoismus, sondern eine lebensnotwendige Maßnahme.

So tun, als ob

In den ersten Tagen Ihres Mama-Daseins (und danach immer alle zwei Wochen, bis Sie endlich Licht am Ende des Tunnels sehen) stellen Sie sich folgende Frage: »Warum werden offenbar alle anderen Frauen besser damit fertig als ich?«

Das ist eine ganz vernünftige Frage, vor allem, wenn Sie deprimiert sind, sich etwas vernachlässigt und ungeliebt fühlen und sich nicht mehr daran erinnern können, wann Ihnen zum letzten Mal irgendetwas einfach, eindeutig und unkompliziert schien. Auch ich fragte mich das so oft und könnte mich heute noch dafür in den Hintern treten, weil ich so leichtgläubig und unsicher war.

In Wirklichkeit werden nämlich gar nicht alle anderen Frauen besser damit fertig als Sie. Das sieht nur so aus. Diese Frauen tun einfach so, als ob – eine ungeheuer wirksame Strategie zum Aufpolieren des eigenen Selbstbewusstseins. Es kann aber auch an unterschiedlichen Definitionen liegen: Wenn eine andere Frau »die ganze Nacht durchgeschlafen« hat, waren das vielleicht nur fünf Stunden am Stück.

Um Phasen des Selbstzweifels und Selbsthasses zu überstehen, in denen Sie sich einreden, ein hoffnungsloser Fall zu sein, denken Sie daran:
● Viele Mütter tun nur so, als kämen Sie besser mit dem Mama-Sein zurecht. Halten Sie sich das immer vor Augen. Versuchen Sie, sich vorzustellen, wie diese nach außen hin perfekte, selbstbewusste, starke Frau genau wie Sie mit Windeln kämpft und in Wäschebergen erstickt.
● Sprechen Sie mit einer Freundin darüber. Sie werden fast immer feststellen, dass es ihr genauso geht wie Ihnen, und diese Aufrichtigkeit

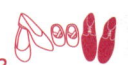
bringt Sie beide einen Riesenschritt weiter. Ehrlich. (Siehe auch »Geteiltes Leid …«, Seite 305.)

Hoffentlich hilft Ihnen das über Ihre Phase der Selbstzweifel hinweg. Auch wenn Sie wirklich nicht gut mit Ihrem Leben als Mama zurechtkommen, dringend Hilfe brauchen, fast jeden Tag weinen müssen und sich fragen, wie Sie die Fassade der patenten jungen Mutter aufrechterhalten sollen, kann ich Ihnen versichern, dass Sie in sehr guter Gesellschaft sind: Es geht Ihnen nicht schlechter als vielen anderen Mamis.

Alte Freunde: Wo sind sie geblieben?

Alte Freundschaften zu pflegen gestaltet sich mit Baby sehr schwierig. Selbst die längste, beste Freundschaft verläuft irgendwann im Sande, wenn Sie abends immer früh nach Hause müssen und nur noch Ihre Babysorgen im Kopf haben. Das Problem besteht nicht nur darin, Zeit für ein Treffen zu finden: Wenn Sie dann doch einmal zusammensitzen, passiert in Ihrem Leben garantiert gerade so viel, das mit dem Baby zu tun hat, dass es Ihnen schwerfallen wird, ein anderes Gesprächsthema zu finden. Und dann merken Sie plötzlich, dass Sie auch eins von diesen langweiligen Elternpaaren geworden sind, vor denen sich alle interessanten Eltern und kinderlosen Menschen so gruseln, und würden sich am liebsten in ein tiefes Loch verkriechen. Mit den guten alten Freunden Kontakt zu halten, die Sie vor Ihrem Mama-Dasein hatten, hilft die Verbindung zu Ihrer früheren Welt zu halten. Diese Kontakte sind zu wichtig, um sie einschlafen zu lassen.

Hier ein paar gute Möglichkeiten, seinen Freundeskreis zu bewahren:
● **Treffen Sie Ihre Freunde, wenn es Ihrem Baby und Ihnen passt.**
Man gerät leicht in Versuchung, es allen recht machen zu wollen; doch in dieser Lebensphase müssen Sie andere Prioritäten setzen. Schlagen Sie einen Zeitpunkt vor, der Ihnen genehm ist; sollen sich die anderen doch mal nach Ihnen richten. Schließlich haben sie keine Kinder!

211

● **Sagen Sie ihnen, wann sie gehen sollen.** Gute Freunde haben Verständnis dafür, dass junge Mamis besonders viel Schönheitsschlaf brauchen. Wenn Sie nur noch gähnend rumsitzen und sich nach Ihrem Bett sehnen, ist das für Sie kein amüsanter Abend.

● **Beschränken Sie sich auf kurze Besuche, die Spaß machen.** Der Kontakt mit dem neugeborenen Baby einer guten Freundin kann für kinderlose alte Freunde ein Schock sein. Die meisten Leute finden Babys ungefähr eine Stunde lang toll, aber dann verlieren Sie das Interesse an Ihrem Nachwuchs – und an Ihnen. Häufigere kurze Besuche sind viel freundeskreiskompatibler als ein ganzer Nachmittag, an dem Sie Ihr Baby immer wieder füttern, mit ihm spielen, es wickeln und ihm etwas vorsummen.

● **Fragen Sie Ihre Freunde, ob es ihnen etwas ausmacht, wenn Sie das Kind in ihrer Gegenwart stillen.** Richtigen Freunden macht so etwas überhaupt nichts aus; aber es ist auch für sie neu, also fragen Sie höflichkeitshalber vorher nach.

● **Wenn Ihr Baby die Windeln voll hat, wickeln Sie es sofort.** *Ihnen* macht der Geruch nichts aus, weil Eltern alles an ihren Babys lieben, auch ihre Körperausscheidungen und ihren Milchschorf. Anderen Leuten wird übel, sobald die erste Duftwolke auf sie zuweht. Daran können Freundschaften zerbrechen; also holen Sie die Wickelauflage – und zwar pronto.

● **Planen Sie etwas Besonderes mit Ihren besten Freunden,** sobald Sie Ihr Baby zwischen den Mahlzeiten lange genug allein lassen können. Gehen Sie beispielsweise ins Kino oder ins Restaurant zum Essen – tun Sie irgendetwas, bei dem Sie sich wieder jung und sorglos fühlen. Baby? Welches Baby?

Ich bin die Einzige

Wenn Sie wie ich als erste von all Ihren Freundinnen, Altersgenossinnen oder Kolleginnen ein Baby bekommen, ist die Gewöhnung an das Mama-Dasein oft noch schwieriger. Keine Ihrer Freundinnen kann

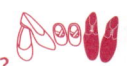

Ihnen mit persönlichen Erfahrungen weiterhelfen oder Tipps geben. Manchmal hat man dann den Eindruck, dass einem die alten Freundschaften entgleiten. Die einzige Mami in der Clique zu sein vergrößert die Kluft zwischen Ihrem früheren und Ihrem jetzigen Leben und macht die umwälzende Erfahrung des Mutterseins nicht gerade leichter. Jetzt ist es lebensrettend, auszugehen und andere junge Mütter kennenzulernen. Allein zu Hause rumzusitzen ist eine Katastrophe.

Es gibt aber auch eine gute Nachricht: Die Erste zu sein heißt, dass Sie in Zukunft, wenn alle anderen ihre Babys bekommen, ein unentbehrlicher Quell an Wissen und Unterstützung sein werden. Außerdem können Sie sich dann lächelnd zurücklehnen, wenn alle anderen schwanger sind und sich übergeben, während Sie mit rosaroter Brille auf diese Zeit zurückblicken. Ich hab' das alles schon hinter mir. Ha!

Sex? Sex? Das meinst du doch nicht ernst?

Jetzt kommt ein Thema, vor dem mir graut. Mir graut deshalb davor, weil ich ja versprochen hatte, mit Ihnen schonungslos ehrlich über alle Seiten des Mama-Werdens zu reden; aber was diesen Punkt angeht, würde ich Sie lieber belügen und vor der grausamen Wahrheit bewahren.

Hier ein paar Lügen, die ich Ihnen gerne erzählen würde:

● Die Schwangerschaftshormone in Ihrem Blut werden die Wände Ihres Schlafzimmers zum Wackeln bringen.

● Nach der Geburt vervierfacht sich Ihr sexuelles Empfindungsvermögen, sodass Sie auf dem Weg vom Kinderbettchen zum Wäschekorb welterschütternde Orgasmen erleben werden.

● Milch absondernde Brüste törnen Männer unheimlich an, genau wie die vielen neuen Falten, die Sie jetzt fast am ganzen Körper haben.

● Jetzt, wo das Baby noch so viel schläft, gibt es jede Menge Gelegenheit, ein Nümmerchen zu schieben – Mann oh Mann, das ist ja fast wie zweite Flitterwochen.

● Nach einem ganzen Tag mit den Kindern werden Sie so froh sein, einen erwachsenen Menschen zu sehen, dass Sie kaum noch die Finger von Ihrem Partner lassen können. Lassen Sie das Geschirr stehen – ja, lass uns Liebe machen, los, los!

So viele tolle Lügen könnte ich Ihnen erzählen. Stattdessen habe ich die nicht eben beneidenswerte Aufgabe, Ihnen Folgendes beibringen zu müssen:

Nach der Geburt eines Kindes wird der Sex sehr viel komplizierter; und oft macht er auch eine Zeit lang weniger Spaß als vorher. Nach meinen Erfahrungen und denen meiner besten Freundinnen sackt »Sex« auf der Liste der wünschenswerten oder wahrscheinlichen Aktivitäten bei Eltern rapide nach unten – irgendwohin zwischen »Windeleimer ausleeren« und »den Schimmel im Gemüsefach entfernen«. Sex gibt es nun mal; man muss es irgendwann tun (vorzugsweise öfter als einmal im Monat). Aber wenn möglich würden Sie sich lieber mit etwas anderem beschäftigen. Zum Beispiel mit Schlafen. Die Leidenschaftskiller werden in verschiedensten Formen aus dem Boden schießen. Hier ein paar der schlimmsten:

Schlafmangel

Obwohl wir Menschen eigentlich ziemlich robust sind, brauchen wir doch ein paar überlebenswichtige Dinge: Essen, Trinken, Handtaschen, Sex und Schlaf.

Wenn man ein Baby hat, *kann man nicht schlafen.* Überhaupt nicht. Natürlich schläft man doch irgendwann, aber niemals dann, wenn man möchte, nie lange genug und nie ohne Unterbrechungen. In *diesem* Buch zählt unterbrochener Schlaf nicht als Schlaf. Das ist so, wie wenn man jemandem, der seit drei Wochen nichts gegessen hat, sagen würde: »Siehst du diesen Sonntagsbraten? Du darfst daran riechen, ihn ansehen und an der Soße lecken, aber mehr bekommst du erst irgendwann morgen. Und jetzt hau ab!«

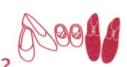
Schlafentzug hat verschiedene Wirkungen auf uns Menschen, vor allem auf Frauen: Wir werden dadurch reizbar und sehen hundeelend aus, weshalb wir noch gereizter werden; unsere Haare werden dünner; wir verlieren unser Gedächtnis, essen mehr, und vor allem lechzen wir nach Schlaf mehr als nach allem anderen.

Ja, sogar mehr als nach Sex. (Obwohl: Wenn Daniel Craig plötzlich in der Tür stehen würde, dann ... Na ja, egal.)

Diese chronische Erschöpfung ist eine Qual. Wenn also nach zwölf Stunden unentwegtem Babyunterhalten, Kinderwagenschieben, Wippeschaukeln, Wickeln, Händeabputzen, Bodenwischen, Geschirrspülmaschineausräumen, Wäscheaufhängen, Wutausbruchbesänftigen und Umziehen Ihr Mann im Bett zu Ihnen herüberrutscht und Ihre Oberschenkel vielsagend berührt, ist es völlig verständlich, dass Sie
a) ihm entweder sagen, er soll ABHAUEN, oder
b) die Augen verdrehen, tief seufzen und hoffen, dass es nicht zu lange dauert.

Auch wenn er noch so hübsch und nett ist und Sie ihn über alles lieben, Sie müssen schlafen, und zwar JETZT GLEICH – also beeil dich! Keine Panik, wenn Sie so empfinden. Deshalb ist Ihre Ehe nicht zum Scheitern verurteilt, und Sie sind immer noch in der Lage, Lust und sexuelles Begehren zu empfinden. Aber im Augenblick, und vielleicht auch noch ein paar Monate lang, sind Sie eben einfach nur erschöpft und müssen dringend Schlaf nachholen.
Okay?

Geistige Überlastung

Sich alles zu merken, woran eine Mutter denken muss, beansprucht mehr RAM-Speicher, als die leistungsstärksten Computer ihr eigen nennen, und wird Ihr Gehirn vollkommen ausfüllen. Mir fällt es sehr schwer, nicht ständig alles durchzugehen, woran ich denken muss.

Manchmal sagte ich mir abends im Bett alles, was ich am nächsten Morgen erledigen musste, laut vor mich hin. Da kommt ein Mann sich nicht unbedingt sehr begehrenswert vor, oder?

Aber auch das ist völlig nachvollziehbar, und Sie müssen keine Gewissensbisse haben, wenn Sie in einem der raren leidenschaftlichen Momente versehentlich den Namen Ihrer Stillberaterin rufen. Falls allerdings Ihr Mann den Namen Ihrer (eigentlich ganz attraktiven) Stillberaterin rufen sollte, ist das etwas anderes. Dann sollten Sie umgehend nachfragen.

Das »da unten«

Oh Gott, wie soll ich das ausdrücken? Na gut. Stellen Sie sich einen perfekt geschnittenen Burberry-Trenchcoat vor, der vorne eine schöne versteckte Knopfleiste hat. Und nun stellen Sie sich (wenn Sie es aushalten) vor, wie Sie langsam einen Tischtennisball durch eines der Knopflöcher quetschen. Da müssen Sie ganz schön drücken, ich weiß, aber wenn Sie sich Mühe geben, passt er durch.

Sobald Sie sich davon erholt haben, versuchen Sie, sich vorzustellen, wie das Knopfloch jetzt aussieht. Es schließt nicht mehr ganz so dicht wie vorher, stimmt's? Und genauso ist es mit Ihrer Vagina auch. Egal, wie viele Beckenbodenübungen Sie machen oder sich zu machen vornehmen; Ihre Vagina wird nie wieder ganz so eng sein wie zu der Zeit, bevor sich ein Baby da durchgequetscht hat. Sorry, aber es ist am besten, wenn Sie sich dessen gleich bewusst sind.

Um es noch schlimmer zu machen, wird auch die psychische Hürde, die Sie beim Sex überwinden müssen, größer. Was früher so ein privater, vielversprechender und lustbetonter Körperteil war, hat jetzt eine neue, funktionale Rolle, die sich kaum ignorieren lässt.

Hinzu kommt noch die erschreckende Tatsache, dass Ihr Liebster vielleicht dabei zugesehen hat, wie aus diesem privaten Heiligtum der Kopf

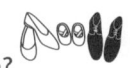

eines Kindes herauskam; und dieses Bild wird er höchstwahrscheinlich nicht so leicht wieder vergessen. Das kann ziemlich beängstigen, verunsichern und viele Fragen aufwerfen: Wird er mich je wieder anschauen können, ohne dabei an dieses Szenario zu denken? Wie kann er mich jemals wieder als sinnlich oder verführerisch empfinden? Werde ich meinen Körper je wieder als Lustobjekt betrachten und nicht als Alien?

Nicht zu vergessen Ihre guten alten Freundinnen, Ihre Brüste: Es kann leicht passieren, dass sie jetzt zu bloßen Melkmaschinen degradiert sind. (Ich hatte bei jeder Liebkosung, jedem Saugen oder Kneifen Angst, dass ein unerwünschter Milchspritzer rauskommt.) Und nach der Stillzeit werden Ihre ehemals prallen Lustkugeln so klein und schlaff sein, dass ihm eine Handvoll davon so vorkommen muss, als versuche er aus sehr feinem, trockenem Sand eine Burg zu bauen: Kaum lässt er sie los, lösen sie sich in Luft auf.

Wahrscheinlich klingt das beunruhigend. Tut mir leid. Ich erzähle Ihnen das alles nur, weil es mir niemand erzählt hat. Hätte ich doch nur gewusst, dass andere Frauen diese Gefühle und Sorgen auch kennen und dass das völlig normal ist! Nach ein paar Flaschen Wein mit meinen besten Freundinnen, die inzwischen auch Mamas geworden waren, stellte ich fest, dass die meisten, wenn nicht gar alle, sich auch noch Jahre später Sorgen um ihr Sexleben machten.

> ***Maria, Mutter von Jack (4) und Chloe (2):***
> *»Sex? Was ist das? Seit wir Kinder haben, hat sich unser Sexleben total verändert – und das liegt nicht etwa daran, dass ich so wabbelig geworden bin, sondern daran, dass ich total erschöpft bin, nachdem ich mich den ganzen Tag um die Kinder gekümmert habe. Manchmal kommen wir schon noch dazu, und es ist auch immer sehr schön; aber dann müssen wir genauso früh ins Bett wie die Kinder und sofort loslegen!«*

Sophie, Mutter von Georgia (3) und Toby (10 Monate):
»Wir halten uns mittlerweile an die Regel: Kein Vorspiel!
Jetzt, wo wir so wenig Zeit und Gelegenheit haben, müssen
wir gleich zur Sache kommen, sonst schlafe ich ein. Ab und
zu ignorieren wir die Regel und nehmen uns etwas mehr
Zeit. Das ist dann immer etwas ganz Besonderes.«

Das mit dem Verzicht aufs Vorspiel trifft wahrscheinlich auf fast alle Eltern zu. Wir machen es genauso; *»Auf los geht's los«* ist die beste Methode, regelmäßig zu Sex zu kommen. Nach einem anstrengenden Tag legen die meisten Eltern lieber gleich los, statt erst mal eine Stunde lang die Säfte zum Fließen zu bringen. Wer hat noch Zeit oder Energie für so was? Rein, raus, fertig. Gute Nacht.

Andererseits waren viele von uns der Meinung, dass der Sex jetzt viel sinnerfüllter und außergewöhnlicher sein kann als vorher. Er kann sich noch besser anfühlen, intensiver sein und mehr Spaß machen. Endlich mal eine gute Nachricht! Es ist auch sehr wichtig, mit Ihrem Partner über dieses Thema zu reden, wenn Ihnen das Sorgen bereitet. Vielleicht stellt sich ja heraus (bei den meisten von uns war es so), dass er »da unten« alles super und immer noch sehr attraktiv findet. Danke der Nachfrage, Schatz. Es ist nur anders. Und ob Sie es glauben oder nicht: Das »Du bist toll, du hast unser Kind auf die Welt gebracht«-Gefühl kann aus ihm tatsächlich einen einfühlsameren Liebhaber machen.

Es kommt vielleicht nicht sehr oft dazu und ist auch nicht mehr so, wie es einmal war; aber Sex nach der Geburt existiert immer noch und kann sogar fantastisch sein.

Verhütung

Das ist vielleicht das Letzte, woran Sie denken, wenn Sie gerade ein Kind geboren haben; **aber es ist sehr wichtig, so bald wie möglich zu einer sicheren Empfängnisverhütungsmethode zu greifen.** Glauben Sie nur

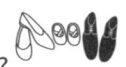

ja nicht, dass Stillen wirksam verhütet: Viele meiner Freundinnen stillen gerade und tauschen sich über die »Ergebnisse« solcher Fehlinformationen aus. Sie können gleich nach der Geburt wieder ausgesprochen fruchtbar sein; also sprechen Sie mit Ihrem Frauenarzt darüber.

Und noch etwas: Es kann Monate oder sogar Jahre dauern, bis sich Ihr Zyklus normalisiert. Bei mir blieb die Periode zwischen den beiden ersten Schwangerschaften ganz aus (was beweist, dass man durchaus schwanger werden kann, auch wenn man es nicht *glaubt*), und nach dem dritten Kind kam sie erst nach einem Jahr wieder.

Nullpunkt: dort, wo Sie jeden Abend landen

14. Dezember. Charlie, 6 Monate alt.
»Es ist so lächerlich. Ich habe mich den ganzen Tag abge-rackert und mich nur einmal hingesetzt: aufs Rad, als wir in den Park fuhren. Ich hatte kaum eine Sekunde Zeit, um etwas Richtiges zu essen oder auch nur einen klaren Gedan-ken zu fassen. Meine Beine tun weh, mir schwirrt der Kopf vom ständigen Tausend-Sachen-gleichzeitig-Machen und Auf-Charlie-Achten. Und jetzt, nach dem letzten Aufräu-men, sieht es so aus, als hätte ich den ganzen Tag nichts getan. Nichts! Alles ist wie gehabt, und morgen sieht es genauso aus. Ich bin wieder mal am Nullpunkt – ohne Lob, ohne das Gefühl, etwas geschafft zu haben.«

Sich daran zu gewöhnen ist eines der schwierigsten Dinge am Mama-Sein: dass Sie anscheinend nie etwas erledigt bekommen. Obwohl Sie genau wissen, dass Sie eine ganze Menge leisten, indem Sie sich um Ihr Baby kümmern, eine gute Mutter sind, dafür sorgen, dass Ihr Haus wie ein Zuhause aussieht und nicht, als ob eine Bombe eingeschlagen hätte, Essen zubereiten und wahrscheinlich noch eine Million anderer Hausarbeiten erledigen, kommt es Ihnen trotzdem so vor, als würden Sie gar nichts schaffen. (Es sei denn, Sie haben nebenher auch noch einen Job – auf dieses Thema kommen wir später noch.)

Wo stehen Sie nach einem langen Tag, wenn Sie alle Spielsachen weggeräumt, die Küche und den Hochstuhl geputzt, das Abendessen Ihres Babys größtenteils vom Boden aufgewischt, alle Fläschchen gereinigt, Babys nächste Mahlzeit vorbereitet, den Mülleimer geleert, eine Waschmaschine voll winziger Kleidungsstücke aufgehängt, alles Nötige sterilisiert und die Babytragetasche sauber gemacht haben? Wohin hat all diese harte Arbeit Sie gebracht?

Nirgendwohin, abgesehen davon, dass wieder ein Tag rum ist. Sie sind wieder mal am Nullpunkt. Ein scheußliches Gefühl.

Wir Menschen sind im Grunde sehr einfach gestrickt und wünschen uns einen Lohn für unsere Mühen. Die meisten von uns möchten irgendwie belohnt werden, wenn sie sich für etwas anstrengen: durch ein Gehalt, eine Beförderung, ein Kompliment, ein Dankeschön oder wenigstens ein Lob für unsere Mühe.

Fehlende Anerkennung

Diese Anerkennung erhalten viele Mütter leider nie und fühlen sich dementsprechend erschöpft, verkannt und niedergeschlagen. Ich zeichne hier bewusst ein trostloses Bild. Denn wenn Sie zum 100. Mal am Nullpunkt gelandet sind, fällt es sehr schwer, sich einzureden (wie Ihre Freunde und Angehörigen es vielleicht versuchen), dass Sie doch etwas geschafft haben, dass Ihre Arbeit doch anerkannt wird und dass Sie Ihre Sache hervorragend machen.

Es ist einfach eine Realität des Mutterseins, die sich in den letzten Jahren noch deprimierender gestaltet hat, weil so viele Frauen vorher daran gewohnt waren, einem befriedigenden Job nachzugehen, dem konkre-

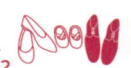
te Belohnungen und klar erkennbare Fortschritte folgten. Aus dieser Perspektive betrachtet, kann der Rückschritt zu einem gelegentlichen »Danke fürs Essen« und der scheinbar ewigen, monotonen und undankbaren Aufgabe, ein Baby zu versorgen, einen Riesenschock darstellen. Und wenn Sie so tun, als ob Ihnen das alles nichts ausmacht, machen Sie damit nur den Weg frei für einen noch gewaltigeren Absturz.

Sollten Sie sich verkannt und wertlos fühlen, reden Sie mit Ihrem Partner. Vielleicht kann er etwas dafür tun, dass Sie sich wieder mehr geschätzt und anerkannt fühlen. Womöglich hat er als typischer einfühlsamer Vertreter des männlichen Geschlechts einfach nur noch nicht gemerkt, wie deprimiert Sie sind, und nun, da Sie es erwähnen, ist er gerne bereit, Sie zu unterstützen. Aber denken Sie daran: Egal, wie oft *jemand anders* Ihnen sagt, dass Sie Ihre Sache toll machen – wenn Sie nicht auch selber daran glauben, werden Sie es sehr schwer haben. Sie stehen damit nicht allein da – uns allen geht es oft so. Versuchen Sie einfach, sich einzureden, dass Sie wunderbar, nützlich und absolut großartig sind.

Loslassen

Eine der katastrophalsten Veränderungen, mit denen Sie sich als Mama abfinden müssen, besteht darin, nicht immer alles im Griff zu haben. Sie müssen loslassen und das Leben so nehmen, wie es kommt. Hier ein paar Punkte, die Ihre Bodenkontrolle ins Schleudern bringen:

● **Babys haben ihren eigenen Kopf.** Es ist zwecklos, sich an einen genauen Zeitplan halten zu wollen – plötzliche Wickelaktionen, Mahlzeiten, Schreiattacken und Spuckorgien bringen alles durcheinander.

● **Alles dauert länger, als Sie glauben:** einen Buggy die Treppe hochzuschleppen, einen halben Kilometer zurückzulaufen, um einen abgestreiften Babyschuh aufzuheben, und so weiter.

● **Ein Baby macht immer gerade dann sein Geschäft, wenn Sie spät dran sind** und unbedingt sofort aus dem Haus müssen. Seine sorgfältig ausgewählte Kleidung sieht nur bis neun Uhr morgens salonfähig aus, weil es dann darauf spuckt. Deshalb müssen Sie sich an die Bedürfnisse Ihres Babys anpassen, nicht umgekehrt.

Die Quintessenz von alldem lautet, dass Sie nie wissen können, was in den nächsten Stunden passiert. Machen Sie sich darauf gefasst, Ihre Pläne blitzschnell ändern zu müssen. Wenn Sie das als stressig empfinden, sollten Sie ein paar Bewältigungsstrategien erlernen. Sonst werden Sie sich im wahrsten Sinn des Wortes die Haare raufen und mit dem Kopf gegen die Wand schlagen, wenn wieder mal ein Terminplan den Bach runtergeht und Sie vor Frust schier in die Luft gehen.

Etwas mehr loszulassen, das ist das Beste, was man von einem Baby lernen kann. Wenn mehr Frauen entspannter damit umgehen könnten, wenn ihr Flugzeug drei Stunden Verspätung hat oder ihr Lieblingsbrot im Supermarkt gerade ausverkauft ist, dann wäre unser Leben so viel heiler und gelassener. Glaube ich wenigstens ...

Das Leben ist eine Achterbahn

Neben der Mama-Achterbahnfahrt verblassen alle Fahrgeschäfte im größten Vergnügungspark Europas. Vergessen Sie weibliche Stimmungsschwankungen: Als Mama werden Sie in den ersten ein bis zwei Jahren ein halsbrecherisches Stimmungskarussell erleben. Und zwar mit einem ganz besonderen Highlight: Ihre Achterbahnfahrt findet größtenteils in der Dunkelheit statt, sodass Sie keine Ahnung haben, was hinter der nächsten Kurve (oder am nächsten Tag) auf Sie lauert. Ihre Achterbahn wiegt Sie in Kuschelatmosphäre reinsten Mutterglücks und des Gefühls, alles im Griff zu haben, sodass Sie zutiefst davon überzeugt sind, nichts könne Ihnen je wieder etwas anhaben.

Mamas können wochen-, ja sogar monatelang so weitermachen, ohne Sorgen oder Probleme. Das sind die guten Zeiten. Es sind die besten Zeiten, die Sie je erleben: Alles ist rosarot und leuchtend und süß und

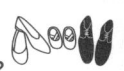

Tipp

Überlebensstrategien bei totalem Kontrollverlust

- Stecken Sie Ihre Tagesziele extrem niedrig. Betrachten Sie jeden »Tagesplan« als potenziellen Tagesplan. Wenn er tatsächlich gut läuft, haben Sie Glück. Wenn nicht, ist es nicht so schlimm.

- Üben Sie, sich jeden Tag für eine Weile mitten ins Chaos zu setzen, um sich an Niederlagen zu gewöhnen. Es ist schlimm; aber stecken Sie Ihre »Unordnungstoleranzschwelle« höher.

- Nehmen Sie sich jeden Tag eine kleine Auszeit, um sich zu entspannen und Ihren Kopf zu entlasten. Das kann zum Beispiel das altbewährte beruhigende heiße Bad, ein zehnminütiger Lauf oder ein wenig Yoga sein – oder Sie hören einfach Musik. Solange Ihnen die Musik gefällt, Sie dabei sitzen können, wo Sie wollen, und die Lautstärke nach Belieben aufdrehen können, hat das den gewünschten Effekt.

- Gewöhnen Sie sich an, bis fünf zu zählen, wenn wieder mal irgendetwas nicht so läuft wie geplant. Wenn Sie den Bus verpassen, weil sich der blöde Regenschutz in den Kinderwagenrädern verheddert hat und Sie stehenbleiben müssen, um ihn wieder loszumachen, dann versuchen Sie, sich aufrecht hinzustellen, schließen Sie die Augen, zählen Sie mindestens bis fünf, atmen Sie tief durch, und denken Sie daran, wie süß Ihr Baby ist. Denn wenn Sie in solchen Situationen jedes Mal einen Schreikrampf bekommen, haben Sie garantiert spätestens in drei Monaten einen Nervenzusammenbruch.

wunderbar. Ihr Baby ist wundervoll, Ihr Leben vollkommen, der Himmel blauer als sonst, Sie fühlen sich ausgefüllt und ausgeglichen und platzen vor Glück und Liebe aus allen Nähten.

Und dann passiert es: Ihre Achterbahn biegt um eine Ecke, und der Boden unter Ihren Füßen sackt weg. Plötzlich kommt Ihnen alles, was gestern noch so rosig war, hoffnungslos, trübselig, hässlich, lästig und unendlich lang vor. Der rosige Schimmer löst sich auf, und Sie haben das Gefühl, nicht mehr zu können. Einfach so. Das sind, wie Sie inzwischen wahrscheinlich messerscharf geschlossen haben, die schlechten Zeiten. Normalerweise dauern sie nicht länger als ein paar Tage oder Wochen; aber sie sind oft schwer auszuhalten.

Es bringt einen schon ganz schön durcheinander: Alles scheint gut zu laufen, und Sie glauben endlich den Dreh rauszuhaben; und plötzlich stecken Sie ohne erkennbaren Grund in einem tiefen Loch der Verzweiflung.

Seien Sie darauf gefasst, dass das jahrelang so gehen kann und Sie immer wieder überraschen wird. Babys durchleben Hunderte verschiedener Phasen; und nur weil Baby schon nachts durchschläft, muss das nicht unbedingt so bleiben. Gerade als Sie dachten, dass es sich endlich an einen festen Tagesablauf gewöhnt hat – ändert sich wieder alles. Wie es dazu kam, werden Sie nie erfahren; aber es geht vorbei, und bald ist wieder alles gut. Sie wissen zwar nicht genau, wann, aber eines ist sicher: Diesen Zeitpunkt bestimmt Ihr jüngstes Familienmitglied.

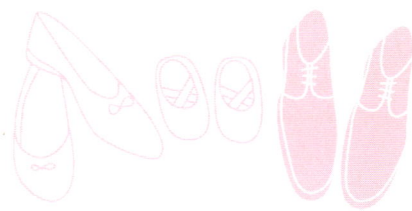

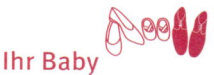

IHR BABY

Nun, da Sie darauf vorbereitet sind, was IHNEN in Ihrem ersten Mami-Jahr alles widerfahren kann, wenden wir unsere Aufmerksamkeit wieder dem kleinen Schnuckelchen zu, das der Grund für alles ist: Ihr Baby. In seinem ersten Lebensjahr lernt ein Kind erstaunlich viel und verändert und entwickelt sich in atemberaubendem Tempo. Außerdem ist dieses Jahr oft sehr prägend hinsichtlich seines Charakters, seiner Gewohnheiten, seines Entwicklungsprozesses und der nächsten Jahre. Es liegt an IHNEN, ihm den bestmöglichen Start ins Leben zu bieten. Zumindest meiner bescheidenen Meinung nach ...

Hier erfahren Sie, was Ihr Baby im ersten Jahr braucht, was es tut, will und erlebt und was Sie jetzt tun und anschaffen müssen. Wie immer sind das keine in Stein gemeißelten Regeln: Sie können tun, was Ihnen und Ihrem Baby am besten passt; aber hoffentlich helfen Ihnen einige meiner Ratschläge doch weiter und überzeugen Sie davon, dass am Anfang keine Mama eine Ahnung davon hat, was sie tut. Es dauert, sich all die neuen Fähigkeiten anzueignen, die Sie jetzt brauchen. Hinsichtlich der Bedienungsanleitungen für Babys hat sich die Evolution bisher leider nur im Schneckentempo bewegt.

Aktivitäten

Ab dem neunten Monat können die meisten Babys sitzen oder sogar schon krabbeln, und es macht unheimlich Spaß, mit ihnen zu spielen. Wie in jeder Phase des Mutterseins gibt es auch jetzt keinen Anlass, warum Sie intuitiv wissen sollten, was man mit einem etwas älteren Baby anfängt. Ich hatte jedenfalls keine Ahnung und verschwendete viel zu viel Zeit damit, mich zu fragen, ob ich für ein Baby in diesem Alter das Richtige machte, bis ich anfing, Spielgruppen zu besuchen (siehe unten), und merkte, dass alle anderen Mamas ebenso wenig Schimmer wie ich selbst hatten.

Tipp

Tolle Spielideen
ab etwa acht Monaten

Knete

Ob Ihr Baby damit richtig spielt oder nicht, ist egal, denn schon allein, sie zwischen den Fingern zu zermanschen, ist heilsamer als ein Besuch beim Kinderpsychologen. Babys können mit Knete eigentlich noch nicht viel anstellen; aber es ist eine spannende neue Erfahrung für sie, darin herumzupulen, sie zu zerquetschen, zusammenzurollen und daran zu lutschen. Nach etwa einem Jahr sind sie Profis im Kneten von Minirollen und Bananen.

Mit den Fingern malen

Legen Sie das Zimmer mit Plastikfolie aus. Das ist zwar eine Riesenschweinerei, aber der Aufwand lohnt sich, denn Babys freuen sich ungeheuer über die bunten Farbspuren, die sie auf Papier, Tisch, Sofa und Küchenwänden hinterlassen. Pinsel machen am Anfang keinen Sinn; das Baby fuchtelt damit nur wild herum, schmiert Ihnen die Farbe ins Gesicht und lässt den Pinselgriff nicht wieder los. Wattebäusche, kleine Schwammstücke oder einfach die Finger sind im ersten Jahr viel besser. Aber gießen Sie nicht zu viel Farbe in die Schälchen: Nach etwa drei Minuten wird Ihrem Baby die Sache langweilig, und dann haben Sie eine Menge Farbe verschwendet.

Duplo

Wesentlich ungefährlicher für kleine Babymünder als Legosteine. Und wo sollen ohne Duplo-Bauernhöfe, Türme und noch mehr Türme die Architekten von morgen herkommen?

Eisenbahn

Die Schienen sind sperrig, nehmen den ganzen Wohnzimmerboden in Beschlag, und Ihr Baby ärgert sich, wenn sie immer wieder auseinandergehen; aber mit einer Eisenbahn kann man viele vergnügte Stunden zubringen.

Klebebilder

Wahrscheinlich glauben Sie inzwischen, dass ich Ihr Haus in einen Schrotthaufen verwandeln will – erst rate ich Ihnen zu Knete und Fingerfarben und jetzt auch noch zu Klebstoff. Aber ältere Babys haben daran viel Spaß. Am besten ist es, wenn Sie den Klebstoff selbst auf Papier auftragen und das Baby nur die bunten Papierschnipsel, die Sie aus verschiedenen Wurfsendungen ausgeschnitten oder -gerissen haben, auf die Unterlage klatschen lassen. Dabei wird es sich ungeheuer schlau fühlen und hat am Ende des Tages etwas, das Sie ihm an die Wand hängen können.

Musik

Die meisten Babys machen gern Krach mit Trommeln, Glocken, Rasseln, Xylophonen und so weiter. Mit Popcornmais gefüllte leere Flaschen sind genauso effektvoll; aber achten Sie darauf, dass der Deckel fest sitzt, damit findige Babyfinger ihn nicht abbekommen.

Puzzles

Sobald Sie die »Regenschutz-Krise« (siehe Seite 83) gemeistert haben, können Sie sich auf die nächste Bastelei konzentrieren: Puzzles aus Holzteilen. Babys, die gut puzzeln können, sind später wahrscheinlich die besseren Problemlöser. Glaube ich zumindest.

Schwimmen

Sobald Ihr Baby alle Impfungen bekommen hat (wahrscheinlich schon vorher, aber wenn es Ihr erstes Baby ist, sind Sie garantiert übervorsichtig), können Sie mit ihm schwimmen gehen. Oder besser gesagt: im Wasser herumhopsen und wie eine fröstelnde Frau aussehen, die nicht ganz bei Sinnen ist. Zehn Minuten lang in einem Schwimmbecken auf und ab zu hüpfen, reichte mir vollkommen, und Babys (die sehr leicht frieren) geht es zum Glück genauso. Es sei denn, es handelt sich um ein beheiztes Schwimmbecken. Logisch.

Indoor-Spielplätze

Auch so ein Geschenk des Himmels, allerdings ziemlich laut und oft schmutzig. Indoor-Spielplätze sind große, gepolsterte Räume mit Bällebad, Schaukeln, Spielzeugküchen, Kinderfahrzeugen und Sachen zum Rumschleudern und -werfen, damit Ihr Baby möglichst viele Aggressionen rauslassen kann, bevor es in Ihr schönes Wohnzimmer zurückkehrt.

Benutzen Sie Spielsachen abwechselnd

Eine meiner Freundinnen hatte eine einfache, aber geniale Idee, wie man das Interesse der Kinder an ihren Spielsachen wachhält: Man benutzt sie abwechselnd. Verteilen Sie die Sachen auf zwei oder drei (oder sieben) Kisten, und holen Sie immer nur eine davon zum Spielen heraus. Nach ein paar Wochen verräumen Sie diese Spielsachen und holen die nächste Kiste raus. Sobald Sie wieder bei Kiste Nummer eins angelangt sind, kommen die Sachen Ihrem Baby wie neu vor. Bingo! Das erfordert zwar mehr Selbstkontrolle, als ich besitze; aber es ist ein guter Plan, wenn Sie gerade eine sehr strukturierte Phase durchleben.

Spielgruppen

Der Besuch der ersten Spiel- oder Krabbelgruppe ist so etwas wie eine Feuertaufe. Dazu braucht man den Mut eines Models, das nackt auf dem Catwalk läuft, und es ist absolut verzeihlich, wenn Sie die ersten paar Male nur bis zur Tür kommen, dann scharf links abbiegen und ein Café aufsuchen, bevor Sie sich endlich reintrauen.

Als ich das erste Mal dort war, stand ich einfach nur da und fragte mich, was ich hier tat. Warum stand ich in einem Raum voller Mamis und Babys, die mit Fingerfarben malten und Geschichten lasen? Ich hatte keine Ahnung, wer ich war und wer diese Leute waren, und hatte ganz und gar nicht das Gefühl, da hinzugehören.

Doch nachdem die erste Hürde genommen war und ich mich und mein Baby vorsichtig in diese Welt hineinbugsiert hatte, besuchte ich mindestens zweimal pro Woche eine dieser Gruppen, und sie entwickelten sich zum Anker und Mittelpunkt meiner »Mama«-Woche. Dort spielten meine Kinder, lernten mit anderen Kindern zurechtzukommen und stellten eine Riesenunordnung an, die ich hinterher nicht aufzuräumen brauchte, während ich endlich mal ein paar dringende Erwachsenengespräche führte.

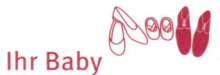

Natürlich ist es nicht in allen Gruppen schön: Ich habe auch ein paar scheußliche, unappetitliche, unsympathische Krabbelgruppen kennengelernt, in denen die Kinder ohne Aufsicht herumkreischten und die Mamis die ganze Zeit nur simsten oder rummeckerten. Gehen Sie da nicht hin.

Tipp Die richtige Verpflegung

Nehmen Sie eine Thermoskanne koffeinfreien Kaffee oder Kräutertee mit, wenn Sie nicht den ganzen Vormittag mit Koffein abgefüllt werden möchten. Eine gesunde Kleinigkeit zum Essen ist auch wichtig, sofern Sie um die Taille herum ein paar Zentimeter abnehmen möchten. Seltsamerweise gibt es in einem Raum voller schwangerer Frauen, die sich nicht mit Koffein aufputschen sollten, und Mamas, die ein paar Pfunde von ihrem Babyspeck loswerden möchten, keine Alternative zu starkem Kaffee und Schokoladenkeksen. Also seien Sie vorbereitet.

Ein paar medizinische Infos

Babys werden dauernd krank. Ihr Immunsystem muss sich mit allem Möglichen herumschlagen: mit Husten, Erkältung, grippalem Infekt, Durchfall, Fieber, Ausschlag, Verstopfung, Bindehautentzündung, Ohrenschmerzen, Atemwegsinfekten, Ekzemen, Asthma und mehr oder weniger jeder »-itis«, die es gibt. Also müssen Sie in Ihrer (nicht vorhandenen) Freizeit nicht nur nebenher ein Medizinstudium absolvieren, sondern außerdem ein stattliches Arsenal an Medikamenten und Tinktürchen anschaffen, um all diese Leiden zu behandeln.

Babys Hausapotheke

Je nachdem, wie stark Ihre eigene Hypochondrie und Bakterienphobie ausgeprägt ist, kann die medizinische Ausrüstung für Ihr Baby alles Mögliche enthalten, von Heftpflastern bis hin zu einer richtigen Mini-Apotheke. Das bleibt ganz Ihnen überlassen.

Hier das Wichtigste, das in keinem Badezimmerschrank fehlen sollte:

Paracetamolsirup

Halten Sie Rücksprache mit dem Kinderarzt Ihres Vertrauens, wann und ob Ihr Baby Paracetamolsirup einnehmen soll. Mit diesem süßen, klebrigen Zeug kann man Schmerzen und fieberhafte Erkrankungen behandeln, vom Zahnen bis zu Impffolgen. Die meisten Kinder mögen den Sirup; ihn jedoch einem Baby zu verabreichen, das ihn nicht will, ist schier unmöglich. Halten Sie ein Tuch bereit, um verkleckerten Sirup wegzuwischen, und holen Sie wenn möglich noch jemanden dazu, der dem Kind die Medizin einträufeln kann, während Sie seine Zappelärmchen und -beinchen festhalten. Finden Sie einen Weg, der bei Ihrem Baby funktioniert – viel Glück!

Fieberthermometer

Falls Sie noch keines haben, kaufen Sie ein elektronisches, das die Temperatur im Ohr oder an der Stirn misst und piepst.

Windelausschlagcreme

Keine Ahnung, woher die Redewendung »zart wie ein Babypopo« stammt. Meiner Erfahrung nach sind Babypopos nur selten zart und glatt. Meist haben sie kleine oder größere rote Flecken, hin und wieder zur Abwechslung auch mal ein kleines Ekzem. Windelausschlag sieht sehr wund aus; hat ihn ein Baby, quengelt und weint es oft tagelang. Meiner Erfahrung nach wird es oft noch schlimmer, wenn man Babys Popo ständig dick eincremt. Wenn ich meine Kinder beim Wickeln dagegen ein paar Minuten lang ohne Windel liegen ließ, um Luft an den Po zu lassen, die den Ausschlag trocknet, schien mir das hilfreicher.

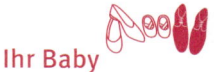

Nasensauger

Ein was? Ein Nasensauger. Wenn Ihr Baby eine verstopfte Nase hat (was ab und zu vorkommt), kann es weder trinken noch am Schnuller nuckeln noch schlafen. Was bedeutet, dass es sehr, sehr unglücklich sein wird und Sie auch. Meine einzige Lösung bestand darin, dem Baby den Schleim aus der Nase abzusaugen. Ja, Sie haben richtig gehört. Sie werden erst dann davon überzeugt sein, dass Sie zu so etwas imstande sind, wenn Ihr Baby zwei Tage lang keine Nahrung zu sich genommen hat und Sie zwei Nächte lang nicht geschlafen haben. Nasensauger sind eine geniale Erfindung. Etwas eklig, aber absolut notwendig!

Weitere wichtige Pflegeartikel für Ihr Baby

Babylotion: Um seine Haut zu reinigen und bei Bedarf mit Feuchtigkeit zu versorgen. Eignet sich auch gut für Ihre trockene Haut.

Babynagelschere: Babynägel sind sehr scharf und wachsen erstaunlich schnell. Ich habe die Nägel meiner Babys in den ersten Monaten immer abgeknabbert. Als sie dann kräftiger wurden und ich nicht mehr so Angst davor hatte, Minifinger abzuschneiden, benutzte ich eine kleine Nagelschere.

Zahnungsgel: Auch das kann das Zünglein an der Waage sein, ob Sie nachts die Hölle durchmachen oder gute fünf Stunden schlafen können. Achten Sie darauf, ein speziell für Babys geeignetes Gel zu kaufen.

Baby-Hautcreme: Hervorragend bei Anzeichen von Ekzemen oder einfach nur bei sehr trockener Haut. Achten Sie auf Produkte ohne Duftstoffe, die Allergien auslösen können.

Tipp

Augenreinigung – so geht's

Bei Babys verkleben die Augen sehr leicht, sobald ein lästiges Staubkorn oder Schmutzteilchen eindringt. Das ist für sie sehr unangenehm und sieht schlimm aus. Das Problem lässt sich am besten beheben, indem man das betroffene Auge so oft wie möglich mit etwas Muttermilch reinigt. Es ist zwar schwierig, die Milch da hinzubekommen, und es wirkt auch ziemlich uncool, wenn Sie Ihrem Baby Ihre Brustwarze vors Auge schieben; aber es wirkt. Stattdessen können Sie auch einen Wattebausch in abgekochtes, abgekühltes Wasser tauchen. Aber benutzen Sie für jedes Auge einen Extra-Bausch!

Mache ich mir zu viele Sorgen um mein Baby?

»Zu viele« klingt so, als ob es einen akzeptablen Sorgen-Grenzwert gäbe. Gibt es aber nicht. Es ist völlig normal, sich Sorgen um die Gesundheit eines Babys zu machen. Deshalb sind Sie keineswegs verrückt, sondern tun dasselbe wie jede normale Mutter. Babys sind winzig, hilflos, zart und empfindlich und tagtäglich Millionen von Bakterien, Viren und anderen widerlichen Eindringlingen ausgesetzt. Die gute Nachricht: Gemessen an diesem enormen Erkrankungsrisiko sind Babys viel widerstandsfähiger, als Sie glauben, und überwinden normalerweise innerhalb von ein paar Tagen alles, was sie fiebrig oder quengelig macht. Im Lauf der Zeit lernen Sie, wann Ihr Kind einfach nur ein Extra-Schläfchen braucht und wann Sie zum Kinderarzt gehen sollten.

Genieren Sie sich bloß nie, mit Ihrem Baby einen Arzt aufzusuchen, wenn Sie sich ernsthaft Sorgen um es machen. In neun von zehn Fällen kommen Sie sich beim Verlassen der Praxis wie die allerletzte Idiotin vor, weil es sich bei den »lebensbedrohlichen« Flecken, die Sie so erschreckt haben, nur um Milchflecken handelte, die Sie Ihrem Baby nach dem Füttern nicht richtig abgewischt hatten. Aber beim zehnten

Mal findet der Arzt tatsächlich etwas Behandlungsbedürftiges, und Sie werden froh sein, dass Sie dort sind.

Egal, was wohlmeinende Bücher, Freunde oder Internetseiten Ihnen raten: Sie kennen Ihr Baby besser als jeder andere Mensch, und wenn Sie eine merkwürdige Veränderung an ihm bemerken, ist es nicht nur verständlich, sondern sehr wichtig, einen Arzt um Rat zu fragen. Und wenn Sie mit seiner Diagnose nicht zufrieden sind, gehen Sie zu einem anderen. Das war's.

Woran merke ich, ob mein Baby richtig krank ist?

Am besten, Sie kaufen sich ein gutes Medizinlexikon oder heiraten einen Arzt, dann bekommen Sie eine ganz schlaue Antwort auf diese Frage. **Hier einige Symptome, bei denen Sie aufpassen sollten:**

● **Anders als sonst.** Nein, nicht Sie. Sie werden sehr häufig anders sein als sonst. Aber das Aussehen oder die Stimmung Ihres Babys kann sich verändern, wenn es krank ist. Achten Sie auf solche Veränderungen.

● **Trockene Windeln.** Wenn Ihr Baby den ganzen Tag nicht in die Windel macht, lassen Sie einen Arzt darauf schauen und versuchen Sie, Ihrem Baby etwas Wasser einzuflößen.

● **Schlaf.** Wenn das Baby nicht schläft oder viel mehr schläft als sonst, kann das ein Zeichen dafür sein, dass ihm etwas fehlt. Geht das längere Zeit so oder Ihnen ist nicht wohl dabei, ziehen Sie einen Arzt zu Rate.

● **Weinen.** Wenn Ihr Kind plötzlich mehr weint (vor allem, wenn es nach schmerzerfülltem Weinen klingt), stimmt mit ihm wahrscheinlich etwas nicht. Prüfen Sie, ob sich nicht vielleicht ein scharfer abgeschnittener Zehennagel in seine Windel verirrt hat. Falls das Baby sich durch keinen der üblichen Tricks aufheitern lässt, schauen Sie lieber beim Arzt vorbei.

Suchen Sie sich eine Arztpraxis ohne Treppe vor dem Eingang

Bei meinem Arzt gibt es eine Treppe, und die bereitete mir im ersten Jahr gewaltige Kopfschmerzen: Ich musste geduldig mit einem riesigen Kinderwagen an der untersten Stufe ausharren, bis irgendein freundlicher Herr stehenblieb und mir half, den Wagen nach oben zu hieven. Und da es sich bei den meisten dieser Herren um schlanke, gutaussehende Studenten handelte, fühlte ich mich hinterher noch elender. Aaah, es gab mal eine Zeit, da … Ach, vergessen wir's.

Noch besser ist es, wenn es in der Nähe der Praxis eine Apotheke gibt. Nach einem unangenehmen Arztbesuch gibt es einem den Rest, wenn man dann noch auch durch die halbe Stadt wandern muss, um den Kram zu besorgen, mit dem es dem Baby hinterher angeblich besser geht. 500 Meter sind weit genug.

Ach, und vergessen Sie nicht, etwaige Arztbriefe mitzunehmen, eine Ersatzwindel und ein Spielzeug für den Fall, dass Sie lange warten müssen.

Impfungen

In meinen Augen besteht das erste Jahr fast ausschließlich aus Vorsorgeuntersuchungen und Impfungen, letztere, sofern Sie sich dafür entscheiden. Die Ärzte werden bei den Untersuchungen ziemlich oft an Ihrem Baby herumziehen und es bei Impfungen piksen. Das Gute an Spritzen bei Babys ist, dass sie kaum etwas davon spüren. Sie selbst werden ganz nervös und aufgeregt sein; aber das Baby zieht höchstens eine kleine Grimasse und gurgelt dann wieder seelenruhig weiter vor sich hin.

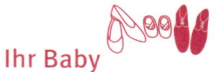

Hygiene: Machen Sie sich keinen Kopf

Viel zu viele Eltern versuchen ihren Nachwuchs vor allen der Menschheit bekannten unsichtbaren Mikroben und schmutzigen Organismen zu beschützen. Das ist Wahnsinn und bringt letztlich gar nichts. Warum nicht? **Weil Babys mit Krankheitserregern in Berührung kommen müssen.** Sie müssen Keimen, Bakterien, Schmutz und Staub ausgesetzt werden; nur so kann ihr Immunsystem reifen. Nur durch Kontakt mit Krankheitserregern kann der Körper lernen, worauf er im Fall der Fälle gefasst sein muss, und die passenden Antikörper dagegen entwickeln. Wenn Sie jede Spur von Schmutz im Umfeld Ihres Babys wegschrubben, abwischen, sterilisieren, neutralisieren, abtöten, desinfizieren und ausmerzen, gerät Ihr armes, verzärteltes Kind vielleicht eines Tages in einen Dreckhaufen der Güteklasse A und kippt völlig aus den Pantinen. Also vermeiden Sie nicht jedes bisschen Schmutz um Ihr Baby herum, um seine körpereigene Abwehr zu aktivieren. Studien haben gezeigt, dass Kinder, die in super-sauberen Häusern aufwachsen, eher zu Allergien und Autoimmunerkrankungen neigen, weil ihr Immunsystem nicht so regelmäßig angeregt wird.

Reinigungsmittel sind auch nicht ohne

Inzwischen weiß man, dass bestimmte Chemikalien in vielen Desinfektionsmitteln zu Erbrechen, blutigem Durchfall, Lungen-, Kreislauf-, ja sogar Herzversagen, Hautreizungen, Nerven- und Nierenschäden und womöglich auch Krebs führen können. Heiliger Strohsack! Natürlich müsste man schon täglich in diesen Chemikalien baden, um ernsthaft in Gefahr zu geraten; aber schon allein die Tatsache, dass wir diese Mittel mit Begeisterung überall herumsprühen und -wischen, ist etwas besorgniserregend, finde ich.

Um die Sache noch schlimmer zu machen, kann ein großflächiger Einsatz antibakteriell wirkender Haushaltsprodukte dazu führen, dass Bakterien resistent dagegen werden und diese Resistenz vererben. Wissenschaftler fürchten, dass dadurch noch mehr Superbakterien entstehen.

Außerdem: Wissen Sie, was kleine Babys in 90 Prozent ihrer Wachzeit tun? Sie sitzen nicht brav in ihrer Schaukelwippe und beschäftigen sich mit dem frisch sterilisierten Spielzeug, das Sie ihm ausgesucht haben, sondern stecken alles, was sie in die Fingerchen bekommen, in den Mund. Babys sind von ihrem Mund besessen und lecken, saugen, knabbern und sabbern an allem herum. Sie können jeden wachen Augenblick damit zubringen, die Wohnung zu putzen; aber kehren Sie Ihrem Baby für eine Millisekunde den Rücken zu, wandern die kleinen Finger sofort wieder in den Mund, zusammen mit den Krankheitskeimen, die sie vom Buggy, Einkaufswagen, Büchereibuch oder von der Wickelauflage aufgelesen haben.

Gibt einem zu denken, nicht?

Tipp
Was Sie besser doch sterilisieren sollten

- **Babys Fläschchen,** bevor Sie die Milch eingießen.

- **Den Schnuller:** Mir reichte einmal pro Woche. Sie können ihn bei häufigem Gebrauch auch täglich sterilisieren. Es sei denn, er ist in einen Dreckhaufen oder Ähnliches gefallen; dann werfen Sie ihn weg. Logisch.

- **Beißringe:** ab und zu.

- **Wickelauflage:** Wenn Sie Ihre Sache einigermaßen richtig machen, sollte die Wickelauflage mit nichts Unappetitlichem in Berührung kommen. Aber da Wickeln die Geschicklichkeit eines Tintenfischs erfordert, kann seitlich aus der Schmutzwindel doch etwas herausquellen; also ist es eine gute Idee, die Auflage ab und zu mit etwas abzuwischen, was stärker wirkt als Wasser und Hoffnung.

Rosa für Jungs, Blau für Mädchen

In Spielgruppen gibt es viele Diskussionen, was sich für welches Geschlecht eignet. Sollen Mädchen mit Baggern spielen? Ist es in Ordnung,
wenn Benjamin eine Puppe im Buggy durch die Gegend schiebt und
ihr Plastiktrauben auf einem Teller serviert? Ist Grün eine Jungen- oder
eine Mädchenfarbe? Entwickelt Isabella sich zu einem richtigen kleinen Racker, weil sie Hammer und Bohrer mag? Ich finde diese Sorgen
und Diskussionen absolut lächerlich: Denn in diesem Fall ist die Natur
stärker als die Erziehung. Geschlechterklischees bringen da gar nichts.
Wenn Isabella gern rumhämmert und -bohrt, lassen Sie sie doch!
Ich kenne viele Väter, die eine Heidenangst haben, dass ihr geliebter
Leon, Niklas etc. womöglich (pssssst ...!) schwul wird, wenn er sich
Kochtöpfen oder der Farbe Rosa nähert. Dazu fällt mir nur zweierlei
ein: Erstens hat ein Mann mit solchen Ansichten ernsthafte Probleme
mit dem Thema Männlichkeit, denn wir alle wissen, dass die meisten
schwulen Männer viel schöner, modischer, begabter und rücksichtsvol-
ler sind als ihre Macho-Hetero-Pendants. Zweitens kann er sich noch so
sehr bemühen, seinen Sohn zu einem »richtigen« Jungen zu erziehen;
wenn der Kleine gern Kleider trägt und sich die Haare bürstet, dann
gefällt ihm das halt, also lassen Sie ihn. Und für kleine Mädels, die Autos
mögen, gilt das Gleiche. Sie sind so, wie sie sind!

Drei im Bett ist einer zu viel ...

Zumindest die ersten Monate wird Ihr Baby wahrscheinlich in Ihrem
Zimmer schlafen, entweder in einem Körbchen, einem Kinderbett oder
einem Pappkarton. Na gut, vielleicht nicht gerade im Karton ...
Doch egal, in welchem Behältnis Ihr Baby die Nacht verbringt: Es im
selben Zimmer schlafen zu lassen wie Sie, ist am sichersten und be-
quemsten (Sie hören jedes Husten und merken es, wenn Ihr Baby nachts
rumstrampelt). Außerdem müssen Sie jede Nacht mehrmals aufstehen,
um es zu füttern und zu wickeln; und dazu jedes Mal in den Westflügel

des Hauses wandern zu müssen, wird Ihnen ganz schön auf den Wecker gehen. Schon durch den Flur (wie in meinem Fall) war viel zu weit. Aber nach einer Weile haben Sie es wahrscheinlich satt, Ihr Zimmer mit einem schniefenden, hustenden, rülpsenden, schnaufenden Schlafgenossen zu teilen; und weil Sie Ihren Partner ja schlecht rausschmeißen können, quartieren Sie den zweitschlimmsten Bettgenossen aus, also das Baby. Ab ins frisch tapezierte Kinderzimmer mit dir, Schnucki.

Wann soll ich mein Baby ausquartieren?

Das ist natürlich einzig und allein Ihre Entscheidung. Die allgemeine Empfehlung ist, das Kind (mindestens) im ersten halben Jahr im Zimmer der Eltern schlafen zu lassen. Aber es hat schon ein paar Vorteile, die Ausquartierung dann bald vorzunehmen:

Babys gewöhnen sich sehr schnell etwas an; und wenn Ihr Baby lernt, dass das Zimmer mit der großen Schuhkollektion seins ist, wird es für Sie nicht leicht, es in das Zimmer mit der großen Spielzeugkollektion umzuquartieren. Je länger Sie es hinausschieben, umso müder werden Sie, und umso weniger reizvoll wird die Aussicht auf das Durcheinander beim großen Umzug.

Es hat einen Riesenvorteil, Ihr Baby in einem anderen Zimmer unterzubringen: Sie schlafen mehr.

Fast alle Mütter machen sich Sorgen bei dem Gedanken, ihr Baby nachts nicht hören zu können. Was ist, wenn es sich unter seinem Teddybären vergräbt und erstickt? Was ist, wenn es sich an einem Schluck Milch verschluckt und erstickt? Was ist, wenn es seinen Teddybären erstickt? All diese Ängste haben irgendwie etwas mit Ersticken zu tun und sind gar nicht gut für Sie.

In der Nacht, in der ich unsere Kleine in ihr eigenes Zimmer ein- und aus meinem Kopf ausquartierte, habe ich zum ersten Mal seit ihrer Geburt fünf Stunden lang ununterbrochen geschlafen.

Ach ja – wann habe ich meine Babys ins Nachbarzimmer ausquartiert? Mit fünf Wochen, und zwar alle. RAUS MIT EUCH! Mami braucht ihren Schlaf!

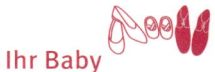

Von der Brust entwöhnen, auf Beikost umstellen

Wann, oh wann, oh wann sollen Sie Ihr Baby langsam entwöhnen? (Entwöhnen bedeutet übrigens nur, es allmählich auf feste Nahrung umzustellen – nicht, es durch brennende Reifen springen zu lassen oder ihm heiratsfähige Männer vorzustellen.) Die Ratschläge und Empfehlungen, wann man sein Baby auf Beikost umstellen soll, ändern sich von Jahr zu Jahr, und der richtige Zeitpunkt wandert in beunruhigendem Tempo immer weiter nach hinten. Als mein erstes Kind zur Welt kam, empfahl man, Babys mit drei Monaten die erste feste Nahrung anzubieten. Bei meinem zweiten Baby wurde uns gesagt, wir sollten damit bis zum vierten Monat warten; und inzwischen verlangt man von Babys, dass sie mindestens sechs Monate, wenn nicht sogar ein ganzes Jahr lang nur Milch trinken sollen.

Anscheinend weist niemand auf die offenkundige Tatsache hin, **dass Babys verschieden sind und in unterschiedlichen Lebensphasen unterschiedliche Bedürfnisse haben.** Während ein kleineres, weniger aktives Baby vielleicht damit zufrieden ist, ein halbes Jahr lang nur an Mamis Brust zu nuckeln, und dabei hervorragend gedeiht, braucht ein kräftiger Wonneproppen möglicherweise schon mit drei Monaten zusätzlich feste Nahrung. Das hängt alles vom Baby und von der Qualität wie der Quantität der Muttermilch ab.

Hier ein paar verräterische Zeichen dafür, dass Ihr Baby entwöhnt werden möchte:
- Es will öfter als normal gefüttert werden oder scheint nach einer guten Milchmahlzeit immer noch Hunger zu haben.
- Es schläft nachts nicht mehr durch, obwohl es schon daran gewöhnt war.
- Sie füttern es so oft, wie Sie können, aber es nimmt trotzdem nicht weiter zu.
- Es fängt an, Essen von Ihrem Teller zu stibitzen und sich in den Mund zu stecken. (Sehen Sie: So was machen nicht nur Freundinnen!)

● Manche Babys greifen sogar nach dem Besteck und ahmen Sie beim Essen nach. Wenn DAS kein Wink mit dem Zaunpfahl ist ...!

Ein anderes Startsignal dafür, das erste Gläschen zu öffnen, ist Ihre körperliche Verfassung. Sie wissen ja inzwischen, dass ich die allergrößte Befürworterin des Stillens bin; aber wenn Sie an einem Punkt angelangt sind, an dem das Stillen den letzten Tropfen Energie aus Ihrem Körper heraussaugt, ist es Zeit, sich nach zusätzlicher Nahrung für Ihr Kind umzusehen. Der wichtigste Grund dafür ist, dass Ihr Baby irgendwann mehr Nährstoffe, vor allem Eisen, aus anderen Nahrungsquellen braucht, um weiterhin gut zu gedeihen. (Und weil das Kauen die Sprachentwicklung fördert – vielleicht bin ich deshalb so ein Redetalent!) Aber wann genau dieser Zeitpunkt gekommen ist, hängt einzig und allein von Ihnen und Ihrem Baby ab. Sprechen Sie mit dem Kinderarzt/Ihrer Hebamme.

Das Wichtigste: Babys müssen langsam an Steak und Pommes herangeführt werden. Die erste »richtige« Mahlzeit, die Sie Ihrem Kind anbieten, sieht wahrscheinlich eher wie Haferbrei aus und nicht wie feste Nahrung. Fast alle Mütter fangen mit Obst- oder Gemüsebrei an. (Schmeckt übrigens köstlich; ich habe immer eine reichliche Portion davon für mich aufgehoben.) Es gibt Hunderte verschiedener Marken, viele aus biologischem Anbau; Sie können zu allem greifen, was Ihrem Feinschmecker-Baby Ihrer Meinung nach gut munden wird.

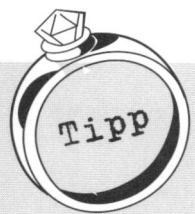

Tipp

So machen Sie es richtig

- Führen Sie neue Nahrungsmittel nacheinander ein. **So lassen sich Unverträglichkeiten leichter feststellen.**

- Füttern Sie Ihr Baby am Anfang auf dem Schoß, und nicht im Hochstühlchen.

- Binden Sie ihm ein Lätzchen um. **Auch wenn Sie sich für noch so geschickt halten, der Babybrei läuft überall hin, ganz zu schweigen von Ausgespucktem und Sabber. Sehr schön.**

- Verwenden Sie einen sehr kleinen Teelöffel. **Ich habe früher immer Plastiklöffelchen genommen, aber meine Babys haben so lange darauf rumgekaut, bis sie auseinanderfielen. Also ging ich wieder zu Metalllöffeln über. Sie müssen aber sehr klein sein, sonst läuft alles seitlich am Mund runter.**

- Nehmen Sie sich für eine richtige Mahlzeit mindestens 20 Minuten Zeit. **Es bringt gar nichts, wenn man unter Zeitdruck steht; und ein Baby, das man zum Essen zwingt, wird in den nächsten 30 Jahren mit »Essproblemen« zu kämpfen haben. Na, viel Spaß.**

- Erwarten Sie am Anfang nicht, dass Ihr Baby mehr als einen oder zwei Teelöffel isst. **Bei der ersten Fütterung wird es das Gläschen noch nicht ganz schaffen. Sein Mund, sein Hals, sein Magen und seine Verdauungsorgane sind noch nicht daran gewöhnt. Das ist ein sehr langsamer Prozess. Und Sie werden dabei eine Menge Brei futtern. Uuups.**

- Halten Sie ihm den Teelöffel an die Unterlippe, nachdem Sie den Brei reingeschoben haben, für den Fall, dass alles wieder rauskommt. **Dann können Sie es anschließend gleich wieder reinschieben. Am Anfang ist das zwar ein bisschen unappetitlich; aber Ihrem Baby macht es nichts aus.**

- Lassen Sie Ihr Baby möglichst aufrecht sitzen. **Können Sie in Rückenlage essen, ohne sich zu verschlucken?**

- Machen Sie sich auf Stinkewindeln gefasst. **Jede andere Nahrung als Muttermilch lässt den Stuhl Ihres Babys sehr übel riechen. Und das wird von jetzt an immer schlimmer.**

- Tragen Sie zum Füttern keine schönen Sachen. Ich hatte hinterher immer Babybrei an den Ärmeln und auf dem Schoß.

- Seien Sie darauf gefasst, es zu lassen und später noch mal zu probieren. Wenn Ihr Baby gerade kein Interesse daran hat, beschäftigen Sie es mit etwas anderem, und versuchen Sie es noch mal, wenn es allmählich wieder Hunger bekommt. »Wenn es hungrig genug ist, isst es schon«, so meine Theorie. Gott, bin ich gemein.

- Rühren Sie nichts anderes in den Brei hinein als Milch oder Wasser. Zucker, Honig oder Salz sind absolut tabu.

- Wenn Sie den Brei aus Pulver zubereiten, machen Sie ihn so dünnflüssig, wie Ihr Baby ihn Ihrer Meinung nach mag, indem Sie entsprechend mehr oder weniger Milch hineinrühren. Stundenlang genau die richtige Menge Pulver und Milch abzumessen, kam mir immer ziemlich blöd vor. Zu wässrig ist auf jeden Fall besser als zu fest, denn zu dicker Brei kann Darmprobleme verursachen. Au. Überlegen Sie einfach, und finden Sie heraus, was Ihr Baby mag.

- Püriertes Obst ist der absolute Knüller. Gesund, lecker, weich, billig, schnell, ... einfach perfekt.

Es gibt immer wieder heiße Diskussionen darüber, was besser für Babys ist: Gläschen oder selbst gemachter Brei. Angehörige meiner Generation halten Gläschen für eine lächerliche Geldverschwendung, typisch für unsere heutige träge, sorglose Gesellschaft; außerdem stehen sie für mangelnde Fürsorge. Das ist absoluter Quatsch. Setzen Sie sich niemals dem Druck aus, gesunde Mahlzeiten für ein Baby zubereiten zu müssen, das gerade entwöhnt wird, anstatt einfach zu Gläschen zu greifen, denn: Es kostet viel Zeit (die Sie vielleicht nicht haben). Dann müssen Sie sich noch den Kopf darüber zerbrechen, ob Ihre selbst gemachten Mahlzeiten zum aktuellen Entwicklungsstadium Ihres Babys passen.

Wenn Ihr Baby das Zeug nicht essen will, alles ausspuckt oder es isst und zwei Minuten später wieder erbricht, haben Sie nur einen Euro vergeudet und nicht zwei Stunden harte Arbeit.

Lebensmittelauswahl

Gläschen sind prima, und es gibt sie in einer Riesenauswahl. Viele enthalten nur Zutaten aus organischem Anbau, und Sie machen sie auch nicht arm. Für unterwegs sind die Gläschen ungeheuer praktisch, und Ihr Baby kommt so garantiert in den Genuss hochwertiger Mahlzeiten. Natürlich ist etwas Frisches in der Regel noch besser; je öfter Sie Ihrem Kind etwas selbst zubereiten, umso besser: Es schmeckt anders und fühlt sich mehr wie »richtiges« Essen an, das Ihr Baby bald bekommt; und Sie können stolz auf sich sein und fühlen sich wie eine perfekte Mami.

Sobald Ihr Baby älter wird (gegen Ende des achten Monats), können Sie bei der Auswahl seiner Mahlzeiten mehr experimentieren und ihm auch etwas von Ihrem Essen abgeben. Geben Sie anfangs etwas Babymilch hinein, und zerdrücken Sie alles gut mit der Gabel. Nach und nach darf der Brei immer stückiger sein; allmählich gewöhnt sich Babys Mund daran.

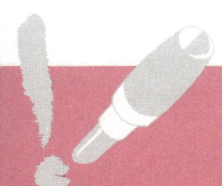

WICHTIG

Bestimmte Lebensmittel sollte Ihr Baby wegen des Risikos einer Allergie oder Nahrungsmittelunverträglichkeit erst bekommen, wenn es mindestens ein Jahr alt ist. Auf glutenhaltige Mahlzeiten sollten Sie zumindest in den ersten sechs Monaten verzichten. Eier (außer gekochte) sind aufgrund von Salmonellengefahr im ganzen ersten Jahr tabu. Auch Kuhmilch sollte im ersten Jahr noch nicht auf dem Speiseplan Ihres Babys stehen, weil sie nicht genug Eisen enthält. Wenn Sie unsicher sind, ob ein bestimmtes Nahrungsmittel schon für Ihr Baby geeignet ist, fragen Sie den Kinderarzt.

Nach etwa neun Monaten brauchen Sie Ihrem Baby keinen Brei mehr zu füttern. Jetzt können Sie mit stückigen Mahlzeiten, ja sogar mit kleinen Häppchen experimentieren. Was Sie ihm in dieser Phase anbieten, hängt ganz davon ab, wie entspannt Sie damit umgehen, wenn Ihr Kind sich verschluckt. Ich werde schon bei einem leisen Hüsteln hysterisch; aber Babys sind erstaunlich gut darin, ihren Hals wieder freizubekommen. Möhren waren meine größte Sorge, weil alle meine Babys immer nur ein kleines Stück davon abknabberten, das ihnen dann auf halbem Weg im Hals steckenblieb. Zwieback war mein absoluter Favorit, macht allerdings auf Kleidungsstücken verschmiert eine ungeheure Schweinerei; gleich an zweiter (und, ich nehme an, dritter und vierter) Stelle kamen Birnen, Melonen und Bananen. In diesem Alter wird das Leben leichter, denn jetzt können Sie unterwegs einfach etwas Gebäck zum Knabbern oder eine Banane besorgen, und Ihr Baby ist glücklich und zufrieden, bis Sie wieder zu Hause sind.

Und noch ein sehr wichtiger Hinweis: Würzen Sie die Babymahlzeiten nie, nie, nie, nie mit Salz. Babys vertragen nicht viel Salz, und was Sie lecker finden, bringt Ihr Kind wahrscheinlich halb um. Fad, geschmacklos und langweilig ist für ein Baby genau das Richtige; also machen Sie ihm entweder eine Extra-Mahlzeit, oder (falls Sie wirklich nichts Besseres zu tun haben) kochen Sie etwas Ungesalzenes für Sie beide, und salzen Ihre Portion erst, wenn sie auf dem Teller liegt. Irgendwann hat man sich daran gewöhnt.

Öko-Baby

So entzückend Babys auch sein mögen, für die Umwelt sind sie eine absolute Katastrophe. Nun besitzen wir zwar nicht alle den Ehrgeiz echter Umweltaktivisten; doch die meisten sorgen sich um die Zukunft unserer Erde und möchten etwas für sie tun.

So geht's:

● **Kaufen Sie Ihre Babysachen secondhand.** Babys ist es egal, was sie anhaben; also greifen Sie, solange es geht, zu gebrauchten Sachen. Machen Sie gedanklich Baby-Vintage-Sachen daraus, wenn es Ihnen so leichter fällt. Oder noch besser: Übernehmen Sie möglichst viele Babysachen von Freundinnen, und verschenken Sie sie weiter, sobald Sie sie nicht mehr brauchen.

● **Kaufen Sie statt Spielzeug aus Plastik welches aus Biobaumwolle oder Holz,** aber meiden Sie Tropenhölzer. Greifen Sie lieber zu Holzsorten aus nachhaltiger Forstwirtschaft.

● **Verwenden Sie Stoffwindeln (wenn möglich).**

● **Meiden Sie zu stark verpackte Produkte.**

● **Kaufen Sie en gros:** Das spart Verpackungsmaterial und ist günstiger. Hurra.

● **Lassen Sie das Auto stehen.** Es ist sowieso voller Kekskrümel, kaputter Spielsachen und krumpeliger Rosinentüten; also besorgen Sie sich einen Fahrradkindersitz und einen Helm. Fahren Sie mit dem Rad statt mit dem Auto, und nutzen Sie wenn möglich öffentliche Verkehrsmittel oder Ihre Beine. Das ist ein kostenloses Training! Was wollen Sie mehr?

● **Verwenden Sie Biowaschmittel.**

● **Waschen Sie nicht so oft Wäsche,** und sparen Sie sich den Wäschetrockner. Diese unmöglichen Dinger, die alle Klamotten ruinieren.

● **Verwenden Sie Babypflegeprodukte nur mit natürlichen Inhaltsstoffen.**

Öko-Windeln

Längst nicht so eklig, wie es klingt. Dabei handelt es sich um Windeln, die man wiederverwenden kann, oder um Wegwerfwindeln, bei deren Herstellung im Gegensatz zu den üblichen Einfachwindeln Umweltaspekte berücksichtigt werden. Pro Jahr müssen zwei Bäume sterben, um genügend Zellstoff für die Windeln eines Babys zu produzieren; und es dauert Hunderte von Jahren, bis diese Windeln abgebaut sind.

Früher bestand umweltfreundliches Wickeln aus einem Alptraum aus Sicherheitsnadeln, Töpfen mit kochenden Babyausscheidungen und einem Haus voll trocknender Handtücher. Inzwischen ist das anders: Es gibt eine große Auswahl an Stoffwindelsystemen, die weder undicht sind noch aufgehen und zugleich aus super-angenehmen, leichten, schnell trocknenden Materialien bestehen. Und es gibt sogar Wäschereien, die diese Windeln für Sie reinigen! Es gibt verschiedene Systeme wieder-verwendbarer Windeln. Also machen Sie sich schlau, und finden Sie die heraus, die für Sie am praktischsten sind.

Windelwaschdienste sind teurer als eine normale Wäscherei. (Eigentlich logisch, oder? Wer hat schon Lust, kostenlos anderer Leute Ausschei-dungen rauszuwaschen.) Aber sie sind unkompliziert und sogar noch umweltfreundlicher, da Windeln dort in großen Mengen gereinigt werden; das spart Wasser und Waschmittel.

Wenn Sie viel reisen oder unterwegs sind, bleibt Ihnen kaum etwas anderes als Wegwerfwindeln übrig. Sie verstehen bald, warum. Sollten Sie sich trotzdem nicht überwinden können, diese Mülldeponie verstop-fenden Ekelteile zu benutzen, probieren Sie alternative Wegwerfwindeln aus: Bei ihrer Herstellung wird kaum Polyacrylat, Bleichmittel und Plastik verwendet, und die meisten sind biologisch abbaubar.

Und nun noch eine Beichte, die mir schwer auf der Seele lastet: Es wäre schon ziemlich heuchlerisch von mir, wenn ich ruhig dasitzen und Ihnen zu umweltfreundlichen Windeln raten würde, ohne zuzugeben, dass ich selber keine benutzt habe. Heute fühle ich mich deshalb ziem-lich schlecht; aber in meinem Beruf, bei dem ich die Kinder hin und wieder zu Foto-Sessions mitnehmen und viel reisen musste, wäre es un-zumutbar gewesen, etwas anderes als die überall erhältlichen Wegwerf-windeln zu verwenden. Klar habe ich deshalb ein schlechtes Gewissen: Nun, am Ende dieses Kapitels wünschte ich mir, ich hätte es mit den alternativen Wegwerfwindeln probiert; aber damals entschied ich mich nun mal anders, und jetzt muss ich mit meinen Gewissensbissen leben. Das werden Sie auch müssen, also überlegen Sie es sich gut ...

Ich hasse dich, Mami

»15. April 2001: Phoebe hasst mich.
Keine Ahnung, warum. Ich weiß nicht, womit ich sie so
sauer oder eifersüchtig gemacht habe. Aber in der letzten
Woche hat sie alles Menschenmögliche angestellt, um mich
zu nerven und zur Raserei zu bringen; und sobald H.
abends heimkommt, rennt sie zu ihm, küsst ihn ab, schleift
ihn ins Wohnzimmer und will mit ihm spielen. Und das,
nachdem ich den ganzen Tag versucht habe, ihr alles recht
zu machen! Zur Bettgehzeit schiebt sie mich weg und sagt:
»Nein! Papa vorlesen!« und lässt mich nicht an sich ran. Sie
ist echt gemein. Ich versuche, cool zu bleiben und ihr nicht
zu zeigen, wie sehr sie mich aufregt. Aber allmählich geht
die Sache etwas zu weit.«

Was die Loyalität und Treue eines Babys anbelangt, lässt den berüchtigtsten Hollywood-Frauenhelden alt aussehen.
Inzwischen ist Ihnen hoffentlich klar, dass mit einem Baby jeder Tag anders ist: Babys wandern so schnell von einer Entwicklungsphase in die andere, wie Sie teure Strumpfhosen kaputtmachen. Zuneigungsbezeugungen sind nur eines der Dinge, bei denen Babys oft launisch und unberechenbar sind; und es kann einen schon ganz schön auf die Palme bringen, wenn ein Baby ohne ersichtlichen Grund beschließt, dass man (obwohl man sich tagein, tagaus um es kümmert!) eine böse Hexe ist, während Papi zum Supermann mutiert.

Da kann man schon sehr versucht sein, mit einem beleidigten »Na schön, dann eben nicht!« aus dem Zimmer zu stürmen oder sich ein oder zwei Gläser Wein mehr zu genehmigen. Die gute Nachricht: So schnell, wie Sie bei Ihrem Baby in Ungnade fielen, steigen Sie auch wieder in seiner Gunst. Kein Mensch wird je wissen, warum das so ist; aber es war nicht persönlich gemeint. Ihr Baby liebt Sie nach wie vor heiß und innig.

Kleine Freunde

Sie sind nicht die Einzige, die jetzt neue Freunde braucht. Eines Tages wird auch Ihr Baby in ein anderes Babygesicht schauen, seine Fingerchen in seine Augen stechen und es an den Haaren ziehen wollen. Babys müssen lernen zu teilen; und im Handumdrehen müssen Sie seine erste Geburtstagsfeier organisieren. Dann sollte es schon ein paar kleine Kumpel als Gäste haben, oder Sie lassen Ihrem Kind »Ich habe keine Freunde« auf die Stirn tätowieren.

Sollten Sie vorhaben, Ihr Baby im ersten Jahr in eine Krippe zu geben, ist das kein so großes Problem, denn dort findet es Freunde. Ansonsten hat Ihr kleiner Frosch kaum Gelegenheit zum Netzwerken; also denken Sie mal nach, wie Sie für ein paar Kontakte sorgen können.

Es gibt zu viele Gründe für Spielkameraden, um sie hier alle aufzulisten. Hier ein paar der wichtigsten:
- Babys lernen voneinander. Zwar meistens das Falsche; aber ab und zu ist auch etwas Vernünftiges dabei.
- Sie tauschen Krankheitskeime aus, was sie auf lange Sicht aber gesünder macht.
- Außerdem lernen Sie, Spielzeug zu teilen.
- Und sich zu wehren.
- Sie gewinnen Selbstvertrauen.
- Sie werden in der Spielgruppe sozialisiert und auf lange Sicht so auch auf die Schule vorbereitet. *Schule*? Oh Gott.

An Babyspiele muss man sich erst mal gewöhnen. Zuzuschauen, wie ein kräftiger Zweijähriger mit einem Metallauto auf den Kopf Ihres Babys eindrischt, kann einen ganz schön aus der Fassung bringen. Betrachten Sie es einfach im Rahmen der »Entwicklung einer stabilen Persönlichkeit« Ihres Kindes; dann wird es zu einer wertvollen Lebenserfahrung.

Achten Sie auf Ihre Ausdrucksweise

Ich fluche ziemlich viel, und es tut mir auch nicht leid. In meiner Muttersprache Englisch gibt es so viele köstliche, deftige, zufriedenstellende Kraftausdrücke, dass ich es bedauerlich fände, sie nicht zu benutzen.

Doch zu Hause gehe ich damit viel vorsichtiger um. Denn wenn ein Vierjähriger sagt: »Papi ist ein Wichser«, ist das nur ungefähr drei Sekunden lang lustig; danach hört es sich einfach nur – falsch an. Wir bekamen sehr schnell mit, dass Babys äußerst gute Ohren haben und erstaunlich viele unflätige Begriffe lernen können, noch bevor sie in der Lage sind, sie richtig auszusprechen. Bei uns führte das peinlicherweise dazu, dass unsere engelsgleiche Zweijährige meinem Vater erklärte: »Mami muss die verdammte Katze wegjagen, weil sie immer in unseren Garten kackt.« Schön ausgedrückt, danke, Emily.

Also hüten Sie sich vor scharfen Babyohren, und erfinden Sie ein paar anständige Ersatzwörter für Ihre Lieblingskraftausdrücke.

Weißt du noch ...?

Es ist eine sehr gute Idee, von Anfang an alle spannenden Tagesereignisse mit Ihrem Baby zu besprechen. Ich kenne zwar keine Studien zu dieser Theorie, aber wir machten das mit unseren Babys immer so (und tun es auch heute noch mit unseren Kindern). Es schärft offenbar ihr Gedächtnis und hilft dabei, alles zu verfestigen, was sie tagsüber gelernt haben.

Selbst wenn Ihr Baby keine Ahnung hat, wovon Sie reden, wiederholen Sie trotzdem: »Wir haben Enten angeschaut und dann waren wir beim Schaukeln, weißt du noch?« Dadurch entstehen neue Nervenverbindungen im Gehirn, und schon bald erschreckt Sie Ihr Baby-Einstein beim Spaziergang durch den Park zu Tode, weil er einen Laut ausstößt, der verdächtig nach »Ente« klingt. Es hat Ente gesagt! Es hat Ente gesagt! Die Mühe lohnt sich. Oder?

Was Sie tun und fühlen ...

... und wie Sie sich dafür hassen werden

Babys sind so eine Art emotionale Archäologen, aber ohne deren Sorgfalt, Genauigkeit und ohne die kleinen Pinselchen. Stattdessen setzen sie ihre Lungen, ihren eisernen Willen sowie ihre Hinterlist ein und fördern aus Ihnen auf diese Weise ungeahnte Gefühlsschichten zutage: Wut, Traurigkeit, Verzweiflung, Glück, Frust, Freude, Hoffnungslosigkeit, Glück und natürlich das größte von allen – Liebe.

Vielleicht befinden Sie sich schon nach wenigen Wochen in einem derart hochemotionalen Zustand, dass das kleinste, belangloseste Ereignis einen wahrhaft Oscar-reifen Gefühlsausbruch in Ihnen auslöst. Außerdem empfinden Sie jetzt vielleicht Dinge oder Sie tun und sagen Sachen, die Sie lieber gar nicht zugeben möchten. Das ist normal. Man nennt es Mama-Sein.

Hier ein paar Dinge, die Sie wahrscheinlich irgendwann einmal (oder auch mehrmals) tun. Strafen Sie sich NICHT dafür. Es geht allen so. Deshalb sind Sie noch lange kein Ungeheuer und auch keine Rabenmutter, sondern nur ein menschliches Wesen, das jenseits der Grenzen seines Durchhaltevermögens getrieben wird – und das von jemandem, der nur ein Viertel so groß ist wie Sie selbst und den Sie für rein und unschuldig halten. Pah!

Sie werden hassen

Hass. Ein starkes Wort, vielleicht sogar etwas zu stark; aber vermutlich kommt einmal ein Moment, in dem Sie (wenn auch nur eine flüchtige Sekunde lang) das Gefühl haben, Ihr Baby zu hassen. Viele meiner Freundinnen waren geschockt, als sie zum ersten Mal merkten, dass sie Hass gegenüber ihrem Baby empfanden. Darüber machten sie sich dann oft große Sorgen. Eine Frau zu ermuntern, so etwas *zuzugeben*, ist ebenso schwierig, wie einer Schauspielerin das Geständnis zu entlocken, dass sie sich um ihr Gewicht sorgt.

Am besten, Sie sehen der Realität gleich ins Auge: So sehr Sie Ihr Baby lieben, verehren und vergöttern – es kommen trotzdem Zeiten, in denen sich Ihre Gefühle komplett umkehren. *Jetzt* sagen Sie vielleicht noch, dass das nie passieren wird und dass Sie sich so etwas gar nicht vorstellen können; aber hüten Sie sich vor dem kleinen Archäologen unter Ihrem Dach, der Ihre Gefühle zu Tage fördert. Die Dinge ändern sich. Vielleicht werden Sie Ihrem Baby sogar *sagen*, dass Sie es hassen, was im ersten Moment sehr befreiend wirkt. Aber hinterher fühlen Sie sich noch erbärmlicher, denn kaum sind die Worte heraus, übertragen sich Ihre Hassgefühle schlagartig auf Sie *selbst*. Das ist eine der Freuden des Frau-Seins und wahrscheinlich auf ein noch unbekanntes Gen zurückzuführen, das irgendwo am Ende des zweiten X-Chromosoms lauert. Fruchtfliegen und Würmer haben dieses Gen vielleicht nicht; hier irrt die Wissenschaft. Wie auch immer: Bei manchen Frauen ist das »Alles ist meine Schuld, ich bin eine Versagerin«-Gen sehr dominant, dann sollte man immer darauf achten, dass es vernünftigere Gedanken und Gefühle nicht völlig überdeckt.

Sollten Sie Ihr Baby jemals hassen, dann sind Sie ein furchtbarer Mensch, und man sollte Ihnen Ihre Kinder wegnehmen und Sie zwingen, drei Wochen lang abgestandene Muttermilch zu trinken. Oder etwa nicht? Nein, eigentlich nicht. Denn wenn wir hier mal eine Nanosekunde innehalten und nur ein paar der Situationen in Augenschein nehmen, die zu der alles verzehrenden Abneigung gegen Ihr eigenes Fleisch und Blut geführt haben, so ergibt sich ein ganz anderes Bild.

Hier das entlastende Beweismaterial:
Nachdem Ihr kleiner Engel Sie alle drei Stunden geweckt hat, um entweder an Ihren Brüsten zu nuckeln oder Sie einfach nur anzubrüllen, bestand sein letzter tätlicher Angriff darin, seinen vollen Windelpopo auf Ihrem Gesicht zu platzieren. Sie standen auf, um das Corpus delicti zu entfernen, und luden die Kleine dann wieder zum Kuscheln in Mamis Bett ein, obwohl es erst halb sechs war. Daraufhin stach sie Ihnen mit der Ecke eines dicken Bilderbuchs mitten ins Auge, riss Ihnen die feinen Haare links vom Nacken aus und kratzte mit ihrem Zehennagel ein Muttermal in der Nähe Ihrer Bikinizone auf. Immer noch kein Hass? Okay.

Das Haferflockenfrühstück, auf dem sie energisch bestand, schmierte sie sich zuerst über das ganze Gesicht und in ihr feines Haar, dann goss sie den Rest nicht nur über ihr sauberes Kleidchen (das daraufhin wieder gewechselt werden musste), sondern auch über einen großen Teil des Küchenbodens. Während Sie das aufwischten, versteckte sie einen roten Filzstift in der Waschmaschine, was Ihnen erst eine Stunde später auffiel, als Ihr ehemals weißes T-Shirt im Wasser rosafarbene Purzelbäume schlug. Na, wie geht es Ihnen jetzt? Schon ein bisschen sauer?

Schneller Vorlauf: Sie spuckt auf Ihre Schulter (noch mehr Sachen, die gewechselt werden müssen), lässt sich nicht in ihrem Buggy festschnallen und wirft Ihr Handy ins Klo, alles innerhalb einer Stunde. Jetzt ist allmählich einen Punkt erreicht, an dem jeder normale Mensch ausrastet. Und das passiert alles nur im Babystadium. Sobald sich die Kleinen schnell bewegen und viel anstellen können, nimmt das Potenzial für Mordgedanken Riesenausmaße an. Sobald Ihnen eine mutwillige Dreijährige ungerührt in die Augen schaut und dabei Preiselbeersaft auf den Wohnzimmerteppich verteilt, wohl wissend, dass Sie nicht aufstehen können, weil Sie gerade ihr kleines Geschwisterchen stillen, scheint Mord eine durchaus attraktive Option zu sein.

Aber bis dahin haben Sie zum Glück noch viel Zeit!

Sie werden herumbrüllen

Das tun wir alle, und es ist auch kein Verbrechen. Wenn so ein kleiner Knirps beschließt, keinen Anorak anzuziehen, obwohl es draußen schneit und Außentemperaturen von 3 Grad Celsius herrschen, wird er es Ihnen sehr, sehr, sehr schwer machen, ihm besagtes Kleidungsstück überzuziehen. Er wird treten, schreien, Sie wegstoßen und sich in einen hyperaktiven Aal verwandeln.

Ich habe schon erlebt, wie Kinder ihre Eltern anspuckten, bissen, kratzten und schlugen, und das alles nur, weil sie keine Schuhe oder keine Regenjacke anziehen wollten. Kinder sparen sich ihre dramatischsten Auftritte für die Öffentlichkeit auf; das macht das Geschrei noch schwerer erträglich.

Da ist es eigentlich zu erwarten, dass Sie Ihr Kind ab und zu anbrüllen. Wenn Sie das allerdings jeden Tag tun, ist das etwas anderes. Das ist schlecht, schlecht, schlecht. Denn dadurch werden Kinder aggressiv und lernen, ebenfalls herumzubrüllen; und kaum eine Situation gestaltet sich besser, wenn sich alle gegenseitig anschreien. Gegen ein gelegentliches »Hörst du jetzt endlich AUF!« ist jedoch nichts einzuwenden.

Übrigens: Es gibt NIEMALS einen Grund, ein kleines Baby anzuschreien. Wenn Sie sich dabei ertappen sollten, dass Sie Ihr fünf Monate altes Kind anbrüllen, sollten Sie vielleicht mit einer Freundin darüber reden. Von einem Baby kann man nicht erwarten, dass es weiß, was es tun soll, und wenn Sie es anschreien, bekommt es höchstens einen tödlichen Schrecken, also lassen Sie es. Nach etwa einem Jahr jedoch können Kinder durchaus schon tun, was man von ihnen verlangt: Jetzt kommen sie allmählich ins »vernünftige Alter«.

Sie werden bestechen

Bestechung ist eines der stärksten Werkzeuge Ihrer Trickkiste, verliert ihre Wirkung aber schneller, als Sie sagen können: »Wenn du dich richtig hinsetzt, kriegst du ein Stück Schokolade.«

Kleine Kinder zu bestechen, damit sie all die lästigen Dinge tun, die sie nicht wollen (sich in den Buggy setzen, aufessen, mehr als zwei Schritte gehen, bevor sie stehenbleiben, um ein matschiges Blatt aufzuheben, und so weiter), ist einfach und kann sehr hilfreich sein. Doch Sie wissen nur zu gut, was passiert, wenn Sie zu oft auf diesen Trick zurückgreifen. Also passen Sie auf und versuchen Sie, sich die Schokoladenbelohnungen für seltene verzweifelte Momente aufzuheben. Versuchen Sie es lieber mit: »Wenn du schnell mitkommst, können wir auf dem Heimweg noch zu den Enten gehen.« Ich weiß, dass Schokolade verdammt viel besser ist als Enten, aber versuchen Sie es wenigstens.

Grenzen setzen

Über kindliches Verhalten und Manieren kann man so viel schreiben, dass es ein ganzes Buch füllen würde, und ich erkläre Ihnen hier bestimmt nicht, wie Sie Ihr Baby davon abbringen können, dem Nachbarbaby eine Plastikpfanne über den Kopf zu ziehen. Wie Sie Ihrem Nachwuchs die Grundregeln guten Benehmens und Sozialkompetenz beibringen, bleibt Ihnen und Ihrem Partner überlassen. Aber ich werde Ihnen berichten, wie wir es machen (oder jedenfalls versuchen). Hoffentlich helfen einige dieser Tipps auch bei Ihrem Rabauken. Die meisten dieser Empfehlungen gelten für Kinder etwa ab dem zehnten Monat; aber auch kleinere Babys können schon etwas mit einem »Nein« anfangen.

Tipp So kann's gehen

- Versuchen Sie, Ihrem Kind von Anfang an alles zu erklären und zu begründen. Was nützt es, jemandem etwas zu befehlen oder zu verbieten, wenn man ihm den Grund dafür nicht richtig erklärt? Ich reagiere auf so etwas sehr allergisch, also gehe ich davon aus, dass es meinen Kindern genauso geht. »Wenn du das nicht tust, kriegt Mami die Krise« ist allerdings keine sehr hilfreiche Erklärung.

- Versuchen Sie, Ihr Kind vorzuwarnen. Die Wenn-dann-Logik scheint schon auf sehr kleine Babys zuzutreffen. Sie ist von unschätzbarem Wert, um Kindern Grenzen aufzuzeigen. Zum Beispiel: »Wenn du diese DVD in die Badewanne wirfst, geht es sofort ab ins Bett. Verstanden? *Verstanden*?« Sie sind schlau. Sie haben es raus.

- Machen Sie Drohungen wahr. Wenn die DVD *trotzdem* in der Badewanne landet, sollten Sie Ihr Baby tatsächlich für ein paar Minuten ins Bett stecken, sonst ist Ihre Autorität für immer dahin; und in 15 Jahren, wenn Ihr zum Punk mutiertes kleines Mädchen durchsetzen will, dass ihr ebenso unattraktiver Freund bei ihr übernachtet, gibt es ein Massaker.

- Schimpfen und warnen Sie in möglichst ruhigem Ton. Ich gebe mir *wirklich große Mühe*, mein Kind bei den Händen zu halten, mich zu ihm hinunterzubeugen, ihm in die Augen zu schauen und in leisem, aber energischem Ton zu sprechen, wenn ich sauer auf es bin. Ich versuche es, aber manchmal fange ich dabei an zu lachen, weil mir das so blöd vorkommt; und wenn ich erst mal angefangen habe, kann ich nicht mehr aufhören, also hält der Kleine das Ganze für einen Riesenspaß, und der ganze Versuch geht in die Hose.

- Erwarten Sie nicht, dass Ihr Baby Regeln gleich beim ersten Mal lernt. Das tue ich schließlich auch nicht, also erwarte ich es auch nicht von meinen Kindern. Aber dreimal reicht, und wenn man danach etwas angep...t ist, ist das doch eigentlich nur verständlich.

Fernseh-Wutanfälle

Na dann komme ich gleich mal zur Sache: Ich glaube nicht, dass Babys fernsehen müssen, bevor sie ein Jahr alt sind. Basta. Und auch dann sollten Sie versuchen, den Fernseher nicht als Babysitter einzusetzen. Schauen Sie mit dem Kindern fern, besprechen Sie das Gesehene, und achten Sie darauf, dass sie sich hinsetzen und sich die Sendung auch wirklich anschauen.

Ich hasse es, so von oben herab und altmodisch zu klingen; aber irgendwie scheint es mir nicht richtig, ein sechs Monate altes Baby vor den Fernseher zu setzen, wenn Sie doch auch mit ihm spielen könnten. Und wenn Sie das Fernsehen als Ablenkung benutzen, während Sie das Abendessen zubereiten (was wir alle ab und zu tun), warum holen Sie dann nicht lieber ein paar Spielsachen heraus und unterhalten sich mit dem Baby, während es spielt und Sie kochen?

Sweets for my Sweet, Sugar for my Baby

Erstaunlich viele Eltern geben ihren Babys Süßkram und wundern sich dann, warum sie nicht länger als 30 Sekunden stillsitzen und sich auf etwas konzentrieren können. Hmmmm, warum wohl?

Babys sind sehr klein und reagieren auf alles, was man in sie hineinstopft. Es geht also kaum spurlos an einem Baby vorüber, wenn man es mit Zusatzstoffen, Zucker und Chemikalien füttert. Süßigkeiten sind etwas Furchtbares. Basta. Sie machen die Zähne Ihres Kindes mürbe, enthalten absolut nichts von Wert, und Babys können sich daran verschlucken.

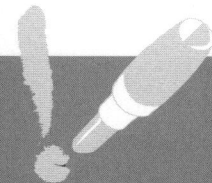

WICHTIG

Weitere Lebensmittel und Getränke, vor denen Sie sich hüten sollten:

- **Getränke mit Farbstoffen.**

- **Alles, was Schokolade enthält.** Koffein, Fett und Zucker für Ihr Baby? Ein bisschen schadet nicht, aber ein ganzer Schokomuffin muss ja wohl nicht sein.

- **Versteckter Zucker.** Selbst Fruchtsaft enthält jede Menge Zucker und oft auch versteckte künstliche Zusatzstoffe. Lesen Sie die Zutatenliste, verdünnen Sie den Saft im ersten Babyjahr mindestens mit der dreifachen Menge Wasser, und lassen Sie es nicht zur Gewohnheit werden.

- **Salz.** Salz lauert fast überall. Da Babys ungeheuer empfindlich auf Salz reagieren, sollten Sie ihnen niemals etwas Gesalzenes geben und auch zu Hause beim Kochen darauf verzichten.

- **Fett.** Hier gilt genau das Gleiche wie für Erwachsene: Babys brauchen ein wenig Fett; aber gesättigte Fettsäuren sind tabu, und je weniger aktiv Ihr Baby ist, umso weniger Fett sollte es zu sich nehmen. Muttermilch enthält jede Menge Fett, und sobald Sie Ihr Kind entwöhnen, sollte es seinen Bedarf hauptsächlich über Folgemilch decken und nicht über Würstchen.

Das meiste von dem, was ich hier erwähne, sollte eigentlich selbstverständlich sein; schließlich sind Sie eine intelligente Frau und achten auch auf Ihre eigene Gesundheit. Es wird nur noch viel wichtiger, mit »ungesunden« Nahrungsmitteln und Getränken aufzupassen, wenn es um einen kleinen Menschen geht.

Es ist ein Genie!
Meilensteine in Babys Entwicklung

Fakt: Jede Mutter hält ihr Kind für ein Genie und erwähnt das gern und bei jeder Gelegenheit.
Fakt: Sie hat normalerweise unrecht.
Fakt: Jede Mutter macht sich irgendwann einmal Sorgen darüber, dass ihr Kind etwas schwer von Begriff ist, behält das aber lieber für sich.
Fakt: Sie hat normalerweise unrecht.

Sie werden die körperliche und geistige Entwicklung Ihres Babys genau beobachten. Es vergeht kaum ein Tag, an dem Sie sich nicht fragen, ob irgendetwas, was Ihr Baby tut (oder lässt) normal, ungewöhnlich oder besorgniserregend ist. Sollte es in dem Alter nicht schon krabbeln? Ist es normal, schon mit vier Wochen zu zahnen? Warum hat mein Baby keine Haare? Hat es wirklich gerade »Fluorchlorkohlenwasserstoff« gesagt, oder habe ich mir das eingebildet?
Um die Sache noch zu verschlimmern, drückt man vielen Mamis Bücher mit Tabellen in die Hand mit den »Meilensteinen«, die ein Baby in seinen verschiedenen Entwicklungsphasen erreichen sollte. Das reicht, um bei den meisten Frauen zu einer Art Babybeobachtungshysterie zu führen. Jedes Baby meistert diese aufregenden Meilensteine irgendwann; aber wann und warum, weiß der Himmel. Wenn Sie wirklich wollen, können Sie versuchen, diesen Prozess zu beschleunigen; aber ein Baby, das lieber läuft, bevor es krabbelt, wird sich davon nicht abbringen lassen, und ein Kind, das im ersten Jahr nur auf dem Popo rutscht und nicht aufstehen will, werden Sie ebenfalls kaum umstimmen können. Que será, será.

Trotzdem habe ich hier eine Liste von Meilensteinen zusammengestellt. Der zeitliche Ablauf ist – wie gesagt – von Kind zu Kind sehr unterschiedlich. Außerdem ist die Liste keineswegs vollständig. Aber sie vermittelt Ihnen zumindest eine grobe Vorstellung davon, was sich im ersten Babyjahr so alles tun kann.

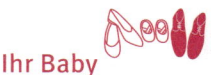

Ungefähr ab dem ersten Monat

- **Es fängt an, den Kopf aufzurichten.**
- Es kann Gegenstände, die Sie vor seinen Augen hin und her bewegen, verfolgen. Das macht Ihnen stundenlang Laune, wird Ihrem Baby aber schon nach kurzer Zeit zu viel. Außerdem bekommt es davon Kopfschmerzen.
- Es mag großflächige, bunte Muster und hört gern Musik.

Ungefähr ab dem zweiten Monat

- **Das erste richtige Lächeln.** (Es heißt, dass das ganz frühe Lächeln durch Luft im Magen zustande kommt; das halte ich allerdings für sehr unwahrscheinlich, außerdem verdirbt es einem den Spaß. Ich bin überzeugt davon, dass manche Babys schon sehr früh anfangen zu lächeln ...)
- Es betrachtet gern feinere Muster und Farben.
- **Es kann greifen.** Aber bieten Sie ihm nichts an, was nicht besabbert werden darf oder was Sie gleich wieder zurückhaben wollen: Babys können noch nicht loslassen ...

Ungefähr ab dem dritten Monat

- **Regelmäßigerer Schlaf-wach-Rhythmus.** Ziemlich viele Babys schlafen jetzt schon jede Nacht fünf Stunden, aber machen Sie sich keine Sorgen, wenn das bei Ihrem nicht so ist: Auch bei den anderen Babys ist das Durchschlafen noch nicht von Dauer, und alle Mütter werden bald wieder aus dem Schlaf gerissen ... Die Tagesschläfchen sind jetzt oft schon sehr genau vorhersehbar, was Ihre Terminplanung sehr vereinfacht. Kaffee um 11 Uhr 30? Kein Problem.
- Jetzt beginnt Ihr Baby viele Wörter zu verinnerlichen, also sprechen Sie, sprechen Sie, sprechen Sie. In etwa einem halben Jahr wird sich das auszahlen.
- **Von jetzt an wird Ihr Baby viel plappern** und vor sich hinbrabbeln; das ist eine meiner Lieblingsphasen. Wenn Sie so tun, als verstünden Sie alles, mit dem Kopf nicken, viel lächeln und sofort antworten, können Sie mit Ihrem Kind richtig lange, abwechslungsreiche Gespräche führen.

Ich weiß zwar nie genau, worüber, aber darum geht es wahrscheinlich auch nicht.

● Knowing me, knowing you ... Jetzt weiß Ihr Baby wirklich, wer Sie sind, und fixiert Sie oder Ihren Partner wahrscheinlich schon ziemlich genau, wenn es »Mami« oder »Papi« sagt.

Ungefähr ab dem vierten Monat

● Jetzt muss es seltener gefüttert werden als zu Anfang (hurra!), denn sein Magen wächst, und es gibt mehr Platz für richtige Mahlzeiten, die lange vorhalten.

● Irgendwann etwa ab dem vierten oder fünften Monat werden Sie beide wahrscheinlich eine Überraschung erleben, wenn Ihr Baby **sich vom Bauch auf den Rücken dreht.** Es kann sich aber noch nicht wieder zurückdrehen, also helfen Sie ihm, es sei denn, Sie glauben, dass es den ganzen Vormittag »Marienkäfer auf dem Rücken« spielen will.

● Jetzt servieren Sie Ihrem Kind vielleicht schon schlabberigen **Babybrei,** wenn es besonders hungrig ist und Sie seine Milchmahlzeiten etwas aufstocken möchten (siehe Entwöhnen von der Brust, Seite 239).

● Probieren geht über Studieren: Jetzt kann ein Baby schon sehr gut **greifen;** also passen Sie auf alles in seiner Reichweite auf, denn es wandert schnurstracks in seinen Mund. Ihre kostbare Perlenkollektion sollten Sie jetzt zur Sicherheit also lieber auf einem höher gelegenen Regal unterbringen.

● **Babytalk.** Freuen Sie sich nicht zu früh; aber vielleicht werden Sie jetzt bald das erste »Ma-ma« oder »Pa-pa« hören. Wie das Leben nun mal so spielt: »Pa-pa« sagen ist sehr viel einfacher – ziemlich unfair, wenn man bedenkt, wie viel Sie sich kümmern.

● **Kuckuck!** In diesem Stadium lernt es das Gesetz von Ursache und Wirkung und fängt an, vorausschauend zu handeln. Also halten Sie die Hände vor Ihre Augen und rufen Sie das ganze nächste Jahr lang (oder auch noch etwas länger): »Kuckuck!«

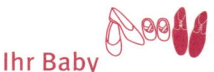

Ungefähr ab dem fünften Monat

● Wenn Ihr Baby – zunächst nur mit Ihrer Unterstützung, in den nächsten Monaten dann aber auch zunehmend frei – sitzen kann, erscheint Ihnen das wie ein Wunder. Die Unabhängigkeit, die diese einfache Fähigkeit für Sie mit sich bringen wird, erleichtert Ihnen den Alltag sehr, denn jetzt müssen Sie nicht mehr ständig Schaukelwippen und Kindersitze mit sich herumschleppen, wenn Sie wollen, dass Ihr Baby sitzt. Übrigens: Es braucht seine Zeit, bis das Baby wirklich frei sitzen kann und dabei nicht mehr umfällt. Also legen Sie viele Kissen um Ihr Baby herum, und machen Sie sich darauf gefasst, es blitzschnell aufzufangen.

● **Smalltalk.** Jetzt kommen Sie vielleicht schon in den Genuss klar erkennbarer Laute, die sich auf bestimmte Gegenstände beziehen, zum Beispiel Ball, Ente, Bus, Kaffeemaschine und so weiter. Vielleicht aber auch nicht. Keine Panik!

● **Nachahmungstäter.** Dieses Alter eignet sich gut für diverse Nachmachspiele. In der Öffentlichkeit ist das allerdings riskant: Einen Einkaufswagen durch den Drogeriemarkt zu schieben und das Gesicht dabei zu komischen Grimassen zu verzerren sieht schon etwas bescheuert aus.

Ungefähr ab dem sechsten Monat

● Machen Sie sich auf die **erste komplette Umdrehung** Ihres Babys gefasst. Sollten Sie einen Wickeltisch haben, können Sie ihn jetzt entsorgen, oder Sie machen sich darauf gefasst, das Baby beim Wickeln ständig festzuhalten. Lassen Sie es aber auch nicht auf dem Boden liegen, wenn Sie in die Küche gehen und Teewasser aufsetzen; denn vielleicht rollt es sich inzwischen unter das Sofa, und Sie finden es nicht mehr wieder. Ein beängstigendes Szenario und unter Umständen auch riskant, wenn unter Ihrem Sofa genauso viele Münzen und Fernbedienungsbatterien herumkullern wie unter unserem.

● Von nun an klappt es mit dem Vorlesen immer besser. Jetzt zahlt es sich endlich aus, dass Sie einem neugeborenen Baby wochenlang vorgelesen haben. Bei seinen Lieblingsseiten wird es lebhaft mit Armen und Beinen wedeln und aufgeregte Laute von sich geben.

Ungefähr ab dem siebten Monat

● Total verschaukelt. Wenn Sie das Gefühl haben, dass die Beine Ihres Babys sein Gewicht schon gut tragen können (wobei Sie es natürlich immer noch festhalten), befestigen Sie eine Babyschaukel in einem Türrahmen. Für Ihr Baby ist das eine Vorbereitung aufs Gehenlernen und für Sie eine Gelegenheit, Ihre Arbeiten zu erledigen, während das Baby glücklich und aufrecht auf und ab wippt. Meinen machte es großen Spaß, so an der Welt teilzuhaben.

● Autsch! Oft kommen jetzt **die ersten Zähnchen;** und neue Babyzähne sind rasiermesserscharf. Zum Glück beißen Babys beim Stillen nur selten zu; und wenn sie es doch einmal tun, wird Ihre Reaktion garantiert dafür sorgen, dass es nie wieder passiert.

● **Ich will meine Mami!** In diesem Alter fangen Kinder häufig an, **Trennungsängste** zu entwickeln. Deshalb wird es sich jetzt unter Umständen schwierig gestalten, Ihr Baby in die Kinderbetreuung zu geben (typisch – ausgerechnet jetzt, wo viele Frauen wieder zu arbeiten anfangen). Vielleicht können Sie kaum das Zimmer verlassen, ohne dass Ihr Kind hinter Ihnen herweint und -schreit. Es ist ja schön, so sehr geliebt zu werden; aber es kann auch anstrengend sein.

Ungefähr ab dem achten Monat

● Alle Eltern freuen sich aufs **erste Krabbeln;** und ist es so weit, wünschen sie sich, es wäre nie geschehen. Sobald Ihr Baby krabbelt, gestaltet sich Ihr Leben unendlich viel schwieriger, denn dadurch kommt jede gefährliche Ecke und jedes ungeeignete Objekt in Reichweite neugieriger Händchen und Münder.

● **Stehen.** Vielleicht lässt Ihr Baby die Krabbelphase aus und macht es gleich richtig. Dann sind seine Hosen wenigstens nicht alle an den Knien durchgescheuert, und Ihr Kind ist auch nicht so oft frustriert, weil es im Stehen viel mehr anstellen kann. Wenn Ihr Baby gern steht und sich dabei an einem Couchtisch oder etwas anderem festhält, sollten Sie darauf achten, es schnell aufzufangen, wenn es umkippt. Und achten Sie darauf, dass es nicht zu lange steht: Das belastet Rücken und Becken.

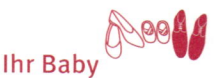
Ungefähr ab dem neunten Monat

● **Gehen.** Jetzt schon? Na ja, als richtiges Gehen kann man das wirklich noch nicht bezeichnen; aber in diesem Alter machen die meisten Babys schon **ein paar Schritte,** und das ist sehr spannend. Sie brauchen Ihrem Kind jetzt noch keine Schuhe zu kaufen; rutschfeste, weiche Puschen halten seine Füße warm und geben Halt.

● **Sprechen.** Auch das ist noch kein richtiges Sprechen; aber inzwischen kann Ihr Baby schon sehr viele klar erkennbare Laute äußern. Kein anderer versteht, was es damit meint; aber Sie, und das ist die Hauptsache.

● Bei den Mahlzeiten wird Ihr Kind inzwischen wahrscheinlich so sehr herumkleckern, dass es ein Hochstühlchen braucht. Wenn Ihr Baby schon gerne ungestützt aufrecht sitzen will, ist es jetzt an der Zeit für einen Etagenwechsel in den nagelneuen Hochstuhl. Endlich müssen Sie sich nicht mehr jedes Mal das Kreuz verrenken, wenn Sie Ihr Kind füttern!

Bis zu einem Jahr und darüber hinaus

● **Grenzen austesten.** Ich war offenbar ein Genie darin; ständig habe ich ausprobiert, wie weit ich gehen konnte, bevor meine Mama einen Tobsuchtsanfall bekam. (Sorry, Mama.) Ihr Baby wird von jetzt an wahrscheinlich das Gleiche versuchen, und Sie müssen sich darüber Gedanken machen, wie Sie ihm Grenzen setzen und signalisieren, wann es zu weit geht (siehe Grenzen setzen, Seite 254).

● Mit einem Jahr können Babys schon ziemlich viel sagen und versuchen vielleicht sogar, **Wörter zu kombinieren,** auch wenn ihnen das noch nicht bewusst ist – für sie sind es einfach nur längere Aneinanderreihungen von Lauten (zum Beispiel »aufunab«, »ichmachdas« und »inneauto«).

● **Spazierengehen.** Und zwar richtig. Mit Ihrem Baby spazierenzugehen wird jetzt zu einer neuen Erfahrung. Sie machen dabei zwar keine enormen räumlichen Fortschritte, aber Ihrem Baby wird es ungeheuren Spaß machen, und Ihnen werden dabei viele Steine, Blätter, Zigarettenkippen, Chipstüten und Stöcke auffallen, die Sie sonst nicht wahrgenommen hätten. Nehmen Sie sich viel Zeit dafür, und versuchen Sie, so oft wie möglich einfach ziellos durch die Gegend zu tapern – das ist richtig gut für Babys und hilft bei der »Alles-langsamer-tun-lernen«-Therapie.

● **Launisches Baby.** In diesem Stadium wissen Babys genau, was sie nicht wollen, und können das auch sehr gut vermitteln. Leider haben sie aber häufig keinen Schimmer, was sie wollen. Also sollten Sie Ihr Kind sehr gut kennen und Antworten parat haben.

● **Künstlerbaby.** Jetzt können Sie mit Kleben, Malen, Zeichnen und so weiter loslegen; hoffentlich hat Ihr Baby an einigen dieser Sachen Spaß. Sie werden es allerdings locker nehmen müssen, wenn die Farbe überall hinwandert, nur nicht auf das riesengroße Blatt Papier direkt vor Babys Nase. Das kann sich schwierig gestalten; doch sobald die Wände ein paar Pinselstriche des jungen Künstlers abbekommen haben, macht es Ihnen hoffentlich nicht mehr so viel aus.

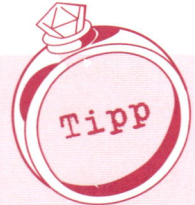

Tipp   Gespräche

Was für eine super Idee: Bringen Sie Ihrem Kind normales Sprechen bei, indem Sie so mit ihm reden, als sei es schwachsinnig. Klingt lächerlich, stimmt's? Ist es auch. Aber genau das tun viele junge Eltern. »Ich Ball? Ja? Du mir Ball geben?« Na fein.

Ich habe immer in ziemlich normalem Tonfall mit meinen Babys und Kindern gesprochen, in richtigen Wörtern und ganzen Sätzen. Und – oh Wunder! – sie lernten früh sprechen und konnten bald schon richtige Sätze und grammatikalisch korrekte Konstruktionen bilden.

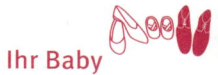

So, das waren nur ein paar der ernormen Veränderungen, die Sie im ersten Jahr an Ihrem Baby beobachten können. Es ist schon ziemlich viel auf einmal; und manchmal wird Ihnen der Kopf schier zerbersten. Kein Problem – es ist ganz normal, ab und zu auszuflippen. Aber alles in allem ist dieses erste Jahr eines der außergewöhnlichsten, die Sie mit Ihrem Kind je erleben werden. Nicht unbedingt das beste und auch nicht immer das glücklichste. Aber sehr, sehr außergewöhnlich.

Wir alle wünschen uns manchmal: Ach, wäre es doch bloß schon vorbei, weil es so anstrengend und schwierig und verwirrend ist. Lassen Sie das einfach. Versuchen Sie, es zu genießen. Es ist im Nu vorbei.

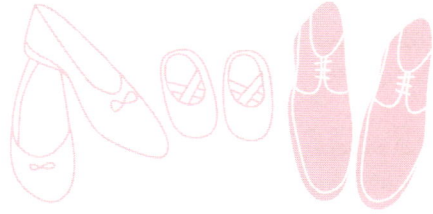

SIE SELBST

»Mal kurz rausgehen«: In memoriam.

»Mal kurz rauszugehen« ist ein höchst unterschätzter Luxus kinderloser Menschen. Sie sind früher gerne mal kurz rausgegangen. Sie sind kurz rausgegangen, um ein Notfall-Tetrapak Milch zu holen. Sie sind kurz rausgegangen, um eine überfällige DVD zurückzugeben. Sie sind kurz rausgegangen, um zu schauen, ob die Welt noch da ist. Einfach so. Und weg waren Sie.

Leider müssen Sie diese einfache, spontane Handlung nach der Ankunft Ihres Babys (das leider nicht »mal kurz rausgekommen ist«) begraben, ebenso wie Morgensex, Essen im Sitzen und tiefen Schlaf.

Dabei sollte es so sein:
Eines schönen Morgens braucht eine junge Frau eine Zeitung.
Sie zieht sich Schuhe und Jacke an, nimmt ihr Handy, etwas Kleingeld und den Schlüsselbund mit und tritt zur Tür hinaus. Sie ist »mal kurz rausgegangen«.

Und so sieht das Ganze mit einem Baby aus:
Eine junge, genervte, unter Schlafentzug leidende Frau will mit ihrem Baby mal vor die Tür, bevor sie ihren Verstand verliert. Sie verbringt die nächsten 20 Minuten mit der Suche nach Söckchen und Schuhen, die auch zusammenpassen, aber egal, sie nimmt das, was kommt. Dann versucht sie, diese Kleidungsstücke plus Pulli, Jacke und Mütze einem zappelnden Kind anzuziehen, sucht ihre eigenen Schuhe und ihren Mantel, zieht dem mittlerweile überhitzten Kind die Schuhe, die es weggeschleudert hat, wieder an, sucht ihren Schlüssel, den das Kind irgendwo versteckt hat, bekommt einen Schrecken, als sie ihr Portemonnaie in der Wickeltasche sieht, das mit der Milch von gestern bekleckert ist, wirft einen Blick in den Spiegel und stellt fest, dass man den Rand

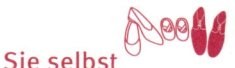

der Gesichts-Foundation auf Ihrer linken Wange sehen kann, klappt einen Buggy auseinander, der sich nicht auseinanderklappen lassen will, und so weiter und so fort.

Schließlich verlässt sie das Haus und hinterlässt eine Spur von Spielsachen und Kekskrümeln, ohne zu merken, dass sie ihren Schlüsselbund immer noch nicht gefunden und ihr Handy vergessen hat. Oder dass ihre Strumpfhose eine Laufmasche hat. Sie weiß auch gar nicht mehr, was sie draußen eigentlich wollte, und ist sicherlich nicht »nur mal kurz rausgegangen«.

Diese tollen, berauschenden Tage, als Sie von einer Sekunde auf die andere mal kurz rausgehen konnten, werden Sie nie wieder erleben. Aber es gibt Möglichkeiten, sich das Verlassen des Hauses einfacher zu gestalten und auf fast alle Eventualitäten vorbereitet zu sein, falls Sie dann tatsächlich mal unterwegs sind. (Ein Baby zu haben bedeutet, dass Sie früher oder später mit jeder Eventualität konfrontiert werden. Also seien Sie auf alles gefasst.)

Mit einem Baby aus dem Haus gehen

Verlassen Sie das Haus nicht ohne:
- Windeln.
- Feuchttücher.
- Schnuller (falls Sie einen verwenden. Danke, Liz, darauf wäre ich auch noch gekommen).
- Decke oder Moltontuch (selbst bei Sonnenschein sollten Sie Ihrem Baby etwas Kuscheliges über Bauch und Beine legen).

Außerdem sollten Sie auch an Folgendes denken:
- Lätzchen, um Ihrem Baby das Gesicht sauber zu machen und kleine Kleckereien wegzuwischen.
- Rassel, Plüschtier, Babybuch oder Beißspielzeug zum Kauen für zahnende Babys.
- Stoffwindel für größere Kleckereien.

- Kleidung zum Wechseln fürs Baby.
- Flasche mit Babys Milch und Wasser.
- Zwieback und/oder Kekse.
- Regen- oder Sonnenschutz.

Und wenn es wirklich sein muss:
- Kleidung zum Wechseln für Sie selbst (vor allem ein sauberes Top); Babys können einen ziemlich bekleckern.
- Eine Flasche Wasser und einen kleinen Imbiss für Sie (Babypflege macht hungrig und durstig, und Starbucks gehört nun mal nicht zur Standardausrüstung von Spielplätzen!).
- Wickelunterlagen (nicht lebensnotwendig, aber sehr praktisch, falls der Wickeltisch in der öffentlichen Toilette etwas, äh, abstoßend wirken sollte).

Wenn Sie darauf achten, dass die »Babytasche« immer einsatzbereit ist, mit ausreichend Windeln, Feuchttüchern, Spielzeug, Wechselkleidung, Stilleinlagen und Zwischenmahlzeiten, um ein Baby für eine Zeit lang glücklich zu machen, müssten Sie eigentlich sehr schnell aus dem Haus kommen. Und wenn Sie die Tasche regelmäßig ausmisten, finden Sie am Boden auch keine Flasche mit drei Monate alter Milch und keine verschimmelte Mandarine.

Spontaneität (der kürzeste Abschnitt in diesem Buch)

Als Mama ist jeder Versuch, spontan zu sein, etwas mal eben oder in letzter Minute zu tun, ein wenig verrückt oder einfach nur frei zu sein, von vornherein zum Scheitern verurteilt. Das ist tragisch, und ich vermisse mein »Komm, lass uns ausgehen auf ein Bierchen«-Leben immer noch. Man gewöhnt sich dran, aber es ist trotzdem etwas schade. Es lohnt sich für die reizenden Kinder, die man dafür hat; aber traurig ist es dennoch.

Essen gehen

Eine tolle Nachricht für junge Eltern: Mit einem neugeborenen Baby essen zu gehen ist kinderleicht. Noch ist es möglich, und man kann es immer noch genießen. Also tun Sie es!

Wenn die Kinder etwas größer sind, wird es komplizierter, ist aber immer noch nicht unmöglich.

Hier ein paar gute Tipps für mehr Spaß für alle:

● **Nehmen Sie etwas mit, um Ihr Baby zu beschäftigen.** Zu erwarten, dass es brav und zufrieden dasitzt, während Sie ein edles Tröpfchen schlürfen und sich die erlesenen Aromen Ihrer Antipasti auf der Zunge zergehen lassen, ist ehrlich gesagt kaum ernst gemeint. Also nehmen Sie immer ein Lieblings-Spielzeug für den Kinderwagen und ein paar Bücher mit; sollten Sie alles zu Hause vergessen haben, machen Sie fantasievollen Gebrauch von dem Angebot auf Ihrem Tisch: Sachen unter Servietten zu verstecken oder Zuckerbeutelchen aus ihrem Behälter herauszunehmen und wieder zurückzulegen, kann ein Baby während eines ganzen Hauptgangs begeistern.

● **Gehen Sie nicht davon aus, die ganze Zeit am Tisch sitzen zu bleiben.** Spazieren Sie zwischen den einzelnen Gängen oder während der Wartezeit auf die Apéritifs mit Ihrem Baby herum: Zeigen Sie ihm die Lampen, den Küchenchef, das Restaurant – jeder Tapetenwechsel erhöht seine Bereitschaft, wieder mit am Tisch zu sitzen.

● **Bringen Sie ein paar Gläschen Babynahrung und Milch mit.** Vielleicht mögen Sie beide gern Austern, aber Ihre kleine Emma nicht.

● Sollten Sie sich gerade besonders gut organisiert fühlen, erkundigen Sie sich, ob es in dem Restaurant **Kinderstühle** gibt. Natürlich können Sie auch ein tragbares Hochstühlchen mitnehmen; aber wozu, wenn es sich erübrigt?

269

● **Lassen Sie sich einen Tisch in einer Ecke geben,** möglichst weit weg von anderen Gästen, und schieben Sie alle Gewürze, Vasen und teuer aussehenden Geschirrteile außer Reichweite Ihres Babys, bevor Sie sich setzen. Pizza Express hat unserer Emily immer noch nicht verziehen, dass sie die Marmortischplatte mit dem Griff eines Brotmessers ange-schlagen hat. Oh je.

● Bitten Sie bei der Bestellung darum, **dass das Gericht für Ihr Baby auf einem kalten Teller serviert** und so schnell wie möglich gebracht wird. Normalerweise dauert es dann trotzdem noch fünf Minuten, bis es ausreichend abgekühlt ist; und Babys sind nicht besonders begabt darin, 20 Minuten auf ihr Essen zu warten.

● **Falls Sie Ihr Baby stillen möchten,** checken Sie erst mal die Atmo-sphäre im Restaurant, und wenn Ihnen wirklich nicht wohl dabei ist, es vor den Augen aller Gäste zu tun, fragen Sie nach einem Raum, in dem Sie ungestört sind. Aber wenn möglich, seien Sie mutig und tun Sie das Naturgegebene.

● Erkundigen Sie sich beim Kellner, **ob der Koch das Gericht für Ihr Baby etwas variieren kann,** damit es ihm besser schmeckt. Wenn er dazu bloß das Basilikum oder den Chili in der Pastasoße weglassen muss, geht das normalerweise.

● **Nehmen Sie Rücksicht auf die anderen Gäste.** Es ist erstaunlich, wie viele Leute ihre Kinder im Restaurant oder Café unbekümmert rumschreien, Krach machen oder sogar einen Wutanfall bekommen lassen, ohne den leisesten Versuch, sich zu entschuldigen oder den Lärm abzustellen. Unsozial und unzumutbar. Tun Sie das nicht.

● **Machen Sie sich bewusst, wann es Zeit zum Gehen ist.** Auch wenn Sie so gerne noch das Mango-Sorbet probiert hätten – wenn es Zeit zum Gehen ist, gehen Sie gleich. Lassen Sie ein anständiges Trinkgeld da,

damit Sie in diesem Restaurant auch beim nächsten Mal noch willkommen sind, und dann nichts wie raus.

Reisen mit einem Baby

Wie oft Sie mit Ihrem Neuankömmling verreisen werden (und *ob überhaupt*), hängt zum Großteil davon ab, wie viel Sie früher unterwegs waren. Wenn Sie bisher immer nur für ein paar Tage an einen Baggersee gefahren sind, trauen Sie sich jetzt vielleicht nicht weiter als bis zu den Schwiegereltern im nächsten Häuserblock. (Im *nächsten Häuserblock?* Dann nichts wie los!) Wenn Sie gerne verreisen, müssen Sie jetzt entweder lernen, mit einem Baby im Schlepptau zu reisen, oder Sie führen ein sehr trauriges Leben.

Wir schleiften unsere Kinder mit wechselndem Erfolg rund um die Welt und brachten zerbeulte Koffer voll hilfreicher Tipps mit zurück, wie man Reisen und Urlaube erträglicher gestalten kann. Gestatten Sie mir nun, Ihnen den sandigen, schmutzigen, völlig zerkrumpelten Inhalt in den Schoß zu kippen.

Warnung: Eine Wahrheit sollten Sie tief und fest in Ihrem Gehirn verankern, ehe Sie auch nur daran denken, mit Ihrem Baby zu verreisen: **Sie gehen nicht in den Urlaub. Sie überleben nur eine Weile an einem anderen Ort.** Und damit sind wir schon bei Tipp Nummer eins für alle jungen Eltern:

Schrauben Sie Ihre Erwartungen herunter

Sollten Ihre Urlaubspläne auch nur einen der folgenden Begriffe enthalten, steht Ihnen möglicherweise eine Enttäuschung bevor: Ruhe, Entspannung, Kultur, Film im Flieger angucken, Romantik, Leute beobachten, ein Buch lesen, Sex.

Stattdessen sollten Sie Ihren Erwartungshorizont auf folgendes Niveau herunterschrauben:

Wenn man überhaupt irgendwo ankommt, etwas Schönes sieht, einen »Toll, ich bin im Urlaub«-Moment erlebt und wieder nach Hause zurückkommt, ohne mehr als drei wichtige Sachen verloren, die Scheidung eingereicht oder sich mehr als fünf exotische Krankheiten geholt zu haben, war es ein erfolgreicher Urlaub.

Sobald Sie sich damit abgefunden haben, dass Sie weder ein Buch im Zug lesen noch ziellos durch die Abflughalle schlendern, Parfüms ausprobieren und günstige Taschenbücher kaufen werden, sind Sie schon in einer deutlich besseren seelischen Verfassung für das Kommende. Sofern Sie wirklich mit so bescheidenen Erwartungen verreisen können, amüsieren Sie sich großartig, denn natürlich hat Ihr Urlaub auf jeden Fall mehr zu bieten. Die Welt liegt Ihnen immer noch zu Füßen – nur vergessen Sie die Feuchttücher nicht …

Haben Sie es niemals eilig

Das gilt zwar für alle Reisen, aber tausendmal mehr mit Kindern. Last-minute-Toilettengänge, ein Baby, das nicht in den Buggy will, Notfall-Wickelaktionen, verlorenes Spielzeug, Aufzugs-Traumata und verkleckerter Saft sind nur ein paar der unzähligen Hindernisse, die für Entschleunigung sorgen.

Wenn Sie mit dem Flugzeug unterwegs sind, seien Sie mindestens die empfohlenen zwei Stunden vor dem Abflug da, und rechnen Sie lieber noch eine Stunde dazu. Vielleicht müssen Sie ja mit der Bahn zum Terminal oder dem Bus zum Gate und haben mehrere Treppen oder Aufzüge vor sich. Wenn Sie dann noch Zeit für das Zu- und Aufklappen eines Buggys, das An- und Abschnallen Ihres Babys im Buggy, mehrmaliges Überprüfen, ob Sie immer noch sechs Gepäckstücke, ein Baby (vorzugsweise Ihr eigenes) und einen Partner dabeihaben, sowie meilenweite Strecken bis zur nächsten Toilette einkalkulieren, bleibt bis zum Abflug nicht viel Zeit. Besser, Sie haben hinterher eine Stunde übrig, die Sie im Spielzeugladen totschlagen können, als die Passagie-

rin zu sein, die ihr kreischendes Kleinkind beim letzten Aufruf zum Gate 63 schleppt.

Reisen mit dem Auto können sich durch außerplanmäßige Stopps zum Windelnwechseln, Füttern und Wegwischen von Spucke und dergleichen enorm in die Länge ziehen. Also planen Sie ausreichend Zeit ein.

Schlau packen

Wenn Sie ein Feuchttuch brauchen, sollte es so schnell wie möglich griffbereit sein! Toller Tipp: nach dem Zwiebelprinzip mehrere verschieden große Taschen ineinanderstecken. Stecken Sie Mahlzeiten, Getränke, Spielzeug, Feuchttücher und Windeln, Bücher und so weiter in separate Taschen; alle Sachen fürs Baby kommen in eine extra »Babytasche«. Wie oft war ich schon mit dem Baby in einem Wickelraum, nur um festzustellen, dass ich die Tasche mit dem Spielzeug und den Getränken dabeihatte und mein Mann die mit den Windeln; aber der war gerade unterwegs, um sich eine Zeitung zu kaufen, für deren Lektüre er sowieso keine Zeit hatte.

Nicht zuletzt: Wenn Sie irgendetwas in eine Tasche zurückstecken, achten Sie genau darauf, dass es auch wirklich die richtige Tasche ist. Je pingeliger Sie in dieser Hinsicht sind, umso einfacher wird Ihre Reise.

Planen Sie Babys Schläfchen genau voraus

Auf der Reise sollte Ihr Baby so viel wie möglich schlafen, also lassen Sie ihm vorher möglichst viel Zeit zum Rumlaufen. Und geben Sie ihm in der letzten Stunde vor der Abreise niemals etwas mit Zucker oder Koffein. Ich verbrachte einmal eine Nacht in einem Eurostar-Wagon mit drei Kindern, die kohlensäure- und koffeinhaltige Getränke getrunken hatten. Das war, sagen wir mal, nicht gerade meine entspannteste Reise.

Fliegen mit Baby

Die meisten Babys bekommen beim Start und bei der Landung furchtbare Ohrenschmerzen. Sie können zwar noch nicht sagen, was ihnen wehtut; aber an ihren ohrenbetäubenden Schreien werden die meisten Fluggäste bemerken, dass sich da irgendetwas nicht so gut anfühlt. In solchen Situationen kann es Wunder wirken, ihnen eine Stillmahlzeit oder auch nur etwas Wasser zu geben. Ich bin mir zwar nicht sicher, ob das wirklich gegen die Ohrenschmerzen hilft; aber es ist viel schwieriger mit einer Brustwarze im Mund zu schreien. Das wurde mir übrigens auch schon von einigen Herren versichert ...

Was Sie einpacken sollten

Sollten Sie zu den Damen gehören, die für ein Wochenende am Strand Glätteisen, eine Lederjacke und acht Paar Schuhe einpacken, sollten Sie das hier unbedingt lesen. Drucken Sie es sich aus, und kleben Sie es an die Innenseite Ihres Koffers.

Das meiste, was Sie zu Hause für Ihr Baby »brauchen«, brauchen Sie entweder gar nicht und können eine Woche lang darauf verzichten, oder Sie können es vor Ort kaufen. Das spart lebenswichtigen Platz für das Glätteisen.

Bitte einpacken:

- Feuchttücher. Massenweise!
- Papiertaschentücher.
- Mehrere Schnuller. Selbst wenn Sie Ihrem Kind sonst nie einen geben, könnte es sein, dass Sie jetzt damit anfangen.
- Doppelt so viele Windeln, wie Sie für die Reise zu brauchen glauben. Den Rest können Sie vor Ort kaufen.
- Ein Babyfläschchen mit Wasser, Sauger und Deckel. Meine Babys brauchten unterwegs immer besonders viel Wasser.

● Ein paar Babybücher; aber möglichst keine dicken, sperrigen.

● Trockene Zwischenmahlzeiten (Knabbergebäck, getrocknete Apriko-sen, Reiswaffeln usw.).

● Ein Tetrapak Milch und ein Gläschen Babynahrung, falls der Flieger Verspätung hat.

● Kleine Spielsachen. Ein Spielzeugauto, ein weicher Ball oder ein paar Plastik-Bauernhoftiere können eine dreistündige Verspätung sehr viel erträglicher machen. Je mehr, umso lustiger ist es für Ihr Baby; aber wählen Sie kleine, gut verstaubare Vielzweckspielsachen.

● Etwas Paracetamolsirup für den Fall, dass Baby plötzlich eine seltsa-me Reisefieber- oder -schmerzattacke bekommt. Sie stellen ihre Eltern nämlich gern auf die Probe.

● Ein sauberes Top für Sie, denn dasjenige, das Sie im Flugzeug anhat-ten, wird bei der Landung ruiniert sein. Außerdem ein Oberteil zum Wechseln für Ihr Baby.

Nicht einpacken:

● Getränketüten mit Strohhalmen. Kann man nicht zumachen; sollte man nicht mitnehmen.

● Essen, das kleckert oder krümelt. Zu den schlimmsten Dingen gehört Zwieback: Feuchter Zwieback verschmiert alles und lässt sich unmög-lich abwischen.

● Große, sperrige Spielsachen. Es geht auch ohne sie, und es gibt keine elegante Art und Weise, ein Pop-up-Schloss von Fisher Price aus einem Flugzeug zu tragen. Ich hab's probiert.

● Besondere Schätze. Unterwegs verliert man leicht Sachen; und Ihre Lieblingsteile gehen garantiert zuerst verloren. Gleich an zweiter Stelle gehen Bücher aus der Leihbücherei flöten – oh je.

● Musikinstrumente. Auf infernalisches CD-Gedudel, Glöckchen und Rasseln werden die anderen Fluggäste eher mit einem Koller als mit Standing Ovations reagieren.

Alles, was Sie brauchen

Sollten Sie ein absolut tolles, kinderfreundliches, Ihr-Wunsch-ist-mir-Befehl-All-inclusive-Reiseziel gewählt haben, fällt diese Liste sehr kurz aus. Mit einem Lieblingsspielzeug zum Kuscheln und den richtigen Fläschchen und Saugern kommen Sie sicher prima durch den Urlaub.

Auf anderen Reisen werden Sie aber vielleicht einige oder alle der folgenden Ausrüstungsgegenstände brauchen, je nachdem, ob Sie einen Campingurlaub in Frankreich (???!! mit einem kleinen Baby?) oder ein Wochenende in London planen:

- Reisekinderbett.
- Leichter, zusammenklappbarer Buggy.
- Regen- oder Sonnenschutz, je nachdem, was für ein Wetter Ihnen bevorsteht.
- Lätzchen.
- Babynahrung: Auf Reisen nahmen wir immer Babynahrung in Pulverform mit, weil sie leichter war; aber ein paar Gläschen für die Notfallversorgung sind auch eine gute Idee. An den meisten Urlaubsorten gibt es Babynahrung; also ist es eigentlich nur blöd, eine halbe Tonne Milchpulver, Gläschen und Lieblingskekse mitzuschleppen.
- Windeln: Auch Windeln gibt es inzwischen fast überall. Normalerweise sind es die gleichen wie zu Hause, auch wenn sie manchmal sehr lustige Namen haben. (In Italien heißen Feuchttücher Swippies. Niedlich.)

Wenn Sie all diese Details im Blick behalten, kann das den Unterschied zwischen ein oder zwei halbwegs erholsamen Tagen und einer total relaxten Urlaubswoche ausmachen.

Tipp

Machen Sie es sich einfach

Wenn Sie zwischen all dem Baby-Hinterherlaufen, Fremde-Wickelauflagen-Benutzen und Sofort-das-Restaurant-Verlassen ab und zu auch mal eine Pause haben möchten, suchen Sie nach babyfreundlichen Reiseanbietern. Manche Fluglinien sind besonders babyfreundlich; und es gibt auch Reisebüros, die Ihnen einen Urlaub genau auf Ihre Bedürfnisse zuschneiden: Sie helfen bei der Suche nach Hotels mit Kinderbetreuung, Babysittern und Kinderbettchen. Alle Probleme gelöst!

Laaaaaangstreckenflüge

Sobald Sie einmal einen zehnstündigen Flug mit Baby überstanden haben, werden Sie sich nie wieder über langweilige Langstreckenflüge beklagen. Und kinderlose Menschen, die über »diese anstrengenden Flüge« jammern, zu denen ihr Beruf sie zwingt, sollten dann doch lieber den Mund halten. Sich hinsetzen und einen Film anschauen, Essen und Trinken serviert bekommen und zehn Stunden lang mit niemandem reden müssen? Ja, biiiiitte!

Langstreckenflüge mit Babys sind mutig, aber im Bereich des Möglichen und nicht halb so schlimm, wie Sie vielleicht glauben. Nehmen Sie noch mehr Milch und Babynahrung mit als für kurze Flüge. Aber zerbrechen Sie sich nicht den Kopf über mehr Spielzeug: Sie werden es gar nicht alles brauchen, denn Ihr Baby wird glücklich und zufrieden damit sein, von den Stewardessen angehimmelt und 700-mal den Gang entlanggetragen zu werden. Damit gehen Sie zwar unter Umständen allen Fluggästen auf den Wecker, bekommen aber garantiert keine Thrombose. Wenn Sie möchten, dass Ihr Baby die meiste Zeit schläft, sind Nachtflüge optimal.

Heiße Urlaubsländer

Babys kommen nicht besonders gut mit extremen Temperaturen zurecht; also mag es sinnvoll sein, sich Antigua fürs nächste Jahr aufzusparen und dieses Jahr noch mal nach Mallorca zu fliegen. Hier ein paar Dinge, die Sie wissen sollten:

● **Dehydrierung.** Babys dehydrieren sehr schnell und brauchen bei heißen Temperaturen viel mehr Flüssigkeit. Also ergänzen Sie die normalen Milchmahlzeiten unbedingt mit kühlem abgekochtem Wasser. Wenn Ihr Baby gar nicht aus dem Fläschchen trinken mag, versuchen Sie, ihm das Wasser teelöffelweise einzuflößen. Das ist zwar etwas knifflig; aber jedes bisschen Flüssigkeit ist besser als gar nichts.

Außerdem sollten Sie wissen, was »kühles abgekochtes Wasser« in der Sprache Ihres Urlaubslandes heißt. Ich weiß noch, wie ich das einem reizenden Kellner in Venedig zu erklären versuchte, der uns daraufhin alles Mögliche brachte: Sprudel, kaltes Wasser, eisgekühltes Wasser, kochendes Wasser, aber kein kühles abgekochtes Wasser. Armer Mann!

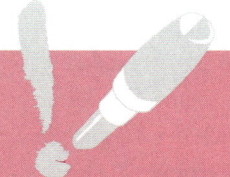

WICHTIG

Ob Ihr Baby unter Flüssigkeitsmangel leidet, können Sie herausfinden, indem Sie die weiche Fontanelle oben auf seinem Kopf abtasten (da, wo der Schädel noch nicht zusammengewachsen ist). Wenn die Fontanelle unter das Niveau der Schädeldecke sinkt, braucht Ihr Baby mehr Flüssigkeit. Eine nach außen gewölbte Fontanelle kann auf eine Hirnhautentzündung hindeuten; also behalten Sie den Kopf Ihres Babys im Auge.

● **Sonne – für Babys keine Wonne.** Setzen Sie Ihr Baby niemals der Sonne aus. Nie, nie. nie. Wenn Sie das tun, sind Sie eine Sehr. Schlechte. Mami. Seine Haut verträgt noch nicht so viele UV-Strahlen; außerdem bekommen Babys leicht einen Hitzschlag. Ein sonnengebräuntes Baby sollte für Sie etwas Unvorstellbares sein. Benutzen Sie Sonnenmilch für Babys mit dem höchsten Sonnenschutzfaktor (auch bei bewölktem Wetter), bedecken Sie seine Arme und Beine mit dünnem Baumwollstoff, setzen Sie ihm einen Hut auf, und sorgen Sie dafür, dass es im Schatten bleibt. Achten Sie auf sonnenbrandgefährdete Fußoberseiten und Handrücken, und wenn Sie eine Mini-Sonnenbrille mit hundertprozentigem UV-Schutz finden, umso besser. Stattdessen können Sie natürlich auch Urlaub in England machen ...

● **Überhitzung.** Babys sind unglaublich schnell überhitzt. Also prüfen Sie immer wieder, wie viele Kleider es anhat, halten Sie es kühl, und achten Sie darauf, dass es genügend trinkt.

Kalte Urlaubsländer

Auch hier ist es am besten, Extreme zu vermeiden. Letztes Jahr fuhren wir mit unserem Baby in den Skiurlaub, und mindestens 50 Prozent unseres Urlaubs gingen dafür drauf, ihm dicke Kleidungsstücke an- und wieder auszuziehen. Dem Kleinen war das zuwider, und wir gaben ein Vermögen für Baby-Outdoor-Klamotten aus. Wahnsinn.

● **Kalte Hände und Füße.** In meiner Familie erzählt man sich folgende Geschichte: Als ich anderthalb Jahre alt war, nahmen meine Eltern mich mit auf eine zehn Kilometer lange Schlittenfahrt in Mähren, während der ich ständig wie am Spieß brüllte. Erst drei Stunden später zu Hause entdeckte irgendein Schlaumeier, dass sich meine Hände und Füße blau verfärbt hatten. Gut beobachtet, Leute. Die Moral dieser kalten Geschichte lautet, dass Babyhände und -füße sehr kühl werden können, auch wenn man das Kind bis zum Scheitel in Schaffelle wickelt.

● **Dehydrierung.** Siehe Seite 278. Kalte Luft ist oft trocken, also bieten Sie Ihrem Baby zusätzliche Flüssigkeit an.

● **Kopfsache.** Wussten Sie schon, dass wir 30 Prozent unserer Körperwärme über die Kopfhaut verlieren? Sofern das stimmt, sollten Sie Ihrem Baby lieber eine warme Mütze aufziehen. Ohrenschützer sind ebenfalls sinnvoll; erstens sehen sie niedlich aus, und zweitens sind Babys besonders anfällig für Ohrenschmerzen.

● **Überhitzung.** Normalerweise kompensieren Bewohner kalter Länder diesen Umstand, indem sie Häuser, Läden und Cafés bis zur Unerträglichkeit überheizen. Das ist sehr lästig, denn dann muss man sich jedes Mal, wenn man hineingeht, ausziehen; und Ihr Baby wird bereits überhitzt sein, ehe Sie einen Blick auf die Speisekarte werfen konnten. Denken Sie daran, und machen Sie sich darauf gefasst, es schnell aus ein paar Kleidungsschichten rausschälen zu müssen.

Fazit: Reisen mit einem Baby ist einfach, wenn Sie gut planen und auf Katastrophen vorbereitet sind. Viele meiner Mami-Freundinnen haben festgestellt, dass sie seit der Geburt ihres Babys mehr reisen als vorher, weil sie jetzt öfter einen Tapetenwechsel brauchen und ihrem Kind zeigen möchten, was es da draußen in der großen Welt so alles gibt.

Auch Ihr Zuhause verändert sich

Wie einfach wäre es, wenn eine Geburt einfach nur bedeuten würde, dass man eben ein Kind bekommt, und das war's. Aber dafür sind Babys leider viel zu schlau. Sie werden Ihr gesamtes Leben an dieses winzige Geschöpf anpassen müssen – auch Ihr Zuhause.

Kennen Sie die makellosen, blitzblank aufgeräumten Häuser, die man in *Living at home* immer bewundern kann? In ihnen hängen Kunstwerke, und man sieht kein einziges Plastikspielzeug. Diese Bilder sind samt und

sonders inszeniert. Kein Mensch kann so wohnen mit einem Baby im Haus! Hinter der Kamera liegt ein Riesenhaufen Babykram, der gleich nach dem Fototermin wieder im Haus verteilt wird.

Die gute Nachricht: Sie können auch nach der Geburt Ihres Babys schön wohnen. Aber Ihre häusliche Harmonie wird einen empfindlichen Schlag erleiden. Um den Schock abzumildern, sollten Sie ein paar Dinge an Ihrem Zuhause ändern.

Sie brauchen mehr Platz

Ihre Welt wird jetzt unordentlicher und chaotischer, als Sie sich vorstellen können. Je mehr Stauraum Sie für Babykram haben, umso besser. Wenn Sie mir nicht glauben, lesen Sie meine Babykram-Liste (Seite 80 f.) noch mal durch, und versuchen Sie, sich vorzustellen, wie Ihr Haus oder Ihre Wohnung mit all dem Zeug aussieht. Wenn Sie keinen Kinderwagen im Flur unterbringen können, ohne vorher Innenwände herauszureißen, sollten Sie sich jetzt nach einem größeren Zuhause umsehen.

Organisieren, Sortieren, Ikea-isieren

Sollte ein Umzug nicht möglich sein, besteht Ihre einzige Überlebenschance darin, alles umzuorganisieren.

● Versuchen Sie, in einer **großen Ausmistaktion** in allen Zimmern Platz für die Babysachen zu schaffen. Werfen Sie so viel Gerümpel weg, wie Sie können.

● **Schaffen Sie spezielle Babyplätze:** Reservieren Sie in der Küche eine Schublade für Fläschchen, Sauger, Deckel, Tassen, Plastikteller, Lätzchen und Tücher und ein Schränkchen für alles, was mit Babynahrung zu tun hat: Dosen mit Milchpulver, Gläschen mit Babynahrung usw. Je systematischer Sie dabei vorgehen, umso einfacher haben Sie es. Und bewahren Sie die Medikamente für Ihr Baby getrennt von Ihrer eigenen Hausapotheke auf. So sinkt die Gefahr, dass Sie versehentlich Hämorrhoidensalbe auf den Windelausschlag Ihres Babys schmieren oder Ihre teuerste Anti-Aging-schönheitswiederherstellende Feuchtigkeitscreme an jemanden verschwenden, der sie noch nicht zu schätzen weiß.

● **Finden Sie einen Platz in der Wohnung, wo Sie viel Wäsche trocknen können.** Und versuchen Sie, Ihr Schlafzimmer so babyfrei wie möglich zu halten, damit es einen Zufluchtsort gibt, an den Sie vor dem ganzen Chaos fliehen können.

So machen Sie Ihr Zuhause babysicher

Tut mir leid, es schon wieder zu erwähnen: Babys haben überhaupt keinen Verstand und könnten in freier Natur nicht länger als ein bis zwei Tage überleben. Um die Anzahl Ihrer Besuche in der Notaufnahme auf das Nötigste zu beschränken, sollten Sie also vielleicht darüber nachdenken, wie Sie das Leben für das Baby in Ihrem Haus etwas sicherer gestalten können.

Aber: Wahrscheinlich sollte ich Sie erst mal an die Sache mit der postnatalen Verwirrung (siehe Seite 146) erinnern. Bei einigen Ratschlägen und Empfehlungen für ein babysicheres Zuhause, die ich las, war ich hin und her gerissen zwischen Wutanfällen und hysterischen Attacken. Für wie doof halten Menschen uns Mütter eigentlich? Zur Aufheiterung hier ein paar besonders gelungene Beispiele naheliegender bis idiotischer Gesundheits- und Sicherheitstipps, so schulmeisterhaft, dass einem beim Lesen die Kinnlade runterfällt. An diesen Ratschlägen ist zwar nichts falsch, aber muss man uns das wirklich sagen?

● **Schließen Sie Messer und Streichhölzer weg.** Uuups – *danach* streckt die Kleine also immer ihre Fingerchen aus!

● **Bewahren Sie Rasierklingen nicht in Reichweite Ihres Babys auf.** Ach, nee?

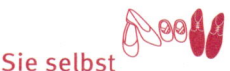

● **Türen sollten immer verschlossen sein,** damit sich das Kind nicht seine Finger darin einklemmen kann. Wie kann man in einem Haus leben, in dem die Türen immer verschlossen sind?

● **Polstern Sie die Wasserhähne in der Badewanne** mit lustigen, aufblasbaren Abdeckungen, damit Ihr Baby sich nicht daran anschlägt und blaue Flecken holt. Stattdessen könnten Sie auf Ihr Baby auch einfach aufpassen, wenn es in der Badewanne sitzt, oder?

Sie verstehen schon, was ich meine. Keine Mutter (zumindest keine, mit der ich gut auskomme) hat ihr Haus auch nur annähernd so babysicher eingerichtet, wie es hier empfohlen wird. Babys lernen ziemlich schnell. Natürlich hätte ich alle Ecken aller meiner Möbelstücke mit Schaumstoff abpolstern können. Aber ich dachte mir: Wenn meine Kinder sich ein paarmal den Kopf an einer Kante angehauen haben, lernen sie schon, in Zukunft außen herum zu krabbeln. Meine Kinder haben sich dabei schon ab und zu ein paar blaue Flecken geholt; aber nur so lernen sie es. Ich hatte auch noch nie ein Treppengitter und keine kindersicheren Steckdosen, und die meisten meiner Freundinnen auch nicht. Ich habe mir zwar einmal eine »Mach dein Haus kindersicher«-Ausrüstung *gekauft*; aber sie lag drei Jahre lang oben auf unserem Kühlschrank und diente als Staubfänger. Zuletzt verhökerte ich sie bei einem Flohmarkt an der Schule. Hoffentlich liegt sie jetzt als Staubfänger auf einem anderen Kühlschrank.

Damit wäre das Thema Babysicherheit also abgehakt. Ich halte es aber schon für eine gute Idee, sich in Ihrem Haus umzusehen, **ob da irgendwelche absehbaren Katastrophen lauern** – ein offener Kamin ohne Gitter oder eine Samuraischwertersammlung in Fußbodennähe sind zwei typische Beispiele, die mir in diesem Zusammenhang spontan einfallen. Aber wenn Sie immer bei Ihrem Baby sind und es im Blick behalten, wird ihm nichts passieren.

Ein paar Tipps möchte ich Ihnen aber doch geben:

● Lassen Sie Ihr Baby nie unbeaufsichtigt im Hochstühlchen sitzen, egal, ob es isst oder nicht. Es kann sich entweder verschlucken oder rausfallen; und beides ist gefährlich.

● Verstecken Sie Stromkabel, oder versuchen Sie, sie zu kürzen. Babys ziehen nämlich gern an herabhängenden Schnüren, und ihnen ist es egal, ob am anderen Ende ein heißes Bügeleisen dranhängt oder nicht. Logisch, oder?

● Ich hatte immer eine panische Angst davor, dass meine Kinder sich Plastiktüten über den Kopf ziehen. Hoffentlich wissen Sie, dass solche Tüten immer außerhalb der Reichweite Ihres Kindes aufbewahrt werden sollten. Dachte ich's mir doch.

● Drehen Sie Töpfe immer so, dass ihre Griffe von der Herdkante wegzeigen. Sehr wichtig ...

● Bringen Sie alle wertvollen Gegenstände, Videorekorder, DVD-Player, Plattensammlungen, schicke Schmucksteine und teure Kerzen ein oder zwei Regalfächer höher unter, denn Ihr Baby wird anfangen zu krabbeln, ehe Sie bis drei zählen können, und die Sachen entweder kaputt machen, essen oder sich daran verschlucken.

● Alle Böden sollten abwischbar sein. Selbst wenn hochflorige Teppichböden gerade absolut in sind, während Sie dieses Buch lesen, entscheiden Sie sich lieber für Laminat oder Parkett. Sonst müssen Sie mehr verschüttete Flüssigkeiten vom Boden wegwischen als ein Barkeeper am Samstagabend, und alles wird von Essensresten übersät sein. Auslegware und Teppiche: nein.

Schalten Sie einfach Ihren gesunden Menschenverstand ein, und überlegen Sie, was lebensbedrohlich wirkt oder was Sie einfach nur im

Auge behalten sollten. Ach ja, und noch etwas: Sie können Ihr Haus und Ihren Garten noch so babysicher gestalten und noch so viele Vorsichtsmaßnahmen ergreifen – irgendwann wird Ihr Baby sich trotzdem verletzen, normalerweise sogar durch Ihre eigene Schuld oder Nachlässigkeit, und Sie werden sich furchtbare Vorwürfe machen. Je neugieriger und eigenwilliger Ihr Kind ist, umso schlimmer wird es. Aber so ist nun mal das Leben; und wie mein Papa immer sagte, wenn wir wieder mal in der Notaufnahme warteten, um meine neueste Schnitt- oder Brandwunde, Prellung oder ähnliche Verletzung zu verarzten: Durch Narben wird ein Mensch erst schön. Na wenn das so ist, muss ich wirklich toll aussehen!

Wo ist nur mein schönes Zuhause geblieben?

Wenn man seine Wohnung mit viel Mühe so aufgeräumt hat, dass sie »einigermaßen ordentlich« aussieht, und jetzt plötzlich gar nichts mehr »einigermaßen ordentlich« ist, kann einen das ganz schön in den Wahnsinn treiben.

Ich hasste die Unordnung in meinem Haus nach der Geburt meines ersten Babys ein paar Monate lang; es sah aus, als sei gerade eine Bombe in einem Spielzeugladen explodiert.

Hier ein paar Tipps, wie Sie es schaffen, dass Ihr Zuhause trotz Baby hübsch aussieht, und wie Sie es schnell und einfach aufräumen können:

● Kaufen Sie sich einen **großen, hübschen Container** für das Babyspielzeug, in den Sie am Abend alles reinwerfen; dann ist Ihre Wohnung im Nu aufgeräumt. Wenn Sie die Sachen in einem Möbelstück verstecken können (zum Beispiel in einer Sitzbank mit Stauraum), umso besser.

● **Machen Sie das in jedem Zimmer so,** und vergessen Sie auch das Badezimmer nicht: Es ist sehr schwierig, umgeben von Wasserrädern und Plastikenten entspannt zu baden.

● **Bringen Sie die Spielzeugkisten lieber in einem geschlossenen Schrank unter** als auf einem Regal. So sind die Sachen wirklich außer Sichtweite.

Und der Garten?

Ein Garten ist etwas Schönes – aber sobald Sie ein Baby haben, lauern dort überall potenzielle Katastrophen, an die Sie vorher nie gedacht hätten.

Hier einige Beispiele:

● **Gartenteiche** sind nicht unbedingt von vornherein tabu; liegt der Teich jedoch direkt zwischen der Terrassentür und dem Rasen, ist es besser, ihn zuzuschütten, denn diese Richtung schlägt Ihr Baby garantiert ein, sobald es krabbeln kann.

● **Giftige Beeren:** Jasmin, Mistel, Tollkirsche, Mondsamengewächse (was ist denn das?), Rotwurzelsalbei.

● **Giftige Blätter:** Schierling, Eibe, Rhododendron, Maiglöckchen und Oleander (ach ja, auch Tränendes Herz, aber das versteht sich wohl von selbst).

Es gibt noch Hunderte weiterer Giftpflanzen, die alles Mögliche auslösen können, von Durchfall bis hin zu Depressionen. Aber deshalb müssen Sie nicht gleich Ihren ganzen Garten zubetonieren: Lässt man Babys und Kleinkinder nicht länger als etwa eine Minute im Garten allein und stellt den Kinderwagen nicht gerade unter einem Tollkirschenstrauch ab, so dürfte es keine Probleme geben.

Wenn Ihr Garten nicht rundum eingezäunt ist, ist Ihr Krabbelbaby auf Nachbarschaftserkundungstour auf und davon, sobald Sie ihm den Rücken zukehren. Ein Zaun ist daher die ideale Lösung. Warten Sie jedoch mit der Installation eines Elektrozauns, bis Ihre Kinder in die Pubertät kommen.

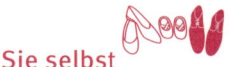

Was Sie an Ihrem Auto ändern sollten

Babys und Kleinkinder können in einem Auto innerhalb von Sekunden eine Unordnung mit gigantischen Ausmaßen schaffen; also holen Sie regelmäßig den Staubsauger raus, oder finden Sie sich damit ab, mit einer mobilen Mülldeponie herumzugondeln.

Hier ein paar sinnvolle Veränderungen für Ihr Auto:

● **Lassen Sie den Beifahrer-Airbag abmontieren oder deaktivieren.** Im ersten halben Jahr oder auch noch länger kann das Baby nämlich neben Ihnen auf dem Beifahrersitz sitzen – muss ich dazu noch mehr sagen?

● **Überprüfen Sie die Gurte.** Sie müssen lang genug sein, um ganz um den Babysitz herumzureichen. Manche Gurte sind zu kurz.

● **Deponieren Sie immer ein paar Spielsachen und Bücher in Ihrem Auto.** Denn wenn Sie plötzlich wegmüssen, ist es vielleicht so hektisch, dass Sie das Spielzeug vergessen; und Ihr Baby braucht auch auf kurzen Autofahrten ein paar Rasseln, Glöckchen und Pappbücher, an denen es herumlutschen kann.

● **Sorgen Sie immer für einen ausreichenden Vorrat an Feuchttüchern in Reichweite.** Mit den Lebenslagen für umgehende Feuchttucheinsätze könnte ich ein zweites Buch füllen. Das Gleiche gilt für Papiertaschentücher.

● **Besorgen Sie sich Kassetten oder CDs mit Kinderliedern,** um die Autofahrten wenigstens ein kleines bisschen unterhaltsamer zu gestalten. Ist doch egal, wie blöd Sie aussehen, wenn Sie »Alle meine Entchen« mitsingen. Hauptsache, Ihr Baby weint nicht.

NEUE BEZIEHUNGEN

Da sich nun alles um den Beziehungsaufbau zwischen Ihnen und Ihrem Baby dreht, gerät man in Gefahr, zu übersehen, wie sich andere Beziehungen in Ihrem Leben inzwischen vielleicht sehr verändert haben. Ihre Gefühle für Ihren Partner und die Gespräche mit ihm werden nie wieder so sein wie früher. Ihre alten Freunde ohne Kinder wissen bei Besuchen entweder nicht, was sie sagen sollen, oder kommen gar nicht mehr vorbei. Und falls es Ihnen noch nicht aufgefallen sein sollte: Ihre Eltern sind jetzt plötzlich Großeltern. Schon allein das ist eine Riesenveränderung. Aber es hat ja auch niemand behauptet, dass das Leben einfach ist!

Ihr Partner

Die Geburt eines Babys ist zugleich das Beste und das Schlimmste, was einem perfekten Liebespaar passieren kann.

Hier erst mal das Beste daran:
- Durch Sie beide ist ein neuer Mensch entstanden. Nichts verbindet zwei Menschen mehr als das. Ein Leben lang.
Das war's eigentlich auch schon; aber es ist ein absoluter Knaller.

Und jetzt kommt das Schlimmste:
- Es kann sein, dass Sie Ihr Baby intensiver lieben als Ihren Partner.

- Sie verbringen kaum mehr Zeit allein miteinander.

- Sex wird zu einer seltenen Routineangelegenheit.

- Plötzlich gibt es hundert neue Dinge, über die Sie mit Ihrem Partner verschiedener Meinung sind und zanken.

● Einer von Ihnen beiden wird aufhören zu arbeiten, was auf beiden Seiten zu Reibungen führt.

● Bei Ihnen beiden dreht sich jetzt alles nur noch ums Baby und nicht mehr um die hübschen Anhängsel am Körper des Partners.

● Sie zeigen Ihrem Baby mehr Liebe und kuscheln öfter mit ihm als mit Ihrem Partner.

● Sie zeigen einander eine neue Seite Ihrer Persönlichkeit, die nicht unbedingt sonderlich attraktiv ist.
Und so weiter.

Genaue Beobachter werden feststellen, dass die zweite Liste sehr viel länger ist als die erste. Kluge Menschen schlussfolgern daraus vielleicht, dass sie jetzt sehr an ihrer Beziehung arbeiten müssen, wenn sie das nächste Weihnachtsfest überdauern soll.

Es gibt einen guten Grund dafür, warum sich so viele Paare bald nach der Geburt ihres Babys trennen: Eine Beziehung zwischen zwei Menschen, die nur noch eine Stunde pro Woche miteinander sprechen, höchstens einmal pro Halbjahr miteinander ausgehen, in der einer dem anderen sein Leben missgönnt und in der man nur noch bei Mondfinsternis Sex hat, muss irgendwann den Bach runtergehen.

Das liegt so klar auf der Hand, dass man am liebsten weinen möchte. Aber immer mehr und mehr und mehr Eltern trennen sich, bald nachdem das erste Wow-Gefühl des Elternseins verblasst ist. Es ist also durchaus berechtigt, etwas Angst vor so einem Beziehungsende zu haben. Aber sobald man sich des Problems bewusst ist, hat man die Schlacht schon zu 80 Prozent gewonnen. Sex steuert weitere 10 Prozent zur Problemlösung bei, und den Rest bekommt man mit einem Babysitter auf die Reihe, ohne ein Vermögen dafür ausgeben zu müssen.

Hier die besten Beziehungsrettungstipps zum Ausprobieren:
● **Sprechen Sie jeden Tag über irgendetwas, was nichts mit Babys zu tun hat.**

● **Essen Sie so oft wie möglich gemeinsam zu Abend.** Ohne Baby. Ein paarmal pro Woche sollten Sie das schon einrichten können. Ich warne Sie jetzt gleich vor, dass das viel schwieriger wird, wenn Ihre Kinder älter sind, also genießen Sie es!

● **Nehmen Sie sich mindestens einmal im Monat einen Babysitter,** und tun Sie an Ihren freien Abenden das, was Sie gemacht haben, als Sie noch kein Kind hatten.

● **Pflegen Sie Ihre alten Hobbys.** Wenn Sie nie aus dem Haus kommen, haben Sie auch nichts zu erzählen. Außer über Babys ...

● **Widerstehen Sie der Versuchung, an ihm rumzumeckern,** sobald er zur Tür hereinkommt. Warten Sie damit lieber eine halbe Stunde, dann wirken Sie weniger wie eine alte Ziege.

● **Entwickeln Sie sich nicht zu einer Zweier-WG aus Babysittern.** Das ist typisch für die meisten Paare, und man kommt nur schwer wieder raus. Vormittags haben Sie das Baby, nachmittags hat er es, abends haben Sie es beide, und voneinander haben Sie gar nichts mehr. Hüten Sie sich davor!

● **Verzichten Sie nicht auf Sex.** Klingt zwar einleuchtend, aber trotzdem vernachlässigen alle diesen Tipp irgendwann, und hinterher tut es ihnen dann leid.

Eifersucht, Ärger, Anerkennung und andere Freundlichkeiten

Im Laufe der jahrelangen banalen Zankereien zwischen mir und meinem (eigentlich großartigen) Ehemann bin ich zu der Überzeugung gekommen, dass 90 Prozent unserer Meinungsverschiedenheiten nur eine Ursache haben: **Eifersucht** darauf, was der andere tagsüber macht, und ein Bedürfnis nach **Anerkennung** für die eigenen Leistungen.

Zu Hause zu bleiben und ein Baby zu betreuen, ist ein gigantisches Unterfangen, das nur selten richtig belohnt wird und keine Verschnaufpause erlaubt. Das haben Sie inzwischen wahrscheinlich auch schon gemerkt. Und es wird noch schwerer, wenn man Papa jeden Morgen aus dem Haus gehen sieht und weiß, dass er den ganzen Tag nichts mit dem Lärm, der Unordnung und der Sklavenarbeit zu tun hat. Dadurch drängt sich Ihnen Ihr Zu-Hause-Festsitzen-Status nur noch mehr in das frustrierte Blickfeld, und es ist ganz normal, eifersüchtig zu werden. Er dagegen sieht Sie einen idyllischen Tag lang mit seinem süßen Baby verbringen, es abküssen, mit ihm herumalbern und spielen, während er sich durch den Berufsverkehr kämpft, den ganzen Tag in stressigen Besprechungen mit Leuten herumsitzt, die er lieber gar nicht kennen würde, beim Heimkommen zu müde ist, um seinem Kind ein guter Vater zu sein – und von einer Frau empfangen wird, die nicht *schon wieder* mit ihm schlafen will.

Während Papa zu Hause mit einem »Ich habe so einen anstrengenden Tag hinter mir – *du* kannst dir gar nicht vorstellen, wie schwer es ist, für ein Baby zu sorgen, und jetzt sitzt du einfach nur rum, während ich abspüle?« empfangen wird, müssen Sie mit: »Tut mir leid, aber ich komme gerade aus der Arbeit und bin auch fix und fertig« rechnen. Hilfe! Beides stimmt zwar, ist aber weder sinnvoll noch konstruktiv. Es wäre viel besser, wenn sich beide ein paar lobende Worte sagen und kooperieren. Das ist ein typischer Fall von »Die Kirschen in Nachbars Garten schmecken immer etwas süßer«. Diese Erfahrung machen alle Eltern, die ich kenne. Solange Sie nicht einsehen, dass die Arbeit beider Partner Gutes wie Schlechtes hat (aber das sehen Sie doch ein?), und sich bei der Bewältigung des Schlechten gegenseitig unterstützen, steht Ihnen jede Menge Streit ins Haus, und das macht Ihnen beiden keinen Spaß.

Wie ist es, Papa zu werden?

Ich bat den entzückenden Vater meiner Kinder um ein paar Anhalts-
punkte zum Thema und erhielt folgende Antwort: »Hmmm ... weiß
nicht so genau.« Er ist ein Mann äußerst weniger, aber dafür sorgfältig
gewählter Worte ...

Aus jahrelangen Gesprächen über Babys und Familie, auch mit anderen
Vätern, die ausreichend mit ihrer weiblichen Seite in Kontakt stehen,
um über derlei Persönliches zu sprechen, habe ich jedoch gelernt, dass
Papa-Werden fast ebenso beängstigend ist wie Mama-Werden – nur
dass Väter keine Aufmerksamkeit oder Hilfe zur Bewältigung ihrer
Gefühle bekommen (und das will ich auch hoffen: Schließlich kriegen
wir die Kinder, Jungs, statt einfach nur daneben herumzuhängen, uns
moralisch zu unterstützen und mit Erfolgsstrategien vollzulabern!).
Damit Ihre Beziehung überlebt und gedeiht und das Baby nicht nur zu
Ihnen, sondern auch zu seinem Papa eine tolle Beziehung entwickelt,
erzähle ich Ihnen jetzt ein paar Dinge über das Vaterwerden, die Ihnen
vielleicht weiterhelfen.

● **Papa fühlt sich manchmal übergangen und allein.** Das gilt vor allem
für die Schwangerschaft, in der alle Aufmerksamkeit und Fürsorge (zu
Recht) *Ihnen* und Ihrem Bauch, Ihrem Körper und Ihrem Seelenleben
gelten, wobei er einfach nur dastehen, nicken und Sie mit noch mehr
Anerkennung überhäufen soll. Aber er hat vielleicht auch Angst vor
den anstehenden Veränderungen, fühlt sich ein wenig ausgeschlossen
und ist eifersüchtig auf Ihre enge Bindung zu dem Baby und sehnt sich
verzweifelt nach einem »Und wie geht's *dir*?«.

● **Papa ist nicht einfach nur ein Samenspender.** Wenn es Ihnen bloß
um den Samen geht, so gibt es jede Menge Einrichtungen, wo Sie wel-
chen bekommen. Wenn Sie sich aber einen Vater für Ihr Kind und einen
Partner fürs Leben (oder zumindest ein großes Stück davon) wünschen,
dann braucht auch Papa ein bisschen Zuwendung und Aufmerksam-

keit und eine klar definierte Rolle in Ihrer Familie, die sich nicht aufs Geldverdienen und Klobrille-Hochheben beschränkt. Wenn Sie für die Papa-Front ein paar ermutigende, tröstende Worte übrig haben, hilft ihm das, sich auch mehr wie ein Papa zu fühlen.

● **Papa fehlt der Sex.** Männer mögen Sex unheimlich gern (haben Sie das auch schon gemerkt?!); und wenn die Wahrscheinlichkeit für Liebemachen gerade mal noch so groß ist wie die Chance für einen guten Song, den Grand Prix d'Eurovision zu gewinnen, läuft sein Frust- und Sich-vernachlässigt-Fühlen-Fass irgendwann über. Im wahrsten Sinn des Wortes. Wenn Ihr Partner von Ihnen keinen Sex mehr kriegt und nach zwei Monaten immer noch nicht gereizt oder frustriert wirkt, sollten Sie lieber mal nachforschen, warum er plötzlich so viele Überstunden macht. Entweder er holt sich den Sex woanders, oder seine Hoden sind explodiert.

● **Papa vermisst seine Kumpels.** Die meisten Männer mögen das abendliche Ausgehen mit ihren Kumpels genauso wie wir unsere Mädels-Abende; und wenn sie wegen eines Bauchweh-Babys und einer schlecht gelaunten Frau jeden Abend zu Hause sitzen müssen, werden sie mit der Zeit garantiert ziemlich sauer. Da ist die Versuchung eines Einspruchs à la: »Mir doch egal – ich habe es viel schwerer als du. Wie wäre es, wenn du mir mal die Schultern massierst?« sicherlich sehr groß; aber Sie kommen deutlich besser miteinander aus, wenn er ab und zu mit seinen Kumpels einen heben gehen darf.

● **Lassen Sie ihn ruhig auch mal ran.** Die meisten Papas möchten ihren Nachwuchs auch mal wickeln, baden, anziehen und mit ihm spielen. Nur so können sie eine Bindung zu ihrem Baby aufbauen und haben das Gefühl, auch eine Rolle zu spielen. Wenn Sie dann jedes Mal dazwischenfunken und sagen: »Nein, nicht *so* – sie mag es lieber, wenn man ihr *zuerst* die Söckchen anzieht und *dann* das Kleid«, fühlt er sich genauso zurückgesetzt wie Ihre normalen BHs, die seit Ihrer Schwangerschaft nur noch in der Schublade vor sich hingammeln. Also lassen Sie ihn ruhig auch mal ran, auch wenn es am Anfang schiefgeht. Mit der Zeit entwickelt er seine eigenen Erfolgsmethoden. Meistens sind Väter gar nicht so unfähig und ineffizient; ich musste mir oft meine superschlauen Bemerkungen verkneifen.

● **Papa-Zeit.** Die Schwangerschaft hat einen Riesenvorteil: Bei der Geburt fühlen wir uns unserem Baby viel näher als die Väter. Den Männern fehlt dieser Aufbau einer vorgeburtlichen Bindung; oft sind sie deshalb ein wenig außen vor, wenn das Baby kommt.

Diese fehlende Zeit der Zuneigung und Liebe zum Baby können sie nur aufholen, indem sie möglichst viel Zeit mit ihm allein verbringen. Dabei findet die »Papa-Zeit« meistens abends oder am Wochenende statt; viele mir bekannte Väter bauen in ihre normale Familienwoche regelmäßig Extra-»Babyzeit« ein. Während Papa und Baby sich näherkommen, können Sie ins Fitnessstudio gehen, sich etwas Gutes tun oder einfach im Supermarkt rumspazieren ohne den ganzen Babykram im Schlepptau. Das ist auch eine geschickte Maßnahme, um ihm zu zeigen, wie kompliziert selbst einfachste Babyaufgaben sein können; so erhalten Sie in Zukunft mehr Anerkennung für Ihre Leistung. Eine in jeder Hinsicht perfekte Lösung.

Warnung: Für die meisten Männer besteht ein Babybetreuungstag einfach nur darin, sich mit dem Baby zu beschäftigen. Nicht mit inbegriffen ist: Spielzeug wegräumen; das Farben-/Knete-/Klebstoff-Chaos beseitigen, das sie zusammen angerichtet haben; dafür sorgen, dass etwas Essbares im Haus ist; die Wäsche bei Regen reinholen; sich an Ihre mühsam etablierten festen Babyzeitpläne halten; zur Bank gehen; oder irgendwelche anderen lustigen Dinge, die Sie tagtäglich neben der Versorgung Ihres Babys erledigen. Bei allen Paaren kommt es deswegen öfter zum Streit, seien Sie darauf vorbereitet, und überlegen Sie, was Sie anders machen können.

● **Papa wird eifersüchtig.** Häufig werden Väter eifersüchtig auf ihr Baby, denn es wird viel öfter beschmust und eingekuschelt und bekommt mehr Zuneigung als sie. Oft ist Papa auch auf Sie eifersüchtig, weil Ihre Beziehung zu Ihrem Kind so besonders ist und er *immer noch* denkt, Sie würden den ganzen Tag zu Hause herumsitzen und dem Baby etwas vorgurren, während er aus dem Haus muss, um die Kohle heranzuschaffen.

Versuchen Sie, wenn Papa zu Hause ist, nicht ganz so schmusig mit Ihrem Baby zu sein, und umarmen und küssen Sie ihn auch ab und zu; das hilft vielleicht. Sagen Sie ihm, wie toll er ist, und erinnern Sie ihn daran, wie sehr Sie ihn immer noch lieben, dann wird er gleich ein viel glücklicherer Papa sein.

● **Schlechtes Gewissen.** Hurra! Auch Männer leiden unter Schuld- und Versagergefühlen. Viele meiner Papa-Freunde sagen, dass sie ein furchtbar schlechtes Gewissen haben, wenn sie morgens zur Arbeit gehen; und wenn sie für ein paar Tage geschäftlich verreisen müssen, ist es noch schlimmer. Überlegen Sie mal – es lohnt sich!

● **Postnatale Depression.** Ja, auch Männer kriegen so etwas. Manche Menschen denken vielleicht, dass Männer mit postnataler Depression einfach nur etwas Mitgefühl abhaben möchten; aber es ist erwiesen, dass Männer tatsächlich typische Symptome einer weiblichen postnatalen Depression entwickeln können. Also achten Sie ein wenig auf ihn, und fragen Sie ihn, ob alles okay ist, wenn es so aussieht, als komme er nicht mit der Situation zurecht.

Tragen Sie alles gemeinsam

Im 21. Jahrhundert gilt es als unzumutbar, von einer Frau zu erwarten, dass sie die ganze Hausarbeit erledigt, während der Mann tagsüber Geld verdient und abends Bier trinkt. Auch die Vorstellung, dass berufstätige Frauen hundsmiserable Mütter sind, und Männer, die sich um ihre

Kinder kümmern, minderwertige Geschöpfe sind, gilt mittlerweile als einigermaßen überholt. In Wirklichkeit sind wohl diejenigen minderwertig, die so etwas immer noch glauben.

● **Sich die Hausarbeit zu teilen ist sehr wichtig.** Nur so kann Papa Verständnis dafür aufbringen, was Sie den ganzen Tag *leisten*, und nicht nur ein Geldautomat mit einem unterdrückten Sexualleben sein, sondern ein richtiges Familienmitglied. Es ist kein Argument zu sagen: »Ich habe den ganzen Tag gearbeitet – ich will nicht nach Hause kommen und abspülen oder das Baby füttern.« Ein Mann, der so etwas sagt, ist ein rücksichtsloser Mistkerl, und man sollte ihn entmannen. Aber das Thema ist heikel und führte auch bei uns (und in vielen anderen Familien) oft zu Streit.

● **Das Prinzip der geteilten Haushaltspflichten gilt erst recht, wenn Sie wieder arbeiten gehen.** Viele meiner Bekannten sind inzwischen längst wieder berufstätig. Trotzdem wird immer noch von ihnen erwartet, dass sie die ganze Hausarbeit und Babybetreuung übernehmen, wenn sie nach Hause kommen; und sie krempeln brav die Ärmel hoch, ohne zu sagen: »Du willst mich wohl auf den Arm nehmen, mein Lieber?« Leider zeigen viele Umfragen, dass es in den meisten Haushalten immer noch so läuft. Vielleicht müssen wir eben akzeptieren, dass wir es zu Hause nun mal sauberer und ordentlicher haben möchten als unsere Männer. Aber es ist ein Unterschied, ob man etwas einfach »tut« oder ob es von einem »erwartet wird«. Verwechseln Sie das nicht ...

● **Es ist völlig falsch, dass Männer nicht mehrere Sachen gleichzeitig tun können.** Natürlich können sie. Das ist nichts als Übungssache. Alle Männer als nutzlose, hirnlose Marionetten mit zwei linken Händen abzutun ist nicht richtig. Tragen Sie ihm ruhig mehr auf, und er kriegt es hervorragend hin – nachdem er ein paar Mal das Abendessen anbrennen hat lassen oder vergaß, die Bücher in die Leihbibliothek zurückzubringen, weil gerade jemand einen Legoturm baute. Übung macht den Meister ...

Großeltern

Sollte es Ihnen schwerfallen, sich mit Ihrem neuen Ich anzufreunden, dann bereiten Sie sich am besten jetzt schon auf die Begegnung mit den frischgebackenen Großeltern vor. Die Beziehung zu Ihren Eltern, vor allem zu Ihrer Mutter, kann bis an die Grenzen ihrer Belastbarkeit strapaziert werden, wenn Sie ein Baby haben. Überlegen Sie sich lieber rechtzeitig ein paar Bewältigungsstrategien, ehe es zum Knatsch kommt. Ein Teil des Problems ist, dass **Sie und Ihre Eltern sich** nun zum ersten Mal in Ihrem Leben **eine Rolle teilen:** Jetzt sind Sie alle Eltern. Das bedeutet aber mit ziemlicher Sicherheit nicht, dass Sie auch ähnliche Vorstellungen von dieser Rolle haben. Und da Ihre Eltern das alles schon einmal gemacht haben und stillschweigend davon ausgehen, mehr darüber zu wissen und mehr Erfahrung darin zu haben als Sie, sind Konflikte vorprogrammiert.

Außerdem kann das Großeltern-Werden für Ihre Eltern auch ein gewisser gewöhnungsbedürftiger Schock sein. Das braucht Zeit.

Hier ein paar Veränderungen, die Sie in der Beziehung zu Ihren Eltern vielleicht erleben werden:

● **Sie kommen sich näher.** Viele meiner Freundinnen stellten fest, dass sich die Beziehung zu ihrer Mutter nach der Geburt ihres Babys sehr viel freundschaftlicher und herzlicher gestaltete und dass Mama und sie sich jetzt gegenseitig mehr unter die Arme griffen. Auch ich kam meiner Mutter dadurch viel näher, teilweise, weil wir mehr Zeit miteinander verbrachten, aber auch, weil uns klar wurde, dass wir beide in vielerlei Hinsicht das Gleiche durchgemacht hatten – und weil meine Mama in vielen Dingen recht hatte! Und natürlich auch, weil sie meinen Kindern hübsche Sachen kauft und ab und zu babysittet. Einfach unbezahlbar.

● **Sie entfernen sich voneinander.** Das ist zwar furchtbar schade; aber viele junge Mamis kommen nach der Geburt ihres Babys nicht mehr mit ihren Eltern aus. Meinungsverschiedenheiten über Kindererziehung können zu wütenden Streits ausarten, und dabei fallen allzu oft verletzende Worte. Bei Themen wie richtige Babypflege und Kindererziehung schlagen solche Verletzungen oft tiefe Wunden, und wenn Sie nicht aufpassen, richten Sie damit irreparable Schäden an. Also beißen Sie sich lieber auf die Zunge, als zu sagen: »Das geht dich nichts an! Du hast mich total verkorkst, also lass *mich* die Erziehung meiner Kinder gefälligst *selber* vermasseln!«

● **Vielleicht wissen Sie jetzt mehr zu schätzen, was Ihre Eltern für Sie getan haben.** Solange Sie kein eigenes Baby versorgen, können Sie sich gar nicht vorstellen, was für eine Heidenarbeit es war, *Sie* großzuziehen. Die Erkenntnis, wie viel Ihre Eltern für Sie getan haben und wie undankbar Sie vielleicht waren, kann Ihnen die Augen öffnen. Zeit für einen Strauß Blumen und eine Schachtel Pralinen ...

● **Vielleicht sind Sie jetzt kritischer hinsichtlich der erzieherischen Fähigkeiten Ihrer Eltern.** Mutter zu sein kann dazu führen, dass Sie die Art und Weise Ihrer Erziehung plötzlich kritischer sehen. Sich in so einer Situation immer wieder zu sagen: »Sie haben Ihr Bestes getan«, kann ein wirksamer Stoßdämpfer sein. Vielleicht sind Sie mit den Erziehungsmethoden Ihrer Eltern nicht einverstanden; wenn Sie sie jedoch nicht für immer verlieren wollen, dann erziehen Sie Ihre Kinder nach Ihren Vorstellungen, aber versuchen Sie, nicht zu hart über Ihre Eltern zu urteilen.

Wenn Sie beobachten, wie Ihre Eltern mit Ihrem Baby umgehen und sich ihm gegenüber verhalten, kann das viele unbeantwortete Fragen über Ihre eigene Kindheit aufwerfen. Es kann zu Problemen führen, sofern es ungelöste Konflikte zwischen Ihnen und Ihren Eltern gibt. Aber es kann auch der Beginn einer sehr viel glücklicheren, erfüllteren, verständnisvolleren Beziehung sein, sofern alle Beteiligten ihre Karten richtig ausspielen.

Ich würde nie behaupten, dass die Beziehung zu meinen Eltern perfekt ist; aber ich habe einiges darüber gelernt, wie man einigermaßen gut miteinander auskommt und gemeinsame Weihnachtsfeste übersteht.

● **Geben Sie sich Zeit.** Sie müssen sich alle in eine neue Beziehung hineinfinden. Das geht nicht von heute auf morgen.

● **Zählen Sie immer erst bis 50, ehe Sie Kritik üben.** Zu leicht gerät man in Versuchung, eine übereifrige Oma anzukeifen, die doch nur helfen will. Vor allem, wenn sie sich erkundigt, ob das immer noch Ihre Umstandshosen sind, die Sie da anhaben. Nein, sind sie *nicht*. Bitte, bitte, *bitte* versuchen Sie, sich eine Antwort zu verkneifen, und heben Sie sich die Unfreundlichkeiten für wirklich schlimme Situationen auf, in denen sie gerechtfertigt sind.

● **Lassen Sie sie ihre Meinung sagen.** Wenn Sie wollen, können Sie sie hinterher immer noch ignorieren. Eine Mutter gibt gern ihre guten Ratschläge weiter, auch wenn diese modernen Auffassungen völlig zuwiderlaufen. Also hören Sie zu, denken Sie darüber nach, und befolgen Sie die Tipps einfach nicht, wenn sie Ihnen falsch erscheinen. Dann sind alle glücklich.

● **Zeigen Sie, wer jetzt das Sagen hat.** Ratschläge oder nicht – schließlich sind *Sie* die Mutter, und wenn es um Ihr Baby geht, haben Sie das letzte Wort.

● **Denken Sie an Ihre Kinder.** Eines Tages wird Ihr Kind viel Zeit mit seinen Großeltern verbringen wollen. Also ist es wirklich wichtig, gut mit ihnen auszukommen. Schließlich wollen Sie nicht, dass Ihr Kind eines Tages fragt: »Warum nennt Mami dich eine alte Kuh, die sich in alles einmischt, Oma?« Aua.

● **Vergleichen Sie Ihre Eltern niemals mit Ihren Schwiegereltern.** Das ist immer eine furchtbare Idee, die zu riesigen Familienfehden führt. Ihre Eltern wissen selbstverständlich besser, wie man ein Kind großzieht. Sollten Sie andeuten, dass es auch anders sein könnte, ist das ebenso verhängnisvoll, wie die Behauptung, dass Ihre Schwiegermutter besser kocht.

● **Nutzen Sie Ihr Baby nicht als Mittel zum Zweck, um Ihren Eltern die Meinung zu geigen.** Ich weiß, dass Sie das nie für *möglich* halten würden; aber wenn wir von sich einmischenden Eltern (die – sorry – doch nur helfen wollen) bis an die Grenze unserer Belastbarkeit getrieben werden, rutscht uns schnell mal ein schroffes »Komm, Schatz, Oma hat *schon wieder* schlechte Laune« raus. Das ist abscheulich, und hinterher werden Sie sich erbärmlich und mies vorkommen, und Kinder vergessen niemals etwas. Auch Babys nicht.

Es bleibt in der Familie

Eigentlich ist es verrückt, zwei Familien zusammenzubringen, sei es durch eine Heirat oder die wilde Ehe zweier Menschen.

Familien sind wie riesengroße, weitverzweigte, streng bewachte Vereine mit vertrackten Spielregeln, Verhaltenscodes, Prinzipien und Systemen. Der Versuch, zwei solche Organisationen miteinander zu verschmelzen, hat zwangsläufig auch negative Konsequenzen, und es kommt garantiert noch vor Abschluss des Geschäftsjahres zu Entlassungen.

Das Erste, womit Sie sich auseinandersetzen müssen, sind miteinander unvereinbare Familiengewohnheiten und -traditionen. Je eher Sie das lösen können, umso harmonischer gestaltet sich das Ganze. Hoffentlich haben Sie inzwischen genügend Zeit in Ihren beiden erweiterten Familien verbracht, um zu wissen, welche Art der Fusion da ansteht: Geht es um unterschiedliche Religionen (möglicherweise ein großes Problem), oder kommen Sie einfach nur aus einer strengen Familie mit festen Regeln, während es bei ihm lockerer zugeht?

Sollten Sie und Ihr Partner sich nicht über bestimmte Spielregeln einigen, kann das jetzt schwierig werden. Und das brauchen Sie jetzt als Allerletztes, da Sie sowieso noch mit der Gewöhnung an Ihr neues Leben kämpfen. Es kann auch sehr rasch einen Keil zwischen Sie treiben, denn wir alle gehen schnell in die Defensive, wenn es um die Erziehung unserer eigenen Kinder geht. Versuchen Sie, solche Meinungsverschiedenheiten so bald wie möglich beizulegen, damit kein dauerhafter Ehekrach daraus wird.

Es ist hilfreich, daran zu denken, dass Sie drei jetzt eine neue Familie sind und eigene Spielregeln und Rituale einführen können. Wenn man bei Ihnen zu Hause die Weihnachtsgeschenke beispielsweise immer erst nach dem Abendessen auspacken durfte, ist das jetzt Ihre Chance, etwas an dem ehernen Gesetz zu ändern und das Geschenkpapier aufzureißen, sobald Sie in Ihren Morgenmantel geschlüpft sind. (Und das wird in den nächsten zehn Jahren gegen fünf Uhr morgens sein.) Tun Sie, was Sie wollen – es ist jetzt Ihre Familie.

Andere Mamis

Wenn Sie Mami werden, müssen Sie sich mit anderen Mamis anfreunden, sonst sind Sie sehr einsam und unglücklich. Falls in Ihnen bei dem Wort »Freundin« jedoch Erinnerungen an Urlaube in einer Villa in Frankreich, Shoppingtouren, lange, feuchtfröhliche Mittagessen, Freundes-Vergleiche und Theaterbesuche wach werden, dann fällt es Ihnen vielleicht schwer, zu akzeptieren, dass Sie jetzt Freundschaft mit einer Ihnen noch unbekannten Spezies schließen müssen. Mit *Müttern*. Nur weil Sie jetzt Mutter sind, fühlen Sie sich in den ersten Wochen und

Monaten nach der Geburt Ihres Babys noch lange nicht so. Es dauert, bis Sie Ihre neuen, flachen Mami-Schuhe eingetragen haben, und vielleicht wehren Sie sich auch innerlich heftig gegen diese Umstellung. Ich brauchte acht Monate, um mich auch nur mit einer einzigen anderen Mutter anzufreunden – einfach weil ich nicht akzeptieren konnte, dass ich jetzt selber eine war. Rückblickend wird mir klar, wie viel Zeit zum Freundschaftenschließen ich damit vergeudete!

Wenn Sie Ihr Baby wie ich schon mit Anfang 20 haben, wird das Rumhängen mit anderen Mamis noch dadurch erschwert, dass Sie ungefähr zehn Jahre jünger sind als jede andere Mutter im Umkreis von vier Millionen Kilometern, und mit (meiner damaligen Meinung nach) »richtig alten« 30-plus-Mamis zu reden fühlt sich ziemlich komisch an. Noch schwieriger wird es, wenn all Ihre alten Freundinnen in der Stadt einen draufmachen, beruflich vorankommen und zwischendurch eben mal zum Spaß nach Paris fliegen.

Sollten Sie sich mit dem Kinderkriegen bis zum heute üblichen Zeitfenster zwischen 30 und 35 Zeit gelassen haben, sind Sie in guter Gesellschaft und dürften leicht Gleichgesinnte finden, mit denen Sie Kaffee trinken und Babytipps austauschen können.

Aber das ist ja gerade das Dilemma: Kaffee trinken und Babytipps austauschen? Besteht darin von jetzt an Ihre Hauptbeschäftigung? Na ja, nicht ausschließlich. Aber Sie sollten sich schon damit abfinden, dass Babygespräche nun einen ziemlich großen Teil Ihres Lebens ausmachen; und über Babys können Sie nun mal am besten mit anderen Müttern reden, die in der gleichen Situation sind wie Sie.

Hier ein paar Gründe für viele Mami-Freundinnen:
⬤ Sie brauchen die Gesellschaft. Zu Hause mit der Brio-Bahn zu spielen ist wesentlich trostloser, als es bei jemand anderem zu tun. Denn da können Sie die Babys auch mal eine Weile allein spielen lassen.

● **Sie sind ein hervorragendes Netzwerk.** In depressiven Phasen kann ein Besuch bei einer anderen Mami wahre Wunder wirken. Diese Frau heitert Sie entweder auf oder macht Ihnen klar, dass ihr das alles genauso schwerfällt – und das hat den gleichen Effekt. Mamis helfen sich gegenseitig, verstehen genau, was Sie brauchen, und sie sind Ihnen niemals böse.

● **Sie lernen eine Menge von ihnen.** Andere Menschen haben andere Spielsachen, andere Babyfütterungsmethoden, Lieblings-Babynahrungsmittel und so weiter. Also gucken Sie sich ruhig etwas ab.

● **Sie haben viele gute Ideen.** Wo man hingehen kann, welche Baby-kurse es gibt, welche Diät-Tipps erfolgreich sind, welche Fluggesellschaften babyfreundlich und so weiter. Jeder Spielplatz ist ein Mami-Informationspool.

● **Sie können sich beim Babysitten abwechseln.** Das dauert zwar eine Weile; aber nach ein paar Monaten dürften Sie genügend Freundinnen haben, um sich jede Woche ein paar Stunden lang eine kostenlose Auszeit von Ihrem Baby nehmen zu können.

● **Sie können bald mal wieder einen richtigen Mädels-Abend veranstalten.** Da Sie Ihre kinderlosen Freundinnen jetzt nicht mehr so oft treffen, wie Sie möchten, ist die Freundschaftspflege mit den neuen Menschen, mit denen Sie ab und zu mal eine Flasche Wein trinken können, überlebenswichtig. Lassen Sie die Babys bei den Papis, und gönnen Sie sich Ihren Spaß!

● **Sie werden jahrelang Ihre besten Freundinnen sein.** Wie diese ganz besondere Clique von Mädels, in der Sie groß geworden sind, können Ihnen die Freundinnen der ersten Jahre Ihres Mama-Daseins ein Leben lang erhalten bleiben. Denn diese ersten gemeinsamen Erfahrungen schweißen Sie besonders eng zusammen.

Meine Mami-Freundinnen waren der wichtigste Teil meines Lebens als Mutter (außer den Kindern natürlich). Wir haben so viel gemeinsam durchlebt, ich habe so viel von ihnen gelernt (manchmal allerdings auch, wie man es *nicht* machen sollte), und wir leisteten einander stundenlang bei Schaukelanschubsen und Türmebauen Gesellschaft. Wenn Sie sich dazu überwinden können, zu akzeptieren, dass Sie jetzt auch Mutter sind, fällt es Ihnen viel leichter, mit anderen Eltern Freundschaft zu schließen.

Tipp Sprechen Sie mit Ihren Freundinnen nicht nur über Babys

Denn dann finden die Sie genauso langweilig wie Sie sich selbst. Außerdem bestärkt das nur Ihre Befürchtung, dass es für Sie von nun an nichts anderes mehr gibt als Windeln und Babyspucke. Sobald Sie sich einmal angewöhnt haben, nur noch Mutter zu sein, kommen Sie aus dieser Nummer nie wieder raus. Andere Mamis wollen auch mal über etwas anderes reden! Gründen Sie einen Literaturclub oder eine Theatergruppe, oder organisieren Sie regelmäßige gemeinsame Ausflüge; das funktioniert hervorragend, und Sie haben dann gleich von Anfang an jede Menge Gesprächsstoff.

Konkurrenz-Mamis

Konkurrierende Mütter sind ein absoluter Alptraum! Leider gibt es viele von der Sorte, und es macht ihnen einen Riesenspaß, anderen Mamis Angst einzujagen, dass ihr Kind zurückgeblieben sein könnte. Denken Sie daran: Alles nur Mist.

Wenn Helena behauptet, dass ihr vier Monate altes Baby schon laufen kann, lügt sie. Wenn Kate fragt, ob Ihr Baby auch lieber Mozart hört als

Gershwin, ist das nur ein albernes Spielchen, mit dem sie Sie verunsichern will. Spielen Sie solche Bälle sofort zurück, indem Sie sagen, dass Ihre Kleine gerade eine Rachmaninow-Phase durchmacht, zurzeit aber sowieso kaum zum Musikhören kommt, weil sie so viele französische Verben lernt. Peng!

Die nervigste Angewohnheit solcher Konkurrenz-Mamis sind Ihre gelegentlichen subtilen Andeutungen. Wenn eine Frau einfach nur eine dumme Kuh ist und offen zeigt, dass sie mich fertigmachen will, dann ist mir das egal. Was mich nervt, ist das »Oh je, ich glaube, ich habe Hannas Fläschchen im Baby-Algebrakurs vergessen. Kann ich mir eins von dir leihen?« Nein. Hau ab.
Konkurrenz-Mamis. Uääh.

Geteiltes Leid ...

Einer der größten Vorteile guter Mami-Freundinnen besteht darin, dass unsere Sorgen durch sie sehr viel leichter werden. **Wir alle machen uns Sorgen.** So *viele* Sorgen: um unsere Babys, unsere Kinder, unsere Partner und uns selbst. Wir machen uns Sorgen, ob wir es »richtig« machen (was auch immer damit gemeint ist), und reden uns ein, dass wir alles vermasseln und gar nicht imstande sind, eine solche Verantwortung zu tragen.

Zuerst die Sorgen wegen der Schwangerschaft, dann die Sorgen wegen der Geburt, die schließlich nahtlos in Sorgen um das Wohlergehen Ihres Babys, die Entwicklung Ihres Kleinkindes, die Überlebenschancen Ihrer Ehe inmitten all dieser Sorgen und den Katastrophenkatalog Ihres Teenagers übergehen.

Wir alle sind hundertprozentig sicher, dass *wir* die einzigen sind, die darunter leiden; dass nur *wir* die Geduld mit unseren Kindern verlieren und dass es keine anderen Mamis gibt, die sich drei Abende pro Woche in den Schlaf weinen. Leider gehören diese Selbstzweifel zum Mama-

Sein dazu (und ganz allgemein zum Frau-Sein, denke ich); aber Sie können einen großen Teil dieser Sorgen abwälzen, was ich leider erst versuchte, nachdem mich viele angst- und kummervolle Jahre zu einem Nervenbündel gemacht hatten:

Reden Sie mit anderen Müttern über Ihre Sorgen.

Das klingt zwar einleuchtend. Viele Mütter tun es aber nicht aus Angst davor, zuzugeben, dass sie das Mama-Sein schwierig finden. Freundinnen im Büro seine Sorgen über Zellulite und aktuelle Frisurkatastrophen anzuvertrauen ist das eine. Aber zuzugeben, dass Sie Probleme damit haben, Mutter zu sein, ist viel schwieriger – schon sich selbst gegenüber und erst recht gegenüber einer anderen Mami. Wie wir das Muttersein hinkriegen, ist so persönlich, beinah *intim*, dass es einem wie eine Selbstentblößung vorkommt, *irgendjemandem* zu verraten, wie schwer das alles ist. Doch hinter jeder noch so gepflegten Fassade verbirgt sich nur eine verwirrte Mutter, die ebenso wie Sie verzweifelt versucht, mit ihrer Situation klarzukommen.

Egal, was Ihnen gerade Sorgen macht oder Zweifel einjagt – irgendeine andere Bekannte sitzt im selben unordentlichen, schaukelnden Boot und ist heilfroh, wenn sie mit Ihnen darüber reden kann. Also sprechen Sie das Thema an!

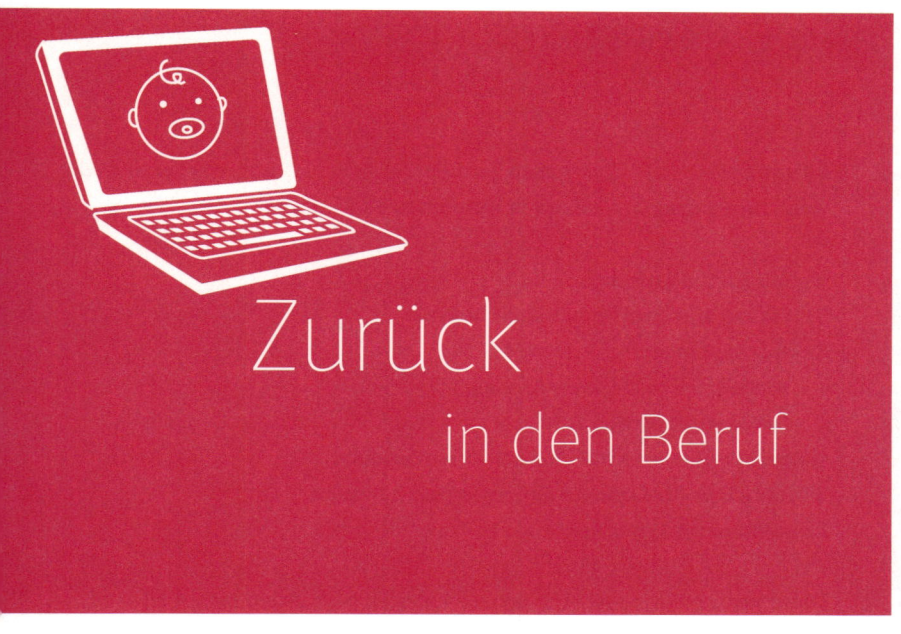

Zurück
in den Beruf

Wie bereits zu Beginn unserer langen Reise erwähnt, ist es völlig zwecklos, sich schon vor der Geburt des Babys darüber den Kopf zu zerbrechen, ob man anschließend wieder zurück in den Beruf will, da man ja gar nicht weiß, wie es einem dann geht.

Manche werdenden Mütter planen die schnellstmögliche Rückkehr ins Büro, sind dann aber plötzlich so verknallt in ihr Baby, dass sie ihre Aktentasche verfeuern und ein glückliches Leben als Hausfrau und Mutter führen. Andere schwören, nie wieder arbeiten gehen zu wollen, hämmern aber schon einen Monat später wieder an die Tür ihres Chefs, weil sie sich verzweifelt nach ein bisschen geistiger Anregung und einer Stempelkarte sehnen. Wieder andere haben in der Schwangerschaft eine Art Aha-Erlebnis, und ihnen wird bewusst, dass sie eigentlich nie in der Werbebranche arbeiten wollten und ihre wahre Bestimmung darin besteht, eine Töpferlehre anzufangen. Sie haben keine Ahnung, wie Ihnen zumute sein wird, also stellen Sie sich darauf ein, improvisieren zu müssen.

Sobald Sie sich mit der großen Berufsfrage beschäftigen, werden Ihnen viele beängstigende Gedanken durch den Kopf schießen:

- *»Soll ich? Soll ich nicht?«*
- *»Was wird meine Mama dazu sagen?«*
- *»Was sagt mein Baby dazu?«*
- *»Was soll ich anziehen?«*
- *»Tut es mir hinterher leid?«*
- *»Bekommt mein Kind dadurch einen Schaden?«*
- *»Bin ich in der Lage, an einem Tag mit so vielen Erwachsenen zu sprechen?«*

Diese Entscheidung ist eine der schwierigsten in Ihrem ersten Jahr, es sei denn, Sie haben finanziell keine andere Wahl (was bei den meisten berufstätigen Mamis der Fall ist) oder wissen erstaunlich gut, was Sie wollen. Da Sie eine intelligente Frau sind, gehe ich mal davon aus, dass Sie *tatsächlich* sehr gut wissen, was Sie wollen, aber sehr schlecht darin sind, es sich zu ermöglichen, ohne in Schuldgefühlen und Selbstzweifeln zu versinken. Ich kann es Ihnen leider auch nicht viel leichter machen; aber ich kann Ihnen erzählen, wie es bei mir war und wie andere berufstätige Mamis damit klargekommen sind.

ICH BRAUCHE EINEN JOB:
TEIL EINS

Nein, brauchst du nicht. Du hast doch schon einen Job.
Du hast einen Fulltime-rund-um-die-Uhr-Job namens
»Dich-um-dein-Baby-Kümmern«.
Ja, aber ich will ein bisschen Geld verdienen.
Du verdienst Geld, indem du kein Geld ausgibst.
Was?
Du verdienst ein kleines Vermögen, indem du die ganze
schwere Arbeit selbst erledigst. Es fühlt sich nur nicht so
an, weil dir am Monatsende niemand ein Gehalt über-
weist.
Das klingt gut. Bitte nähere Einzelheiten!
Okay, wir wollen deinen Elternjob mal in Zahlen aufdrö-
seln und sehen, wie viel es kosten würde, das alles jemand
anderen machen zu lassen.

● **Erstklassige Full-time-Kinderbetreuung, 24 Stunden pro Tag,
sieben Tage pro Woche.** Diese hingebungsvolle Liebe und Fürsorge lässt
sich nicht in Summen beziffern, aber gehen wir (niedrig geschätzt) mal
von etwa 10 Euro pro Stunde aus, Sozialleistungen noch nicht miteinge-
rechnet. Das sind ungefähr 88 000 Euro im Jahr. Holla!

● **Putzen.** Drei Stunden am Tag (mindestens – warten Sie's ab!) zu etwa
10 Euro pro Stunde: etwa 11 000 Euro im Jahr.

● **Kochen.** Ich hatte noch nie einen Koch, aber meine Freundin ist
Köchin in einem Privathaushalt und kann in einem Jahr bis zu circa
52 000 Euro verdienen. (Was essen die eigentlich? Gold?)

● **Einkaufen.** Ich habe schon Preisangebote bis zu 140 Euro pro Stunde gesehen. Aber sagen wir mal 50 Euro pro Woche für das Besorgen

von Nahrungsmitteln, Hygieneartikeln und Textilien. Das macht weitere circa 2 600 Euro im Jahr.

Selbst wenn man alle anderen Haushaltspflichten außer Acht lässt mit der Tatsache, dass Sie die beste persönliche Assistentin sind, die Ihr Mann sich je leisten könnte (wer sonst würde dafür sorgen, dass er das Haus jeden Morgen pünktlich mit Brille auf der Nase und in einem einigermaßen sauberen Hemd ohne Babyspucke verlässt? Wer steckt seine gebrauchte Unterwäsche in die Waschmaschine, reinigt sein Waschbecken, hat immer noch ab und zu Sex mit ihm, was ihm ein hübsches Sümmchen für kostspielige Besuche bei Damen erspart, die dafür Geld verlangen), verdienen Sie ein ordentliches Gehalt. Genau gesagt: ungefähr 154 000 Euro pro Jahr, gemessen an den obigen Schätzwerten.

Ach so. Ich verstehe.

Gut. Denn wenn man es so aufschlüsselt, wird einem schnell klar, dass man eigentlich eine ganze Menge verdient; und dann fühlt man sich gleich sehr viel besser, wenn man zum sechsten Mal in der Woche die Wäsche zusammenlegen muss. Eigentlich hat man sogar einen Zuschlag verdient für die Überstunden am Wochenende, während Papa auf Geschäftsreise ist. Oder nicht?

Ihre Arbeit lohnt sich, wie gerade bewiesen wurde, also doch.

ICH BRAUCHE EINEN JOB:
TEIL ZWEI

Ja, brauchst du.

Aber ich habe so ein schlechtes Gewissen. Eigentlich sollte ich doch die ganze Zeit bei meinem Baby sein.

Warum? Ist das denn das Einzige, was du tun möchtest? Fühlst du dich wirklich hundertprozentig ausgefüllt und zufrieden, wenn du nichts anderes im Kopf hast als dein Baby? Bist du eine bessere Mutter, weil du auf deinen Beruf verzichtest, der früher so viel Spaß gemacht hat?

Nein, aber andere Leute (zum Beispiel meine Mutter, wohlhabende Mütter mit Fulltime-Au-pair-Mädchen und kinderlose Frauen) werden mich verachten, weil ich mein Baby vernachlässige.

Stopp! Bis hierher und nicht weiter!

Fulltime-Mutter oder -Vater zu sein, bedeutet genau das: FULLTIME. Wer das Glück mit einem Job hat, bei dem es einen Arbeitgeber, einen Wasserspender und eine Mittagspause (oder überhaupt ab und zu eine Pause) gibt, weiß, was »fulltime« in Wirklichkeit bedeutet: »bis ich mit meiner Arbeit für heute fertig bin oder keine Lust mehr habe«.

Bei Mamis dagegen ist der Begriff »fulltime« wortwörtlich gemeint. VOLLZEIT. Es gibt KEINE PAUSEN. Keine Mittagspause, kein freies Wochenende, keine Ferien und auch kein Ausschlafen. Kein Krankgeschriebensein, keine Betriebsfeiern und keine Gleitzeit. Selbst wenn Ihr Baby *physisch* gerade nicht anwesend ist, existiert es irgendwo auf der Welt und in Ihrem Unterbewusstsein, und das reicht aus, um Sie irgendwie auf Trab zu halten. Von der Sekunde, in der der Kleine morgens zwei Stunden zu früh aufwacht, bis zu dem Augenblick, in dem seine klebrigen Händchen abends neben seinen heißen Kopf plumpsen, gehören Ihr Geist, Ihre Seele und Ihr Körper Ihrem Baby. Ununterbrochen.

311

Diese Allgegenwart führt dazu, dass Sie absolut keine Zeit haben, Sie selbst zu sein oder irgendetwas für sich zu tun.

● **Sie können nicht auf die Toilette gehen,** wenn Sie müssen, weil Sie dann normalerweise gerade Ihr Baby füttern oder mit ihm Fingerfarbenbilder malen und es nicht allein lassen können, weil es sonst womöglich den Pinsel verschluckt oder in hohem Bogen aus dem Hochstuhl springt. Und wenn Sie dann doch gehen, begleitet Ihr Kind Sie normalerweise.

● **Sie können sich mit niemandem unterhalten.** »Hallo, wie geht's? Tschüss«-Gespräche kriegen Sie schon noch irgendwie hin. Aber alles andere ist unrealistisch. Und berufliche Telefonate?? Sie sind wohl verrückt? Nein, nein und nochmals nein. (Siehe weiter unten: Geben Sie Ihr Bestes.)

● **Sie können nicht mehr denken.** Das fällt mir am allerschwersten, denn ich muss immer viel nachdenken, am liebsten in absoluter Ruhe; und alle meine Gedanken so lange einzufrieren, bis das Baby schläft, ist unendlich frustrierend, verwirrend und anstrengend.

Natürlich klingt das alles etwas übertrieben. Klar können Sie all diese Dinge immer noch tun. Es gestaltet sich nur sehr viel schwieriger und stressiger oder ist sogar unmöglich, wenn Junior nicht gerade schläft oder irgendwo anders ist. Vom Moment seiner Geburt an hat *alles*, was Sie tun, *alles*, was Sie denken, und *alles*, worüber Sie sprechen, irgendwie mit Kindern zu tun, ob Ihnen das nun bewusst ist oder nicht; und es tut Ihnen vielleicht nicht sehr gut.

Denn was wird dabei aus IHNEN? Wo bleiben Sie als »Person«, nicht als »Elternteil«? Wo ist das Mädchen voller Gedanken, Ideen, Interessen und Leidenschaften? Wo ist die Frau, die als Rechtsanwältin, Lehrerin, Journalistin oder Wissenschaftlerin gearbeitet hat? **Wo sind SIE?**

Die gute Nachricht ist ja, **dass Sie irgendwie immer noch da sind,** wenn auch vorläufig in etwas überlasteter und verhärmter Form. Aber wenn Sie vorher einen Job und jede Menge Hobbys und Interessen hatten und ein aktives Sozialleben pflegten, müssen Sie einen Großteil Ihres früheren Ichs nach der Geburt Ihres Babys im Schrank einschließen; und das wird Ihrem Ich wahrscheinlich nicht gefallen. Dieser selbstständige, denkende Teil Ihrer Persönlichkeit möchte wieder raus, und wenn er an die Tür klopft, sollten Sie überlegen, ob Sie ihn nicht doch rauslassen.

Indem Sie sich wieder einen Job suchen.

Schon die kleinste, teilzeitmäßigste, banalste Tätigkeit genügt. Denn dann können Sie Ihren Mami-Job für ein paar Stunden an den Nagel hängen und wieder jemand anders sein.

Natürlich geht es nicht allen Frauen so. Viele meiner Freundinnen gingen in den ersten vier Jahren überhaupt keiner bezahlten Arbeit nach, bis ihre Kinder in den Kindergarten kamen; und bei manchen Frauen klappt das auch sehr gut. Ich ziehe den Hut vor diesen Müttern: Sie meisterten eine enorme Aufgabe extrem gut und sollten ungeheuer stolz darauf sein, was sie geschafft haben.

Doch viele andere junge Mütter bewahrte nur ein Job vor dem Wahnsinn. Sollten Sie auch zu den Frauen gehören, die ihr Mama-Leben irgendwie mit einer festen Anstellung kombinieren möchten, sollten Sie überlegen, wieder arbeiten zu gehen.

Hier ein paar Dinge, die Sie in diesem Zusammenhang beachten sollten:

● **Die Menschen sind verschieden.** Jeder hat andere Prioritäten und Bedürfnisse. Lassen Sie sich nicht unter Druck setzen, etwas tun zu müssen, was sich für Sie nicht richtig anfühlt. (Nicht für mich, für Ihre Mutter oder für Ihren Partner, sondern für Sie, wohlgemerkt.)

● **Machen Sie erst konkrete Pläne, wenn das Baby da ist.** Sie haben keine Ahnung, wie Ihnen dann zumute sein wird. Sehr viele Frauen erleben nach der Geburt ihres Kindes einen kompletten Sinneswandel und wollen ihre beruflichen Pläne wieder ändern.

● **Wenn Sie wieder einen Job haben, haben Sie beim Geldausgeben kein schlechtes Gewissen mehr.** Falls Sie zu den Glücklichen gehören, denen es sowieso kein schlechtes Gewissen macht, das Geld eines anderen auszugeben, dann nur zu! Aber mir wurde die Freude an jedem Cappuccino, jeder Zugfahrt, jedem Buch und jedem Haarschnitt dadurch vergällt, dass ich Geld ausgab, das ich nicht selber verdient hatte, und ich versuchte, meine Einkäufe ständig vor mir selbst zu rechtfertigen. Seit ich wieder über ein eigenes Gehalt verfüge, kann ich mir nach Strich und Faden Gutes tun in dem Bewusstsein, dass ich das Geld dafür verdient habe und es wert bin. Das ist ein viel besseres Gefühl.

● **Vielleicht verdienen Sie nicht viel mehr als die astronomisch hohen Kinderbetreuungskosten;** aber wenn es Sie persönlich zufrieden macht und es Ihnen ermöglicht, wieder eine Zeit lang erwachsen zu sein, gleicht sich der Mangel an finanziellem Profit durch Ihre neu gewonnene Freiheit aus.

● **Durch einen Job behalten Sie den Fuß in der Tür.** Eines Tages ist Ihr Baby groß und verbringt sechs Stunden pro Tag in der Schule. Sollte es Sie nicht glücklich und zufrieden machen, dann immer nur das Abendessen zuzubereiten und Ihre Zimmerpflanzen zu gießen, überlegen Sie sich jetzt schon mal, wie Sie sich ein wenig geistige Anregung in Form von Arbeit verschaffen.

● **Wenn Sie im Beruf bleiben, verlieren Sie nicht so leicht die Nerven.** Viele Frauen, die jahrelang zu Hause bei ihren Kindern waren, reagieren angesichts der Rückkehr ins Arbeitsleben panisch. Vor Bewerbungsgesprächen stehen sie Todesängste aus, und wenn sie wieder am Schreibtisch sitzen, knüpfen sie nur schwer an die Gesprächsthemen »normaler Menschen« an.

Ich probierte alle möglichen Alternativen aus und war eine Fulltime-zu-Hause-Mami; ich arbeitete Vollzeit (aber nur ein paar Wochen – das war überhaupt nicht mein Ding!) und kombinierte einen Teilzeitjob mit Teilzeit-Mama-Sein.

Mir passte es gar nicht, ganz mit dem Arbeiten aufzuhören; aber es fiel mir sehr schwer, das zuzugeben. Ich dachte: Wenn ich keine Lust habe, mich nur um meine Kinder zu kümmern, stimmt wohl irgendetwas nicht mit mir. Dann bin ich wahrscheinlich eine schlechte Mutter oder eine furchtbare Egoistin. Es schien mir so lächerlich und öde: Was ist denn schon Schlimmes daran, einfach den ganzen Tag mit deinen Kindern zu spielen? Wo ist das Problem? Es gibt keine Termine, keine Sitzungen, keinen Chef im Nacken, keine nervigen Fahrten zur Arbeit und keine Kollegen, die dir auf den Wecker gehen. Nur noch dich, dein süßes Baby und einen ganzen Tag Zeit zum Spielen. Das ist doch nicht so schlimm!

Doch, nach einer Weile kann das ganz schön schlimm sein. Vor der Geburt meines ersten Babys war ich mir ziemlich sicher, dass ich im ersten Jahr zu Hause bleiben und mich nur um die Kleine kümmern würde. Doch nach ein paar Monaten Spielen, Singen, Schaukelanschubsen und Entenfüttern lechzte ich nach geistiger Anregung, so wie Kandidaten einer Reality-TV-Show nach Aufmerksamkeit. Ich *wollte* wieder nervige Kollegen. Nervige Fahrten zur Arbeit? Ja, bitte!

Ich stand oft auf Spielplätzen herum, startete die Schaukel und das Karussell an und sehnte mich verzweifelt nach einer Möglichkeit, etwas mit den Ideen in meinem Kopf anfangen zu können, mich mit Erwachsenen über PDF-Dateien und die Schlussredaktion zu unterhalten, von A nach B zu gehen ohne einen Buggy vor mir und endlich mal wieder etwas

Teures anzuziehen, was aus der Reichweite von Kleinkindern kilometerweit ferngehalten werden muss.

Als mir daheim alles zu viel wurde, biss ich in den sauren Apfel, meldete mein Baby für zwei Tage pro Woche in einer netten Kindertagesstätte an und ging wieder arbeiten als freiberufliche Autorin und Teilzeit-Radiosprecherin. Von diesem Augenblick an war ich geheilt. Ich genoss jede Sekunde mit meiner Kleinen; anstatt die Stunden bis zum Zubettgehen zu zählen, wollte ich an meinen »Kinderbetreuungstagen« so viel wie möglich mit ihr zusammen sein, denn ich wusste, dass ich danach wieder eine Auszeit hatte.

Selbst die kleinsten Einzelaufträge schenkten mir neues Selbstvertrauen. Endlich konnte ich wieder ich selbst sein, wenigstens an zwei Tagen pro Woche. An meinen »Arbeitstagen« konnte ich mich kaum überwinden, die Kleine ins Bett zu bringen: Ich wollte wach bleiben und stundenlang mit ihr spielen, so sehr freute ich mich nach der Arbeit auf sie. Wenn ich im Vergleich dazu ans Ende eines langen Hausfrauentages mit den Kindern zurückdenke: Da war ich oft so erschöpft und hatte so die Nase voll, dass ich nur noch daran dachte, sie so schnell wie möglich ins Bett zu bringen, damit ich mir endlich etwas zu essen machen, die Küche putzen und Spielsachen wegräumen konnte. In Ruhe. Allein.

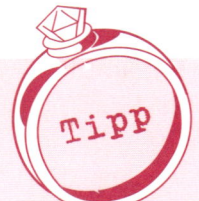

Tipp — Den eigenen Weg finden

Mein Fazit und mein Ratschlag an Sie, liebe sorgenvolle Freundin, lautet dahingehend, dass Sie sich und Ihre Grenzen kennenlernen müssen. Tun Sie, was für SIE gut funktioniert und Sie am glücklichsten macht. Denn wenn SIE glücklich und ausgefüllt sind, sind auch Ihr Kind und Ihre Familie glücklicher.

POTENZIELLE KATASTROPHEN
AM ARBEITSPLATZ

Babys + Arbeitsplatz = Katastrophe

Sobald Sie wieder arbeiten gehen, müssen Sie ein paar schlaue Methoden parat haben, damit sich keine Babyspuren in Ihren Berufsalltag verirren. Denn jede Querverbindung zwischen diesen zwei Welten führt entweder zu sehr angesäuerten Kollegen oder einem sehr vernachlässigten Baby.

Am einfachsten trennen Sie Arbeit und Mama-Sein voneinander, indem Sie dafür sorgen, dass Ihr Baby nicht mit Ihnen zur Arbeit kommt. Das ist gar nicht so selbstverständlich, wie Sie denken: Da heutzutage immer mehr Mütter von zu Hause aus arbeiten (ich auch, wenn ich nicht gerade im Tonstudio bin), tappt man leicht in diese Falle, und Telefonkonferenzen werden womöglich durch ein Kind vereitelt, das will, dass Mami wieder zurückkommt und mit ihm Eisenbahn spielt. Ich erinnere mich noch an ein außerplanmäßiges Telefonat mit dem Chef einer Fernsehproduktionsfirma, der dieses kurz angebunden abwürgte mit: »Rufen Sie mich doch einfach zurück, wenn Sie Ihr Baby beruhigt haben.« Niederschmetternd.

Um Ihnen den Übergang in die stressfreie Welt bezahlter Arbeit zu erleichtern, präsentiere ich Ihnen hier Liz Frasers Wegweiser zur Vermeidung beruflicher Katastrophen:

● **Nehmen Sie Ihr Baby nie mit ins Büro.** In den allerersten Tagen nahm ich meine neugeborene Tochter mit in die Fernsehstudios. Es muss noch Schränke voller Aufnahmen geben, auf denen ich in die Kamera sprach, während im Hintergrund ein Kind kiekste und quietschte. So sah das anschaulichste Beispiel dafür aus, wie man Arbeit und Mama-Sein nicht miteinander verbinden soll, und ich ließ es auch sehr schnell wieder und entschied mich für einen Platz in einer Teilzeit-Kindertagesstätte.

◉ **Tragen Sie Ihre Berufskleidung niemals zu Hause.** Natürlich gibt es ein paar unvermeidliche Minuten kurz vor dem Aus-dem-Haus-Gehen und beim Heimkommen, in denen man seine besten Sachen in Gegenwart seines Babys tragen muss; sobald es jedoch mehr als drei Minuten sind, wird Ihr Lieblings-Zara-Shirt garantiert durch Apfel- und Blaubeerkompott, blaue Farbe oder irgendeine andere nicht mehr raus-waschbare Pampe in Babys Hand ruiniert.

◉ **Nehmen Sie sich jede Menge Extrazeit für den Weg in die Arbeit.** Schon allein deswegen, weil Sie eine berufstätige Mutter sind, wird man prüfende Scheinwerfer auf Sie richten, um jedes noch so kleine Fehl-verhalten aufzudecken. Wenn Sie zu spät kommen, fängt Ihr Tag schon von vornherein hektisch an; und jeder derartige Zwischenfall wird von kleinlichen, engstirnigen Kollegen, die es nicht besser wissen, gedank-lich sofort vermerkt. Das ist umso ärgerlicher, als Sie wissen, dass diese Leute öfter Sex haben als Sie, verdammt noch mal.

◉ **Haben Sie immer eine Kinder-Notfallbetreuung in petto.** Ihr Baby wird nämlich auch ab und zu krank werden, und die meisten Kinder-tagesstätten haben sehr strenge Regeln, die genau vorschreiben, wann Ihr fleckiges, rotznasiges, niesendes Baby nicht reindarf. Und wie es im Leben nun mal so ist: »Krankheitstage« fallen immer auf »Wichtige-Prä-sentation-Tage« in der Arbeit, also sollten Sie mindestens eine Person kennen, die den »Baby-im-Arm-Halten«-Bereitschaftsdienst über-nimmt, wenn Sie Ihren Job länger behalten möchten, als Sie brauchen, um Babybrei vom Jackett zu entfernen.

◉ **Zwei Hüte tragen (nur symbolisch gemeint und nicht als Mode-Statement).** Zu Hause sind Sie die Mama; aber am Arbeitsplatz müssen Sie sich in die Business-Lady verwandeln. Reden Sie bei der Arbeit nicht über Ihr Baby; das interessiert niemanden. Ehrlich nicht.

● **Reservieren Sie die Fotos fürs Fotoalbum,** und widerstehen Sie der Versuchung, »Freddys erstes Lächeln« als Bildschirmschoner zu benutzen. Sie sind bei der Arbeit; also seien Sie auch bei der Arbeit. Niedliche Babyfotos führen höchstens zu Spannungsgefühlen in den Brüsten, und wo das hinführt, wissen wir alle. Meiner Erfahrung nach ist ein Foto im Portemonnaie besser als zehn auf dem Bildschirm.

● **Widerstehen Sie der Versuchung, Ihre Kinderbetreuung zwischendurch anzurufen, um zu hören, wie Ihr Baby ohne Sie klarkommt.** Das tat ich früher oft, und es lenkte mich nur von meiner Arbeit ab, regte mich auf und jagte mir wieder neue Schuldgefühle ein, kaum dass ich die alten überwunden hatte. Sollte es ein Problem geben, werden Sie schon angerufen.

● **Haben Sie immer eine Notfall-Make-up-Ausrüstung** für »Ich-habe-die-Foundation-nur-*links*-aufgetragen«-Katastrophen **in der Schreibtischschublade.** Mit Foundation, Concealer, Deo und Make-up-Entferner für verschmierte Mascara nach einem Tränenausbruch dürften Sie picobello durch einen hektischen Arbeitstag kommen.

● **Überlegen Sie sich, ob Sie Ihr Baby nicht lieber abstillen, bevor Sie wieder arbeiten.** Damit ersparen Sie sich peinliche Milchfluss-Pannen und müssen in der Mittagspause nicht auf der Toilette verschwinden, um sich Milch abzupumpen. Viele meiner Bekannten machten das und ich finde ihr Engagement zwar sehr lobenswert, denke aber, dass es doch einfacher ist, das Baby aufs Fläschchen umzugewöhnen, ehe man wieder ins Büro geht. Aber das ist natürlich Ihre Entscheidung.

● **Haben Sie immer saubere Sachen zum Wechseln im Büro.** Auf diese Weise können Sie, auch wenn Sie beim Aus-dem-Haus-Gehen Opfer einer »Spuckattacke in letzter Sekunde« wurden, um 9 Uhr 30 immer noch fleckenlos bei der Vorstandssitzung erscheinen. Ein paar Ersatz-Stilleinlagen sind auch unentbehrlich, aber verstecken Sie sie gut!

● **Überprüfen Sie Ihre Bürotasche auf verräterische Hinweise.** Es ist nicht cool, mit einem Aktenkoffer im Büro zu erscheinen, aus dem eine Windel und ein Plastiksauger rausgucken. Ihre Arbeitstasche ist nur für Arbeitsmaterialien da.

Irgendwann wird es Ihnen doch passieren, dass Ihr Familienleben Ihr Arbeitsrevier kreuzt. Sollte das nur einmal vorkommen, stört es niemanden groß; schließlich ist es jetzt Teil Ihrer Identität und zeigt Sie von einer menschlicheren Seite. Aber regelmäßig mit Babybrei auf dem Rock im Büro zu erscheinen, und das auch noch eine Stunde zu spät, ist nicht okay.

Geben Sie Ihr Bestes

Das Unangenehme am Muttersein ist, dass Sie am Arbeitsplatz allen möglichen Kritikpunkten ausgesetzt sind: Ihr häusliches Leben lenkt Sie zu sehr ab; Sie sind zu müde, um zu denken; Sie kommen zu spät, weil Sie erst noch das Baby wickeln mussten; Sie verlassen vorzeitig Ihren Arbeitsplatz, um ein fieberndes Kind von der Tagesstätte abzuholen. Das bedeutet, dass Sie sich noch mehr bewähren müssen als bisher. Sie müssen besser sein als alle Kollegen oder Konkurrenten, besser aussehen, schneller arbeiten und das alles scheinbar spielend und mit Baby bewältigen. Denn sobald Sie hinter diesem Maßstab zurückbleiben, schreibt man es sofort der Tatsache zu, dass Sie jetzt ein Baby haben und mit allem überfordert sind, was nichts mit Windeln zu tun hat. Sollten Sie in der glücklichen Lage sein, dass Ihr Arbeitgeber für die Bedürfnisse und Verpflichtungen berufstätiger Mütter Verständnis hat, wird Ihnen die Rückkehr in den Beruf sehr viel leichter fallen. Falls sich das alles etwas entmutigend anhört, denken Sie daran, wie toll es ist, Ihr süßes, süßes, süßes Baby wieder in die Arme zu schließen, und wie schön es ist, morgen wieder die Enten zu füttern, nachdem Sie eine eintägige Büroauszeit hatten.
Und es ist *tatsächlich* eine Auszeit …

UND WER KÜMMERT SICH
UM MEIN BABY?

Ehe wir damit loslegen, hier ein warnendes Wort (oder genauer gesagt 73 warnende Worte): Sollten Sie auch nur im Entferntesten daran denken, ein bis zwei Jahre nach der Geburt Ihres Babys wieder arbeiten zu gehen, befassen Sie sich lieber jetzt gleich mit dem Thema Kinderbetreuung, es sei denn, Sie sind bereit, zu nehmen, was kommt. Die meisten Kindertagesstätten sind monate-, oft sogar jahrelang im Voraus ausgebucht, vor allem für kleinere Babys; und ein gutes Kindermädchen findet man nur durch gute Mundpropaganda. Also bauen Sie Ihr Mami-Netzwerk aus ...

Denn Sie werden natürlich einen Platz für Ihr Baby finden müssen, während Sie Geld verdienen. Vorzugsweise einen sicheren, sauberen Platz, an dem Ihr Kind glücklich ist und von einer qualifizierten Person betreut wird. Der Spielplatz im Einkaufszentrum Ihrer Stadt sollte es also nicht unbedingt sein.

Welche Möglichkeiten gibt es?

Welche Art von Kinderbetreuung für Sie und Ihr Baby am besten geeignet ist, diese Entscheidung ist gar nicht so einfach. Vielleicht sind Sie und Ihr Partner sich auch nicht darüber einig, was für Ihr Baby am besten ist (ein Alptraum, der sich nicht aus der Welt schaffen lässt, indem man eine Münze wirft oder ihm einen Blowjob verspricht); und wenn Ihnen dann schließlich doch eine für alle ideale Lösung einfällt, tritt garantiert irgendein Unglücksfall ein, der Ihnen einen Strich durch die Rechnung macht, zum Beispiel, weil es in Ihrer Gegend nur psychotische Kindermädchen gibt oder keine Krippenplätze mehr frei sind. Damit Sie schon mal mit dem Streiten und Entscheiden anfangen können, hier eine Liste der wichtigsten Optionen und ein paar Informationen dazu:

Kindermädchen

Eine hervorragende Lösung, wenn Sie für Ihr Baby die alleinige Zuwendung durch eine Person wünschen. Sie können sich das Kindermädchen natürlich auch mit einer anderen Mama teilen; dann wird Ihr Baby gleichzeitig auch schon ein bisschen sozialisiert. Der große Vorteil dabei ist, dass Sie sich Ihr Kindermädchen genau aussuchen können. Und diese Frau wird eine sehr enge Beziehung zu Ihrem Baby entwickeln. Praktisch ist auch, dass das Kindermädchen (gegen ein großzügiges Honorar) ab und zu mal etwas länger bleiben kann, wenn eine Konferenz ausufert oder Ihr Zug Verspätung hat. Sie können der Frau klare Anweisungen geben, wie Ihr Baby versorgt werden soll, und sollten sich darauf verlassen können, dass diese Anweisungen auch während Ihrer Arbeitszeit tatsächlich eingehalten werden.

Ein Nachteil ist, dass Sie vielleicht eifersüchtig auf die enge Bindung zwischen Baby und Kindermädchen werden. Außerdem gibt es da auch noch das Problem, dass eine hübsche 20-jährige Osteuropäerin ständig bei Ihnen zu Hause rumhängt. Risiko ...

Und zu guter Letzt denken Sie bitte daran, dass *Sie Ihr Kindermädchen fest anstellen müssen.* Sie müssen mit der Frau also über Urlaub und Krankheitstage verhandeln und auch die Möglichkeit ins Auge fassen, ihr Mutterschaftsurlaub zu bezahlen, falls sie schwanger wird. Überlegen Sie sich die Sache gut.

Kindertagesstätte

Für diese Lösung entschieden wir uns. Doch wie alle anderen Optionen ist auch diese nicht optimal. Das Beste an Kindertagesstätten ist meiner Erfahrung nach, dass es dort eine Menge anderer kleiner Racker gibt, mit denen Ihr Kind zusammenkommt. Dadurch lernt Ihr kleiner Racker, Kontakte zu knüpfen und Geduld mit anderen Kindern zu entwickeln. Als unsere Kinder in die Schule kamen, merkte man sofort, welche ihrer Altersgenossen vorher eine Kindertagesstätte oder einen

Kindergarten besucht hatten: Diese Kinder traten im Klassenzimmer selbstbewusster auf, waren kontaktfreudiger und kamen besser mit dem langen Schultag zurecht.

Weitere Vorteile: Kindertagesstätten sind normalerweise von acht Uhr morgens bis sechs Uhr abends geöffnet, falls Ihr Beruf Sie je dazu zwingen sollte, sich so schrecklich lange von Ihrem Baby zu trennen. Sie schließen auch während der Schulferien nicht, und wenn mal eine Mitarbeiterin krank wird, ist das kein Problem, weil immer Ersatzpersonal zur Verfügung steht. Wenn Ihnen nicht wohl dabei ist, Ihr Baby mit einer einzigen Person allein zu lassen, sind Kindertagesstätten eine sehr gute Alternative.

Tagesmutter

Tagesmütter tun genau das Gleiche wie Kindermädchen, aber in ihrer eigenen Wohnung; und außer Ihrem Baby betreuen Sie in der Regel auch noch mehrere andere Kinder. Das ist eine hervorragende Gelegenheit für Ihr Baby, andere kleine Menschen mit ähnlichen Interessen kennenzulernen, ohne dass es gleich mit den Insassen einer ganzen Kindertagesstätte konfrontiert wird. Eine gute Tagesmutter zu finden kann schwierig sein. Mundpropaganda ist eine wertvolle Hilfe.

Au-pair-Mädchen

Das sind Kindermädchen, die bei Ihnen wohnen. Wenn Sie Ihre Privatsphäre schätzen, sollten Sie an so etwas nicht einmal denken. Aber wenn Sie zufällig über einen komplett möblierten Anbau verfügen, ist das Problem gelöst, und ein Au-pair-Mädchen wird die sinnvollste Investition Ihres Lebens sein. Alle meine Bekannten mit einem Au-pair-Mädchen machen maximalen Gebrauch von ihrer Haushaltshilfe und haben offenbar mehr Freizeit als wir armseligen Kindertagesstätten-Mamis. Ich bin zwar furchtbar neidisch auf sie, weiß es aber trotzdem zu schätzen, splitterfasernackt im Haus herumlaufen und mit Kreischstimme singen zu können.

Familienmitglied

So etwas würde ich nie als Dauerlösung betrachten (können Sie sich vorstellen, wie leicht man da aneinandergerät?). Aber wenn Sie das Glück haben, in der Nähe der Großeltern zu wohnen, ist das eine fantastische Notlösung, zum Beispiel wenn Ihr Kind krank wird.

Das sind die wichtigsten Alternativen. Wie Sie sich am Ende entscheiden, hängt davon ab, womit Sie sich am wohlsten fühlen, welche Möglichkeiten zur Verfügung stehen und was am besten zu Ihrem Kind passt. Nicht alle Babys fühlen sich in einer Kindertagesstätte wohl; wieder andere brauchen die Gesellschaft und geistige Anregung vieler kleiner Kumpels. Für ein extrem schüchternes Baby kann die ausschließliche Zuwendung eines Kindermädchens genau das Richtige sein; vielleicht haben Sie aber auch das Gefühl, dass das Kind mehr aus sich herausgeht, wenn es Kontakt zu anderen Babys bekommt. Es ist eine schwierige Entscheidung.

Ein Baby an Kinderbetreuung zu gewöhnen dauert seine Zeit; also geben Sie nicht gleich bei den ersten Anzeichen von Tränen auf. (Ich meine die Tränen Ihres Babys, nicht Ihre.) Wir besuchten die Tagesstätte mit unseren Kindern in den letzten Wochen vor dem Großen Tag sehr oft, und so gewöhnten sie sich alle reibungslos ein. Das Wichtigste, das Sie bei der Wahl einer Kinderbetreuung bedenken müssen, ist Ihr immerwährendes schlechtes Gewissen darüber, Ihr Kind allein zu lassen, auch wenn die Betreuung noch so perfekt ist; und dass Sie sich für eine Lösung entscheiden müssen, mit der Sie glücklich sind, statt die Ratschläge anderer Leute zu befolgen.

Zu guter Letzt: Eines der wichtigsten Dinge für Ihr Baby ist Beständigkeit. Haben Sie sich einmal für ein Kindermädchen, eine Kindertagesstätte oder was auch immer entschieden, versuchen Sie so lange wie möglich dabei zu bleiben – es sei denn, Sie stellen fest, dass es Mist ist. Babys mögen Beständigkeit und Routine – je weniger Veränderungen, umso besser.

Schuldgefühle

Ich habe eine Goldmedaille für Schuldgefühle verdient. Sobald jemand mit mir zusammenstößt, entschuldige ich mich sofort. Ich habe sogar ein schlechtes Gewissen, wenn ich ein schlechtes Gewissen habe. Aber selbst wenn Ihr Leben nicht so ausschließlich aus Schuldgefühlen besteht wie meines, fühlen Sie sich mit Sicherheit ziemlich mies, wenn Sie Ihr Baby der Kinderbetreuung überlassen und zur Arbeit gehen. Das gehört nun mal dazu, also müssen Sie lernen, damit fertig zu werden.

Hier ein paar Dinge, die Sie dabei bedenken sollten. Mir zumindest half es: Wenn die Berufstätigkeit Sie glücklicher macht, hat auch Ihr Baby mehr von Ihnen, wenn Sie wieder mit ihm zusammen sind.
Babys beherrschen das Schuldzuweisungsspiel hervorragend, und sie können eine erstaunliche Show abziehen, um Ihnen ein schlechtes Gewissen einzujagen. Zwei Minuten, nachdem Sie das Haus verlassen haben, wird Ihr Baby wieder glücklich und zufrieden sein. Hinterhältiges kleines Ding.

Ihr Baby wird andere Dinge lernen, sich mit anderen Spielsachen beschäftigen und mit anderen Kindern auskommen lernen, während Sie weg sind. Lauter Pluspunkte.

Meiner Erfahrung nach sind Babys, die ab und zu von jemand anderem betreut werden, genauso glücklich wie diejenigen, die immer nur die eigene Mami um sich haben. Sie sind gut in der Schule und haben entspanntere, zufriedenere Mütter.

Jedes Kind verhält sich anderen Menschen gegenüber anders, als wenn es mit seiner eigenen Mutter zusammen ist. Das gilt auch für Babys. Ein neues Augenpaar kann Sie auf viele Charaktereigenschaften Ihres Kindes aufmerksam machen, die Ihr Mutterauge wahrscheinlich niemals wahrnehmen würde.

GARDEROBE
EINER BERUFSTÄTIGEN MUTTER

Das Stressigste am Wieder-arbeiten-Gehen ist die Frage, was man anziehen soll. Nach neun Monaten mit vergrößertem Bauch und Busen wissen Sie vielleicht nicht mehr, wer Sie früher einmal waren und erst recht nicht, was Sie anhatten. Die Rückkehr in die Rolle einer berufstätigen Frau kann selbst die wandlungsfähigsten Chamäleons unter Ihnen auf eine harte Probe stellen. Andererseits ist das aber auch gerade das Praktische an der Rückkehr ins Arbeitsleben: Dadurch sind Sie gezwungen, sich um Ihren potenziell katastrophalen Verlust an Persönlichkeit zu kümmern und auszuprobieren, wie man sich als sexy Lady anzieht und nicht nur als windelnwechselnde Mami.

Hier ein paar hilfreiche Tipps, wie Sie die Garderobe für Ihre neue Doppelrolle als Mami und berufstätige Frau sinnvoll und praktisch gestalten. Diese Bekleidungstipps sind sehr büro-orientiert, aber für die meisten Arbeitsplätze oder Berufe, in denen man lieber gut als schrecklich aussehen sollte, gelten die gleichen Spielregeln.

Wandeln Sie die Tipps einfach entsprechend Ihren Bedürfnissen ab:

● **Vergessen Sie alles, was in die Reinigung muss oder besonderer Pflege und Aufmerksamkeit bedarf,** es sei denn, Sie stehen förmlich auf eine Bestrafung (meine Tochter wurde erst im Alter von fünf Jahren zum ersten Mal eines Bügeleisens ansichtig – eine Tatsache, auf die ich heute noch stolz bin). Wenn Sie maschinenwaschbare Kostüme mit schönen Schuhen und einer anständigen Frisur kombinieren, bringen Sie ohne viel Stress einen smarten Look zustande. Maßgeschneiderte Sachen von Armani sehen zwar fantastisch aus, aber er dachte leider nicht an Babys, als er seine schönsten Anzüge entwarf.

● **Halten Sie Ihre Grundgarderobe so schlicht wie möglich,** damit sie sich leicht und schnell kombinieren lässt. Kaufen Sie viele schwarze und weiße T-Shirts, die zu fast allem passen. Spätestens am Freitag werden Sie nämlich verzweifelt nach zwei sauberen Kleidungsstücken suchen, die zusammenpassen. Je einfacher und besser aufeinander abgestimmt Ihre Sachen sind, umso mehr steigen Ihre Erfolgschancen.

● **Investieren Sie in todschicke Schuhe.** Sie müssen nicht unbedingt High Heels haben (können *Sie* mit Ihrem Baby in zehn Zentimeter hohen Schuhen zur Kindertagesstätte radeln?), sollten aber sehr, sehr gut aussehen. Schuhe sind die Kleidungsstücke, die Ihre Stimmung am meisten heben. Ich trage wegen der ständigen Buggy-Schieberei und Fahrradfahrerei immer nur flache Schuhe, aber sie sehen sexy aus, und ich fühle mich gut darin.

● **Kaufen Sie keine Sachen mit vielen Knöpfen.** Abgesehen davon, dass man morgens eine Ewigkeit braucht, um sie zuzuknöpfen (und Sie haben keine Ewigkeit mehr Zeit), wird Ihr Baby sie begeistert abreißen, während Sie sich die Zähne putzen.

● **Schaffen Sie sich eine Kleiderbürste an.** Sobald Sie eine haben, werden Sie wissen, warum.

Für jede Mutter ist der erste Arbeitstag nach der Elternzeit der absolute Horror, und Sie werden am Arbeitsplatz mindestens einmal fürchterlichen Mist bauen. Bei mir war es der ehemals-weiße-und-jetzt-graue Still-BH, der herausschaute und in der Studiobeleuchtung wunderschön zur Geltung kam. Ich lernte meine Lektion und kaufte mir, sobald ich Zeit hatte, einen neuen, sauberen (das war zwar, glaube ich, erst ein paar Wochen später, aber immerhin habe ich es geschafft).
Wenn Sie das Gefühl haben, als berufstätige Mami ein hoffnungsloser Flop zu sein, lassen Sie sich dadurch ermutigen, dass es den meisten anderen berufstätigen Müttern auch nicht anders geht. Was sie anziehen sollen, ist für fast alle Frauen ein ständiges Dilemma; schon dass es Ihnen überhaupt gelingt, irgendetwas zusammenzuschustern, was sich nicht nach Mama anfühlt, ist ein Schritt in die richtige Richtung. Sie schaffen es schon – es ist nur am Anfang furchtbar.

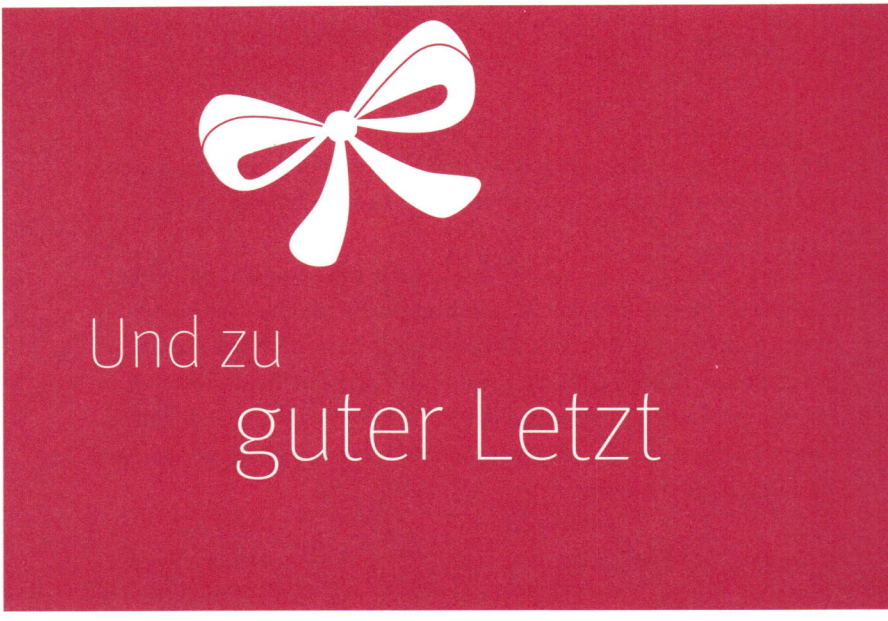

Und zu
guter Letzt

Und wo hat uns das alles hingeführt? Was haben die sechs Monate Rumprobieren, neun Monate Im-Bauch-Heranwachsen, zwölf Stunden Gebären (wenn Sie Glück hatten) und zwölf Monate liebevolle Pflege eigentlich gebracht?

Na ja, erstens ist dabei ein Baby herausgekommen, zweitens eine Mami, und drittens ein Papi. Und das ist vielleicht schon ein wenig eindrucksvoller als hundert Abende in der Lieblingskneipe, 25 Kinobesuche, drei Kurzurlaube und eine Beförderung. Eigentlich ist es die größte Leistung Ihres Lebens.

Bei der Lektüre dieses Buches haben Sie sich vielleicht oft gefragt: Lohnt sich das wirklich? All die Schmerzen, die körperlichen und seelischen Niederlagen, die man einstecken muss, die emotionale Achterbahnfahrt, der Beziehungsstress, der Hängebauch, das Weinen, das in einen Müllhaufen verwandelte Zuhause, die Karrierehindernisse und das unordentliche Badezimmer. Lohnt es sich wirklich, das alles auf sich zu nehmen? Und die Antwort lautet: Ja, verdammt noch mal, natürlich lohnt es sich. Es würde sich sogar lohnen, das Ganze noch tausendmal durchzumachen, denn sonst wäre die Menschheit ausgestorben, noch ehe Steven Soderbergh den Schlussschnitt von *Ocean's 57* fertig bekommt.

Falls Sie noch mehr Bestätigung und Ermutigung brauchen, denken Sie mal an die Zukunft. Es mag Ihnen lächerlich erscheinen, jetzt schon daran zu denken; aber sehr, sehr bald ist Ihr Baby ein Kind – ein Kind, das denkt, spricht, Ihnen Geschenke macht, sich mit seinen Freunden zankt, Ihnen selbst gemalte Muttertagskarten aus der Schule heimbringt, Geschichten schreibt, Geige spielen lernt, Spiele erfindet, Tennis spielt, wunderschöne Bilder malt, mit Ihnen kuschelt, Ihnen beim Kochen hilft, einzigartige Talente entwickelt und sagt: »Ich hab dich lieb, Mami.« Und genau das ist das Entscheidende. Wenn alles zusammenbricht und Sie vor lauter Abspülen, Aufräumen, Mit-einem-eigensinnigen-Klein-kind-übers-Zubettgehen-Streiten, Rechnungen-Bezahlen, Pflanze-Gie-ßen und Herausfinden, wo Ihr Mann bis 22 Uhr war, weder ein noch aus wissen, wird Ihr klebriges, zänkisches, eigensinniges, wunderschönes Kind Ihnen seine weichen, warmen Ärmchen um den Hals legen, Sie küssen und Ihnen sagen, wie lieb es Sie hat. Und das rückt alles wieder in die richtige Perspektive.

Ich weiß, dass es bis dahin noch ein Weilchen dauert; aber es lohnt sich, daran zu denken, wenn sich die Babyphase etwas zu sehr in die Länge ziehen sollte.

So, das war's. Viel Glück! Versuchen Sie, es zu genießen. Doch, wirklich. Es geht schneller vorbei, als Sie glauben; und alles, was Sie in diesem ers-ten Jahr tun, prägt Ihr Kind für die nächsten Jahre. Lieben Sie Ihr Baby, und versorgen Sie es, so gut Sie können. Versuchen Sie, weniger Fehler zu machen als ich (dafür ist dieses Buch schließlich da, meine Liebe), versuchen Sie, daran zu denken, dass Sie nicht nur Mutter, sondern auch Frau sind, und vergessen Sie nicht, so viel wie möglich zu lächeln.

Denn Sie sind jetzt Mama. Das ist mehr Lächeln wert als alles andere.

REGISTER

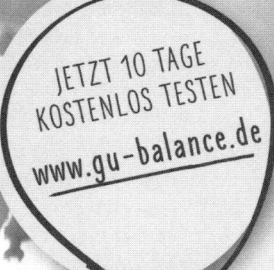
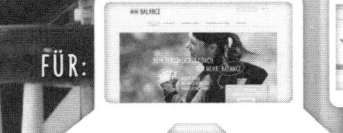
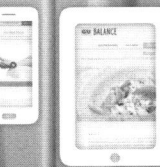

IMPRESSUM

Projektleitung: Monika Rolle
Übersetzung: Marion Zerbst
Übersetzungslektorat: Anna Cavelius
Umschlaggestaltung und Layout:
independent Medien-Design, Horst Moser, München
Herstellung: Renate Hutt
Satz: Ute Fründt
Repro: Repro Ludwig, Zell am See
Druck und Bindung: GGP Media GmbH, Pößneck

ISBN 978-3-8338-2377-0
4. Auflage 2015

Wichtiger Hinweis
Die Informationen und Ratschläge in diesem Buch stellen die Meinung bzw. Erfahrung der Autorin dar. Sie wurden von ihr nach bestem Wissen erstellt und mit größtmöglicher Sorgfalt geprüft. Es liegt jedoch in der Verantwortung der Leserinnen und Leser zu entscheiden, ob sie sich für oder gegen eine Empfehlung oder Maßnahme entscheiden. Lassen Sie sich in allen Zweifelsfällen individuell und fachlich kompetent beraten. Weder Autorin noch Verlag können für eventuelle Nachteile oder Schäden, die aus den im Buch gegebenen praktischen Hinweisen resultieren, eine Haftung übernehmen.

Bildnachweis
Illustrationen: Umschlag vorn: Shutterstock.
Buchinnenteil: Orlando Hoetzel, Berlin.
Foto Klappe hinten: privat.
Syndication: www.jalag-syndication.de

Umwelthinweis
Dieses Buch wurde auf chlorfrei gebleichtem Papier gedruckt.

 www.facebook.com/gu.verlag

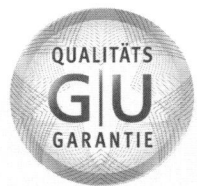

QUALITÄTS
G|U
GARANTIE

Liebe Leserin, lieber Leser,

haben wir Ihre Erwartungen erfüllt? Sind Sie mit diesem Buch zufrieden? Haben Sie weitere Fragen zu diesem Thema? Wir freuen uns auf Ihre Rückmeldung, auf Lob, Kritik und Anregungen, damit wir für Sie immer besser werden können.

GRÄFE UND UNZER Verlag
Leserservice
Postfach 86 03 13
81630 München
E-Mail:
leserservice@graefe-und-unzer.de

Telefon: 00800 / 72 37 33 33*
Telefax: 00800 / 50 12 05 44*
Mo–Do: 8.00–18.00 Uhr
Fr: 8.00–16.00 Uhr
(* gebührenfrei in D, A, CH)

Ihr GRÄFE UND UNZER Verlag
Der erste Ratgeberverlag – seit 1722.

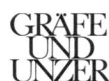

GRÄFE
UND
UNZER

Ein Unternehmen der
GANSKE VERLAGSGRUPPE